家庭医生在身边

常见症状识别与处理

主　编　任菁菁

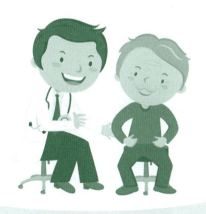

人民卫生出版社

·北京·

图书在版编目（CIP）数据

家庭医生在身边：常见症状识别与处理 / 任菁菁主编 . —北京：人民卫生出版社，2021.11
ISBN 978-7-117-32369-7

Ⅰ. ①家… Ⅱ. ①任… Ⅲ. ①常见病 – 防治 – 普及读物 Ⅳ.①R4–49

中国版本图书馆 CIP 数据核字（2021）第 225770 号

| 人卫智网 | www.ipmph.com | 医学教育、学术、考试、健康，购书智慧智能综合服务平台 |
| 人卫官网 | www.pmph.com | 人卫官方资讯发布平台 |

家庭医生在身边——常见症状识别与处理
Jiating Yisheng zai Shenbian
——Changjian Zhengzhuang Shibie yu Chuli

主　　编：任菁菁
出版发行：人民卫生出版社（中继线 010-59780011）
地　　址：北京市朝阳区潘家园南里 19 号
邮　　编：100021
E - mail：pmph @ pmph.com
购书热线：010-59787592　010-59787584　010-65264830
印　　刷：北京顶佳世纪印刷有限公司
经　　销：新华书店
开　　本：710 × 1000　1/16　印张：21
字　　数：366 千字
版　　次：2021 年 11 月第 1 版
印　　次：2021 年 12 月第 1 次印刷
标准书号：ISBN 978-7-117-32369-7
定　　价：80.00 元

打击盗版举报电话：**010-59787491**　E-mail：**WQ @ pmph.com**
质量问题联系电话：**010-59787234**　E-mail：**zhiliang @ pmph.com**

编写工作组名单

主 编 任菁菁

副主编 邱 艳　殷 培　吴林飞

编 者 （按姓氏笔画排序）

马庆华	王丹丹	王莉珉	方玉红	尹 永
史飞涛	邢 冲	朱贤呈	任菁菁	庄文杰
刘 颖	刘可征	刘洁云	江凌翔	江家欣
孙 丹	劳雅琴	李 帅	李 霞	李慕军
杨立森	杨凯超	吴伟东	吴林飞	邱 艳
沈仙春	沈淑芳	宋 锐	张 禹	张文斌
张艳凯	阿不来提·艾则孜	陈 平	陈 红
陈 晨	林 策	金 挺	郑园园	赵宗权
胡 剑	钟素亚	施胜铭	姜浩翔	费鑫法
夏友荣	殷 培	高来龙	高珊珊	盛晓园
崔丽萍	蒋 骏	蒋巧巧	蔡旭明	熊 晶
滕一鸣	瞿迪洪			

秘 书 陈明敏　秦红莉

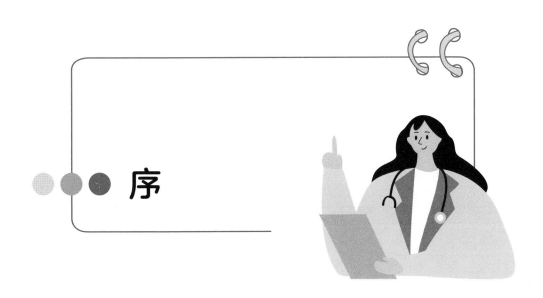

序

当今中国，经济与科技实现了快速发展，人民生活水平显著提高，人们对美好生活的追求已不仅仅局限于对温饱的追求，还有对更高生命质量的追求。党和国家对全民健康非常重视，党的十八大以来，将建设"健康中国"上升为国家战略，习近平总书记提出"没有全民健康，就没有全面小康"的重要论断。2019年，我国印发了《国务院关于实施健康中国行动的意见》《健康中国行动组织实施和考核方案》《健康中国行动(2019—2030年)》等重要文件，为推动健康中国建设提供政策支持。

然而，我国医疗资源分配尚不均衡，高质量的医疗资源主要集中在一线城市和新一线城市。不少地区仍缺乏基层医疗机构、医疗人才等，社会大众获得医疗信息和医疗服务仍存在一定困难。百姓常常苦于找不到可靠的途径学习科学的保健方法和疾病的家庭护理，甚至对自己和家人所患的常见病、多发病亦不甚了解。

在这样的背景下，浙江大学医学院附属第一医院全科医学科主任任菁菁牵头，召集全国各地五十余位经验丰富的全科医师，以百姓生活中常见健康问题为切入点编写医学科普图书，为大众提供专业可靠的健康指导。本书具有较强的科学性，编撰过程又格外注重表述通俗易懂，以便无医学背景的社会大众也能顺畅阅读和学习。本书涵盖了日常生活中常见症状的初步识别及处理，可以说是百姓期盼已久的家庭健康宝典。同时，本书也是社区医生为居民提供规范、全面的健康宣教服务的重要参考。本书的出版发行,不仅有助于满足社会大众的健康需求,也是促进医药卫生供给侧改革的重要之举。为此,我欣然提笔作序,将此书推荐给广大读者朋友。

巴德年

2021 年 10 月 10 日

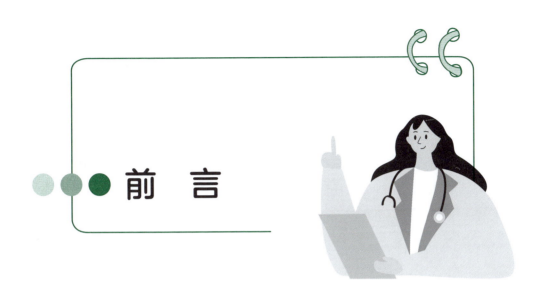

前　言

随着社会和经济迅速发展,人民生活水平显著提高,党和国家及人民群众对健康问题的关注都上升到了新的高度。2019 年,我国发布《国务院关于实施健康中国行动的意见》,提出"普及知识、提升素养,自主自律、健康生活,早期干预、完善服务,全民参与、共建共享"的基本原则,以期 2022 年实现全民健康素养稳步提高、2030 年全民健康素养水平大幅提升的总体目标。

全科医师作为"健康守门人",有责任和义务向人民群众提供规范的健康宣教。2018 年,国务院办公厅发布《关于改革完善全科医生培养与使用激励机制的实施意见》,致力于培养一批合格的全科医师,促进基层医疗服务机构的建设,维护和增进人民群众健康。

世界卫生组织研究发现,个人行为与生活方式因素对健康的影响占到 60%。健康的生活方式可以预防很多疾病。《家庭医生在身边——常见症状识别与处理》主要针对日常生活中常见症状,对读者进行医学指导和知识普及,增强居民健康意识,不断提高居民自身健康管理能力。由于"常见症状"难以穷尽,本书中收录的均为全科常见症状,眼科、口腔科、五官科等专科性较强的常见症状未纳入本书收录范畴。

本书集结了来自全国五十余位全科医师的心血,各位编者在紧张繁忙的工作之余,精益求精,联手汇编而成。借此,我谨对参与本书编写工作的各位同道表达真挚的感谢。

由于作者水平有限,书中难免出现疏漏,烦请广大医学同仁见谅与赐教,将您宝贵的意见发给我们(E-mail:zyyyqk@126.com)。衷心地感谢您对本书的关注与支持!

主编　任菁菁

2021 年 8 月 28 日

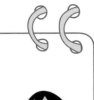

目　录

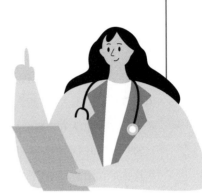

04 第四章 腹部症状

05 第五章 泌尿道症状

06 第六章 皮肤黏膜症状

11 第十一章 常见急症

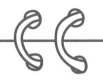

第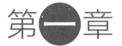章

耳鼻喉症状

　　日常生活中,我们经常遇到流鼻血、嗓子哑等问题,你是如何做的呢? 是按照老一辈告诉你的土方法,还是到医院就医呢? 本章将告诉你正确的就医前处理方法。

第一节

鼻子流血了如何处理

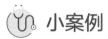 **小案例**

家长：医生，快来看看，我家孩子刚才没看住，鼻子出血了，赶紧帮帮她。

李医生：您好，先别着急，我先尝试着帮她把血止住。哎呀，你们这样是不能止血的，而且还比较危险。快用手指压住鼻翼那里，就是我指的位置。

家长：好的，医生，之前都是听说这样可以止血，原来是不对的啊。

李医生：是的，关于这个问题，我们先帮宝贝处理好后再告诉你。

日常生活中，我们身边经常会遇到有人流鼻血的情况，尤其以儿童多见。面对此种情况，有人说头后仰，有人说胳膊抬起，有人直接用卫生纸塞住出血侧鼻孔，这些做法都是正确的吗？如何做才是正确的呢？下面让我们一起详细了解一下鼻出血。

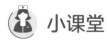 **小课堂**

一、什么是鼻出血

鼻出血，又称鼻衄，多由鼻腔病变引起，也可由全身疾病所引起，偶见因鼻腔邻近病变出血经鼻腔流出。

二、鼻出血的常见原因有哪些

鼻出血多为鼻前庭出血，解剖学上指鼻中隔前下部易出血区血管破裂所致；而鼻后部出血较少见。引起鼻出血的原因分为局部因素和全身因素。

（一）引起鼻出血的局部因素

1. 外伤及不良习惯 跌倒摔伤常引起鼻部出血,儿童习惯挖鼻亦常引起鼻前庭糜烂进而发生黏膜糜烂出血。

2. 鼻腔异物 儿童玩耍时不小心把玩物、纸团等塞入鼻腔,引起鼻腔感染,进而发生糜烂出血。

3. 鼻腔炎症 如鼻窦炎、过敏性鼻炎等,鼻窦炎分泌物易积聚在鼻腔、鼻前庭,导致鼻腔痒、痛等不适,如用手挖鼻则出现鼻出血。

4. 鼻中隔病变 如鼻中隔偏曲、鼻中隔穿孔、萎缩性鼻炎、出血性鼻息肉等。

5. 营养不良 部分儿童营养不均衡,鼻黏膜的静脉发育不够完善,季节变化时易发生鼻出血。

（二）引起鼻出血的全身因素

1. 心血管疾病 如高血压、动脉硬化、肺心病等。

2. 传染性疾病 如急性上呼吸道感染、风湿热等。

3. 血液系统疾病 如血小板减少症、白血病、再生障碍性贫血、血友病。

4. 妇科生理变化 妇女经期或经前期激素水平改变时可有鼻出血。

5. 外界因素 如化学品或其他毒物中毒导致造血功能障碍。

6. 其他系统疾病 如尿毒症、肝脾疾病等。

三、鼻出血的临床表现有哪些

1. 鼻出血表现 血从一侧或两侧前鼻孔流出,或混于鼻分泌物排出,或经后鼻孔至咽部经口吐出。量可多可少,颜色可鲜红或暗红,可凝成血块。鼻内可见出血点、血管扩张。

2. 原发病的表现 如高血压患者可有血压高、头昏、头胀;血液病患者伴有其他出血倾向;急性发热性传染病亦可有相应表现。

3. 继发症状 大量失血可引起失血性贫血、虚脱或休克;表现为面色苍白、冷汗、脉搏细速、血压降低。

四、鼻出血居家如何处理

1. 对于出血量少且出血位置在鼻腔前部的患者,适宜指压法,正确手法如下:成人可用手指捏紧双侧鼻翼或将出血侧鼻翼压向鼻中隔约10~15分钟;儿童应在大人的帮助下保持直立或直坐位,不要低头或后仰,同时捏紧患儿两侧鼻翼,嘱其张口呼吸至血止;也可用手指横行按压上唇部位,同时用冷水毛巾或毛巾包冰块放于患者的前额。

2. 对于出血量大且出血位置不仅局限于鼻腔前部的患者,建议及时到医院就诊。

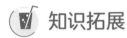 ## 知识拓展

一、鼻出血的临床检查

1. 鼻前庭检查 观察鼻黏膜状态,有无脓涕,进而判断有无鼻窦炎;检查鼻腔有无异物;明确出血位置。

2. 实验室检查 血常规、C 反应蛋白、凝血功能等,明确有无全身性疾病,排除血液性及感染性等疾病。

3. 电子鼻咽镜检查 多为耳鼻喉专科医生操作,可观察鼻腔深部有无赘生物、异物等。

二、鼻出血的临床处理

对于指压法无法止血的患者,较轻的鼻腔前段出血,可使用局部止血药物止血。出血侧鼻腔,可应用消毒棉球浸以 1% 肾上腺素、1% 麻黄素或凝血酶,紧塞鼻腔数分钟至数小时,可达到止血目的。

对于指压法及局部止血药物不见效的患者,应立即至医院耳鼻喉科止血,并行进一步检查;鼻部大出血属于急诊,需紧急就诊;对于经常发生的少量鼻出血,应去医院全科医生处就诊,排查全身性疾病。

 ## 误区解读

误区一:头后仰可以止鼻血

错误。一般而言,鼻黏膜黏膜中的微细血管破裂并不需要特别治疗,可自行解决。但采用"后仰止血"的方法,只是眼睛看不见流血,实际上血依然在流。而且这种方法止血存在一定的危害:如果血液流经咽喉部进入食管或胃肠,患者可产生呕吐等不适感;如出血量较大,还可能流入气管,造成窒息。

误区二:孩子经常流鼻血也用不着去医院

错误。如果孩子一个月内鼻出血的次数很多,比如每个月 3~4 次,尽管每次可以止血,仍建议及时到医院就诊,排查器质性病变。

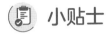 **小贴士**

日常生活中如何预防鼻出血

1. 摒弃抠鼻、用力擤鼻涕及拔鼻毛等不良习惯。
2. 饮食均衡,多吃蔬菜、水果及富含矿物质及微量元素的食物。
3. 鼻腔干燥时以 1% 薄荷石蜡油或链霉素石蜡油滴鼻。
4. 戒烟限酒,忌食辛辣食物,多饮水,保持大便通畅。
5. 预防呼吸道急性感染性疾病,避免感冒、肺炎等。

（邱 艳）

第二节

声音嘶哑怎么办

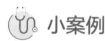 小案例

患者甲：医生，我这两天感冒了，嗓子有点哑了。

患者乙：医生，我昨晚吃了麻辣火锅，今天嗓子沙哑了，要紧吗？

患者丙：医 - 生，我 - 发 - 不 - 出 - 声 - 音 - 了（音调低沉、比画着手势，靠近才听得清）。

全科医生：我们日常生活、工作中，有时需要不停地说话、用嗓子，唱个歌、喝个酒、感个冒、大哭大笑等都可能让嗓子出现问题，导致声音嘶哑。

声音嘶哑是全科门诊的常见症状，严重者会出现完全失声，给患者的日常生活及工作带来较大影响，比如老师无法讲课，歌手无法唱歌，感情无法用言语表达。虽然这种影响可能是短暂的，但带来的损失却不小。

 小课堂

一、什么是声音嘶哑

声音嘶哑是一种症状，并不是一个疾病的名称，声音嘶哑是异常的声音变化，比如听到粗糙的沙沙声、声音虚弱、声音发紧、音调改变等。这些变化是由于我们的发声部位，也就是喉部出现了问题，幸运的是，大多数声音嘶哑并不严重，持续时间也很短。

二、哪些人容易发生声音嘶哑

职业用嗓者声音嘶哑的患病率较高，这些职业包括但不限于歌手、教师、

电话销售员和教练等。

三、声音嘶哑有哪些原因

1. 急性喉炎　急性喉炎是一种常见的自限性炎症疾病,持续时间少于 3 周,通常与上呼吸道感染或急性声带劳损有关。

2. 慢性喉炎　如果喉炎持续 3 周以上,则称为慢性喉炎。通常与一种或多种慢性刺激有关,比如吸入烟雾、胃食管反流病、慢性鼻窦炎伴鼻后滴漏、长期饮酒以及慢性声带劳损。

3. 声带病变　比如息肉样声带炎、息肉和小结。

4. 喉癌　其主要危险因素包括吸烟和酗酒。

5. 声带麻痹　如喉部创伤可导致声带麻痹,颅底、颈部或胸部的恶性肿瘤,或颈部和胸部创伤,也可能影响神经功能而导致声音嘶哑。

6. 其他不常见病因　自身免疫性疾病或全身性疾病,如类风湿关节炎、类天疱疮、系统性红斑狼疮、结节病等。

🥤 知识拓展

全科医生进行病史询问的要点有哪些

（一）病史询问

1. 声音嘶哑的持续时间。

2. 发病特点(如突然起病还是逐渐进展)以及发病模式(如用嗓子后加重或晨起加重)。

3. 可能的触发因素(用嗓过度、同时存在上呼吸道感染、用药改变、暴露于过敏原或毒素)。

4. 加重或缓解因素,如在声带休息后改善,在使用后加重。

5. 其他头颈部症状(例如吞咽困难、耳痛、吞咽痛、出血、鼻后滴漏)。

6. 吸烟史和饮酒史。

7. 反流或鼻腔鼻窦疾病史。

8. 既往累及颈部(尤其是甲状腺、颈动脉和颈椎)、颅底或胸部的手术史。

9. 创伤或气管插管史。

10. 与用嗓有关的职业(如歌手、教师)、爱好和习惯(如吸烟、饮酒等)。

11. 可能影响声音的身体疾病(例如类风湿关节炎或震颤)。

（二）体格检查

体格检查应包括评估双耳、上气道黏膜、口腔（包括舌活动度）、脑神经功能和呼吸。如果症状或检查结果具有提示意义，则应考虑全身性疾病，包括甲状腺功能减退症、神经系统疾病（例如震颤、帕金森病、肌萎缩侧索硬化或多发性硬化）。

（三）声音嘶哑还需要做什么检查

如果不存在急性呼吸道感染的症状，则应进行全面的头颈部检查并观察咽喉。可对清醒患者进行检查，方法为使用镜面的间接咽喉镜检查，或使用数字内镜或纤维内镜的经鼻/经口喉镜检查。在某些情况下，可能需要在全身麻醉下进行检查。

检查重点为全面观察真声带和假声带、会厌、梨状窝以及会厌谷。CT扫描或其他放射影像学评估不能代替直接喉部检查，但可作为一种有价值的辅助工具。可能需要针对声带的振动特点进行其他评估，最常采用频闪光下高倍内镜检查（电视频闪喉镜）。

（四）声音嘶哑应该如何治疗

声音嘶哑的治疗因基础病因而不同，比如：

1. 急性喉炎　减少发音，让声带休息，多喝水，保持室内一定的湿度，必要时激素治疗。

2. 慢性喉炎　刺激物所致慢性喉炎通常在去除致病因素后即可缓解，比如咽喉反流、烟酒刺激、用嗓过度、接触粉尘等。

3. 声带良性病变　比如息肉、结节，这就需要耳鼻喉科医生评估是否需要手术治疗。

 误区解读

误区：声音嘶哑一定是咽喉炎引起的

不一定。声音嘶哑很常见，但别误以为只是喉咙发炎引起的，还可能是神经系统等疾病引起，对于吸烟和酗酒的，还可能由喉癌引起。如果声音嘶哑持续超过2周，就需要看耳鼻喉科医生了。

🗒 小贴士

如何保护嗓子

1. 戒烟　烟草中的焦油，以及燃烧时产生的有害气体，都会对嗓子产生非常强烈的刺激。

2. 心平气和地讲话　大喊大叫、欢呼尖叫，偶尔可以，总是这样也会损害嗓子。

3. 嗓子也需要休息　因过度用嗓而出现声音嘶哑时，应少说话，让嗓子休息。

4. 多喝水　这也是医生最爱说的话，好像很多情况都适用。而保护嗓子，多喝水尤其重要，嗓子不舒服时就要多喝水，而不是大声清嗓或用力咳嗽。讲话时间长也要多喝几次水，不要等到嗓子"冒烟"了才想起要喝水。

5. 预防感冒、流感　注意保暖，锻炼身体，提高抵抗力，呼吸道病毒流行季节少去人多密集的场所，流感来临前注射流感疫苗。

6. 积极治疗鼻炎、胃酸反流　鼻涕流到喉咙，胃酸反流刺激咽喉，也会对咽喉造成伤害。如果经常鼻塞、鼻痒、流鼻涕、打喷嚏，建议及时治疗鼻炎；如果频繁出现烧心、反酸、打嗝，要警惕胃酸反流，及时治疗。

语言是人与人之间交流的重要工具，养成健康的生活习惯、合理用嗓，才能一如既往地拥有悦耳动听的嗓音。

（张　禹）

耳朵嗡嗡响是怎么了

 小案例

患者：医生，我最近这几天老是耳朵"嗡嗡"响，这是怎么回事，会不会聋呀？

全科医生：大伯，您先别着急，别担忧。我先了解下您的情况，然后一起看一下。（经过问诊过程）哦，这样的。根据您目前所说的情况，初步考虑为耳鸣，这个病在中老年人群中发病率还是蛮高的，而且耳鸣的原因很复杂，我给您转诊到上一级医院的耳鼻咽喉科看看。

在日常的全科门诊中，尤其是老年人，因耳鸣不适来就诊的不少见，那么我们今天就来聊聊耳鸣的这些事。

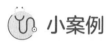 **小课堂**

一、什么是耳鸣

耳鸣指周围环境中无相应的外界声源或电刺激而自觉耳中鸣响的感觉。这个定义是指主观性耳鸣，此外还有客观性耳鸣。客观性耳鸣是指不但患者自己能听到耳周或颅内有响声，其他人也能听到，这种情况在耳周围或颅内能够找到发声源。临床所见绝大多数为主观性耳鸣，主要来源于听觉通路或皮层神经细胞异常活动产生的异常听觉感知。下面主要讲的是主观性耳鸣。

二、耳鸣的临床分类及临床分级

1. 根据病程，可分为：急性耳鸣，病程 <3 个月；亚急性耳鸣，病程在 4~12

个月;慢性耳鸣,病程 >12 个月。

2. 根据病变部位,可分为:外耳性、中耳性、耳蜗性、神经性、中枢性以及混合性耳鸣。

3. 根据有无继发的注意力以及睡眠障碍、烦躁、抑郁等神经、精神症状,可分为代偿性和非代偿性耳鸣。

4. 根据严重程度以及有无伴发症状,可将耳鸣的程度分为 6 级。0 级:没有耳鸣;1 级:偶有耳鸣,但不觉得痛苦;2 级:持续耳鸣,安静时加重;3 级:在嘈杂的环境中也有持续耳鸣;4 级:持续耳鸣伴注意力及睡眠障碍;5 级:持续重度耳鸣不能工作;6 级:由于严重的耳鸣,患者有自杀倾向。

三、引起耳鸣的常见原因有哪些

1. **耳部疾病因素** 外耳:外耳道炎、耵聍栓塞(即耳屎太多堵住了)、外耳异物等;中耳:急慢性炎症、鼓膜穿孔、耳硬化症;内耳:梅尼埃病、听神经瘤都会引起耳鸣。

2. **噪声因素** 暴震声音和长时间的噪声接触,均能导致听力下降和耳鸣产生。长期工作在高强度噪声环境中的人,比如拖拉机和汽车司机、交警、武装警察、迪斯科舞厅的工作人员等都是噪声的受害者,要注意噪声防护,如减少噪声源或佩戴防护耳罩、耳塞等。

3. **全身性疾病因素** 一些全身性疾病也会引起耳鸣,如自主神经功能紊乱、脑供血不足、脑卒中前期、高血压、低血压、贫血、糖尿病、营养不良、自身免疫性疾病等。60 岁以上人群耳鸣发病率高达 30%,主要原因是随着年龄的增长,听觉神经系统的功能退行。

4. **心理精神因素** 受到意外突发事件的强烈刺激可使耳鸣发生。情绪或精神紧张、情绪低落、忧郁、情绪波动、过度疲劳等均可以加重耳鸣,而耳鸣本身又可使患者出现不良的情绪和心理状态,相互影响,出现恶性循环。因此适当调整工作节奏,保持轻松、愉快的良好情绪,转移对耳鸣的注意力,有助于缓解耳鸣。

5. **毒性药物因素** 过量使用了对耳有毒性作用的药物如庆大霉素、链霉素或卡那霉素等,也可出现耳鸣和听力下降,且耳鸣比听力下降出现得早。

6. **不良生活习惯** 食用高胆固醇及高盐饮食,可引起或加重耳鸣;某些食物过敏使机体产生变态反应而致耳鸣;减肥食品可使耳鸣症状加重,但也有少数可使耳鸣缓解;饮用浓茶、含咖啡因的饮料、饮酒均可加重耳鸣。此外,过度吸烟也会引起或加重耳鸣。吸烟还可导致血氧下降,缺氧又会导致对氧极其敏感的内耳毛细胞受损,因此要注意改变不良习惯。

四、老年人得了耳鸣怎么办

如果偶尔耳鸣或时响时停,可以认为这是一种生理现象,不必忧虑。如果耳鸣较轻,可按压耳屏及周围穴位,耳鸣可消失。如果耳鸣不停,且影响情绪、工作、学习和生活时,应到正规医院检查,求助耳鼻咽喉科的专科医生。耳鸣患者可以回顾一下:耳鸣是什么时间发生的? 在什么情况下加重? 在什么情况下减轻? 可能与哪些因素有关? 除耳鸣外,还有听力下降和眩晕吗? 血压高吗? 血脂异常吗? 是否有颈椎病? 这些信息会对医生的诊断和治疗很有帮助。除了耳部的老年性退行性改变以外,老年人的耳鸣一般还有多种全身性的病因,比如糖尿病、高血压、血脂异常、颈椎病、脑动脉硬化症等,这些疾病综合在一起引起耳鸣。所以,单纯治疗一种疾病常常无效,需要综合治疗。另外,许多老年性疾病往往难以完全治愈,因此老年患者在在治疗原发病的同时,可以在医生的帮助下,采用耳鸣习服疗法,即通过训练,争取早日适应和习惯耳鸣。

 知识拓展

一、耳鸣的临床检查

由于耳鸣常常有全身疾病的伴随症状,耳鸣的诊断与治疗的根本在于明确病因,治疗原发病。除了全身疾病的检查外,需要进行以下检查:

1. 耳部常规检查　外耳道有无耵聍栓塞,鼓膜前有无耵聍片,鼓膜有无穿孔,有无各种类型的中耳炎。注意鼓膜前耵聍片、头发丝或其他异物也能引起耳鸣。

2. 电测听　明确听力情况,同时可以进行耳鸣的频率测定。低频耳鸣主要见于中耳、内耳病变以及颈椎病。

3. 声导纳　了解中耳情况。

4. 听觉脑干诱发电位　注意一侧的耳鸣伴听力下降需要进行听觉脑干诱发电位检查,以排查蜗后病变。

5. 耳声发射　了解耳蜗外毛细胞的功能。

6. 掩蔽实验　掩蔽效应是指人耳对某些频率的声音阻碍另一些频率声音的听觉的现象,掩蔽实验可以确定耳鸣的类型并据此制订治疗方案。

7. 利多卡因实验　确认是否为外周神经性耳鸣,以指导用药方案。

8. 必要时可行头颅 CT 及 MRI 检查,以排查颅内疾病,如小脑脑桥角的占位性病变。

9. 正电子发射断层 可为主观耳鸣提供客观证据,有望成为耳鸣的客观测试方法。

二、耳鸣的临床处理

耳鸣的临床处理最为关键的是要尽量明确原发病,并且治疗原发病。如颈椎病引起的耳鸣,通过治疗颈椎病,有70%的患者耳鸣可缓解。但是临床上更多的情况是无法找到耳鸣的明确病因。如果找不到原发病,则要根据下列情况分别进行治疗。

（一）根据病程进行治疗

1. 急性耳鸣 给予扩张血管、改善微循环、营养神经等治疗。同时注意解除心理压力,注意休息。常用的方案为:低中频耳鸣采用激素和改善微循环治疗,高频耳鸣采用离子通道阻滞剂和激素治疗。急性耳鸣应及时治疗,如果缺血时间过长、可能造成不可逆转的病变,则改善循环的药物就无法取得好的疗效。这正是临床上此类药物疗效往往欠佳的原因。

2. 亚急性耳鸣 首先进行原发病的诊断及鉴别诊断,直接给患者提出建议,并采用相应的治疗手段,如肌肉松弛疗法、生物反馈、自主训练等。关键是治疗可加重耳鸣的疾病,如颈椎病、颞下颌关节功能紊乱。如果耳鸣伴有听力下降明显,应尽早佩戴助听器。治疗持续时间和强度主要取决于耳鸣的严重程度,目的是避免发展为慢性耳鸣,或避免患者难以忍受而出现神经精神症状。医生会告知患者耳鸣的一般知识,使患者在以后耳鸣出现波动时能够自行处理或寻求医生的帮助。可以根据耳鸣的严重程度进行习服治疗。

3. 慢性耳鸣 由于听觉中枢对声音有记忆存储现象,听觉通路长期异常信号产生的听觉刺激会引起听觉中枢的改变,因此药物或手术治疗都不能取得满意效果。

（二）根据耳鸣耐受代偿情况选择治疗方式

1. 代偿性耳鸣 指耳鸣较轻,患者能够耐受,未出现注意力分散、记忆力下降、睡眠障碍、头痛、过度兴奋、抑郁等神经精神症状。可以对患者进行解释说明,不用进行特殊治疗。

2. 失代偿性耳鸣 指耳鸣较重,患者无法忍受,出现上述一系列神经精神症状。首先要针对神经精神症状进行对症处理。还要教会患者学会应对耳鸣的适应方法。大多数耳鸣的特点是在安静的情况下,特别是夜间耳鸣加重。白天主要是环境噪声起到了掩蔽的作用。因此耳鸣患者要尽量回避安静的环境,适当制作背景噪声如轻音乐、佛教音乐、金鱼缸水流的声音等。在必要的情况下可以使用习服治疗方法。对于伴有听力下降者,可以采用助听器进行治疗。可以单独进行一套特殊的编程,把环境噪声放大,可起到屏蔽耳鸣的作用。对于常规方法无效的患者,可以考虑进行人工耳蜗植入或磁场治疗。

❓ 误区解读

误区一:耳鸣能治愈

不能。所谓"治好了",并不等于耳鸣消失了。目前,还没有任何一位医生能够用药物治好耳鸣。这是因为耳鸣的发病机制仍不清楚。现在,国际上普遍认为,对耳鸣适应了就算"治好了"。虽然耳鸣仍存在,但不影响情绪,不影响睡眠,不影响生活。

误区二:耳鸣有特效药吗

没有。目前没有任何药物能够立竿见影地使耳鸣停止,所以,不要相信某些广告上的"万能药"。

📋 小贴士

耳郭,被医学专家称为"缩小了的人体身形"。耳朵的各个部位与人体内脏器官存在着密切的内在联系。下面是几种常用的耳郭健身法,经常用之,可以调节身体机能,提高机体的免疫力,有益于抗病健身,还可以促进耳部血液循环,对缓解老年性耳鸣、耳聋有一定的作用。

1. **揉耳郭** 双手掌心面对耳郭,先顺时针揉动 20 次后,再逆时针揉动 20 次,早晚各做 3 次。揉动时不要用力过猛,以双耳郭充血发红为宜。

2. **捏耳屏** 耳屏亦称小耳朵。以拇指、示指不断挤压,放松耳屏,左右耳屏同时进行,每次捏 20~30 下,捏时以双耳屏发热为宜。

3. **松耳郭** 双掌心面对耳郭,向内耳方向轻轻按下,然后轻轻松手,反复进行,初时每次 3~5 分钟,以后可增加到 5~10 分钟,早晚各 2 次。

4. **拧耳朵** 示指轻轻插入外耳孔,来回转动各 20 次,用力要均匀,速度不宜过快,以防损伤耳内皮肤。不要双耳同时进行,应先左后右交替进行。

5. **过头引耳法** 每天清晨起床后,用右手从头上拉左耳郭上部 20 次,再用左手拉右耳郭上部 20 次。常练此法,可使人耳不聋,身轻脑健。

(瞿迪洪)

第四节

嗓子疼怎么办

🩺 小案例

患者:许医生,我前两天开始嗓子疼得厉害,吃饭的时候咽食物就更加痛了,这是怎么回事啊,整个人也没有什么力气,头也感觉胀胀的,我该怎么办呀? 您快点帮我处理一下吧!

全科医生:别着急,您先说一下详细情况,然后我给您做个查体,可能还要做些检查项目,弄清楚病情和原因后再给您用药,好吗? 您这种情况,大多是由感染引起的,也不排除其他原因。嗓子疼大多局限于咽喉部某一部位,医学上称为咽喉痛。多由咽喉部疾病引起,一般比较轻微,也有少数较严重,需要及时处理。接下来给大家讲解一下咽喉痛的知识。

👩‍⚕️ 小课堂

一、什么是咽喉痛

咽喉痛是一种最常见的病症,或为咽喉部疾病所致,或为咽部邻近器官疾病引起,也可以是全身疾病的伴随症状。常表现为刺痛、钝痛、烧灼痛、隐痛、胀痛、跳痛等。关于如何表述咽喉疼痛程度,可使用疼痛强度简易描述量表(VRS)评估(表1-4-1)。

二、引起咽喉痛的常见疾病有哪些

1. 咽喉部炎症

(1) 急、慢性咽炎:由病毒、细菌感染引起的咽黏膜、黏膜下组织的急性炎

15

表 1-4-1 疼痛强度简易描述量表（VRS）

疼痛级别	简易描述
轻度痛	患者的疼痛完全不影响睡眠
中度痛	疼痛会影响睡眠，但仍可自然入睡
重度痛	导致不能睡眠的疼痛或者睡眠中痛醒，需用药物或者其他手段辅助睡眠
剧痛	疼到感觉痛不欲生、生不如死

症，多累及咽部淋巴组织，可行咽拭子培养和抗体测定，明确病因。急性咽炎反复发作，加之烟酒过度、粉尘因素易导致慢性咽炎，表现为咽部异物感、灼热、干燥感、微痛感。

（2）急、慢性扁桃体炎：是腭扁桃体的非特异性炎症，乙型溶血性链球菌是主要致病菌。表现为剧烈咽痛常放射至耳部，伴畏寒发热、头痛、食欲下降、乏力等。患者咽部黏膜呈弥漫性充血，腭扁桃体肿大，表面见黄白色脓点。反复发作或扁桃体隐窝引流不畅，窝内细菌、病毒滋生感染易演变为慢性炎症。患者常有咽痛、发痒、异物感、刺激性干咳。

（3）扁桃体周围脓肿：多见于青、中年患者，发生在扁桃体周围间隙内的化脓性炎症。起初如急性扁桃体炎症症状，3~4 天后，一侧咽痛加剧，吞咽困难，同侧下颌下淋巴结肿大，发热、乏力、食欲减退等。早期可见一侧腭舌弓显著充血，超声及穿刺抽出脓液可鉴别。

（4）急性喉炎：是喉黏膜的急性卡他性炎症，常发生于感冒后，表现为声音嘶哑、咳嗽、喉痛，喉镜、鼻咽镜可见喉黏膜急性充血、肿胀，双侧对称。

（5）急性会厌炎：是一种危及生命的严重感染，可引起喉阻塞而窒息死亡。成人和儿童均可患本病，感染为主要原因。患者常有剧烈咽痛，吞咽时加重，伴有畏寒发热，体温多在 38~39℃，严重者可伴有呼吸困难，检查口咽可无异常，电子鼻咽镜检查可明确。

2. 咽喉部异物、灼伤、外伤 异物坠入咽部会造成咽部刺痛感，可因匆忙进食、精神异常、企图自杀等原因引起。误咽高温液体或化学腐蚀剂导致咽部灼伤，口咽视诊或鼻咽镜可确诊。喉部的闭合性、开放性损伤均有不同程度的咽部疼痛感。

3. 咽喉部肿瘤、结核、梅毒 咽喉部肿瘤包括鼻咽癌、扁桃体恶性肿瘤、喉癌等，主要表现为声嘶、异物感、吞咽困难，病理检查可确诊。咽喉部结核及梅毒主要症状表现为咽喉部疼痛和声嘶，血清学及咽喉部活检可确诊。

4. 其他

（1）口腔溃疡引起的咽喉痛：口腔溃疡是由维生素缺乏等原因导致的自

愈性疾病,一般 7~10 天愈合,在病程中会有咽部持续性疼痛。若溃疡经久不愈,则需积极治疗。

(2)某些外界因素刺激:如食用过多瓜子、粗糙食物使咽喉部黏膜受到损伤,引发淋巴组织非特异性疼痛。

(3)心肌梗死出现咽喉痛:如找不到明确病因,并伴有胸闷、出汗或恶心症状时,要警惕心肌梗死的发生。这是因为咽喉和心脏的神经受到同一节段脊神经的支配,当心肌缺血、缺氧时,产生乳酸、丙酮酸等酸性物质及多肽类物质,会刺激神经产生疼痛感,并扩散至咽部的迷走神经,诱发咽喉疼痛。因此,有高血压、冠心病的老人出现咽喉疼痛时要当心,最好舌下含服硝酸甘油,并立即就医。

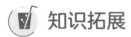 知识拓展

一、咽喉痛的辅助检查

1. 血常规、C 反应蛋白　血白细胞总数、中性粒细胞及 C 反应蛋白升高提示炎症性病变。

2. 生化、心肌酶谱、甲状腺功能　有助于排除心脏引起的咽喉痛。

3. 喉镜　可直观地观察咽喉部的情况,并可取材进一步做病理检查。

4. 特殊检查　如咽拭子检查,可有助于鉴别细菌、病毒等。

二、常见咽喉痛的临床治疗

1. 咽炎　针对病因适当选择口服抗生素或抗病毒药物,全身症状较重伴高热,可静脉应用抗生素。辅助治疗以中成药含片、复方氯己定等漱口液含漱为主。

2. 扁桃体炎　抗生素为主要治疗方案,首选青霉素治疗。急性扁桃体炎若反复发作可考虑行扁桃体切除术。

3. 脓肿　在脓肿形成前,给予足量抗生素治疗,依据病情使用适量的糖皮质激素控制炎症;脓肿形成后应及时切开排脓,因条件限制无法行排脓手术时,可反复穿刺抽脓治疗或转诊综合医院专科治疗。

4. 急性喉炎　患者应少说话,使声带休息,雾化吸入减轻喉部水肿,病情较重者予以全身抗生素或糖皮质激素或加用抗病毒药物治疗。

5. 急性会厌炎　治疗上以全身应用足量抗生素和糖皮质激素,如有严重呼吸困难,应立即行气管切开术。

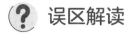 **误区解读**

误区一:嗓子疼不能吃水果

错。摄入适量的水果是可以的,推荐食用梨、猕猴桃、苹果等,这些水果有生津止渴、降火的功效,在一定程度上可以缓解嗓子疼痛、灼热、干燥感。

误区二:含片都能缓解嗓子疼

错。市面上的含片种类不同,所含有的有效成分及含量均不尽相同,所以对症的效果自然不明确,不建议随意服用,咨询药师或者就医后选择含片制剂比较安全。

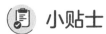 **小贴士**

如何防治嗓子疼

1. 多饮水,清淡饮食,注意休息,避免长时间讲话。

2. 改变不良的生活习惯,戒烟、限酒,同时避免被动吸烟。

3. 避免接触冷空气、粉尘、化学性烟雾等刺激物,无法避免时应该戴上防尘口罩。

4. 注意保暖,保持室内环境干净整洁和空气流通。

5. 适量运动,强身健体,增强抵抗力。

(邱　艳)

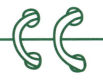

第二章

口腔症状

　　你身边是否曾经遇到过这样的朋友,平时很爱干净也很亲和,但是一张口就一股味道,也许你会有很多"内心戏",比如怎么不去医院看看啊,可以多刷刷牙啊……奈何担心伤感情或者不好意思,没有提过呢? 遇到这种情况,除了建议就医你有没有什么其他好办法呢? 本章节将带你更多地了解些这方面的知识。

第一节

出现口干该怎么办

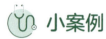 **小案例**

患者:医生,我最近1个月来,老是感觉口干,多喝水也缓解不了,是不是得什么毛病了? 该怎么办好?

全科医生:正常情况下,口腔中唾液的分泌和消耗存在一定的平衡,以润滑、保护口腔中的黏膜、牙体和牙周组织。如果唾液分泌减少或消耗增加,就会出现唾液分泌和消耗的负平衡,即口干。下面我们就来介绍一下,遇到这种情况该怎么办?

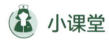 **小课堂**

一、什么是口干

口干是我们日常生活中的俗称,医学上称为口干燥症。口干燥症是由口腔内唾液缺乏引起的一种症状,且不能通过饮水等措施缓解,干扰了人们的正常生活。口干通常是由于用嘴呼吸造成的,也可因干燥综合征、药物等许多因素导致,或因剧烈运动或自发刺激引起,如恐惧、紧张。一些中医证候,如湿热、阴虚或阴虚火旺也会导致口干症状。

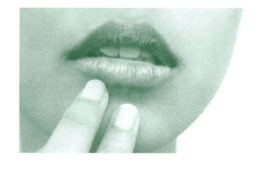

二、哪些疾病会引起口干

会引起口干的疾病:①内分泌代谢疾病,如甲状腺功能亢进症、糖尿病等;②药物性口干,服用某些药物引起的,如可乐定、利血平、阿托品、山莨菪碱、普萘洛尔等药物;③免疫性疾病,如干燥综合征等;④精神因素引起的口干;⑤头颈部肿瘤放疗史;⑥佩戴义齿;⑦其他。

一些疾病的伴随症状,如发热、慢性消耗性疾病等。

三、引起口干的常见疾病有什么特点

1. 唾液腺发育不全　病因不明,可能与遗传有关。患者唾液腺腺体组织发育不全,唾液分泌量不足,青春期尤为明显。表现为口干、口腔烧灼感、唇舌痛、溃疡、咽喉痛、饮水增多,重者随时需含水,进食时更为明显。

2. 干燥综合征　除口干外还伴有泪液、汗液减少,咀嚼吞咽困难、口臭、龋齿等。

3. 糖尿病　除口干外还伴有多饮、多食、多尿、体重减轻等症状。

4. 甲状腺功能亢进症　除口干外,多伴有多汗、怕热、颈部肿大、进食和排便次数增多、体重减轻、突眼、眼睑水肿等。

5. 急性腮腺炎　除口干外还伴有高热、耳下局部红肿、压痛、张口困难等。

6. 佩戴义齿　临床上进行可摘义齿修复的老年患者,尤其当义齿面积较大时,由于口腔黏膜下的许多小腺体受压,导致唾液分泌减少。患者常诉有轻度口干,喝水不能缓解,严重口干者较罕见,其中年龄大者较重。另外,部分义齿降解物质中一些化学产物对口腔黏膜有轻微的刺激,也可使口腔黏膜下腺体的功能和分泌受到影响。

7. 药物性口干　药物副作用引起的口干在临床上最常见,数百种药物具有引发或加重口干的副作用。它们作用于神经中枢、神经节,或者直接作用于分泌细胞;也可以作用于血管平滑肌,改变通过唾液腺的血流量;或者作用于腺泡和导管的肌上皮细胞,影响唾液的排泄过程。

四、口干患者如何居家处理

1. 放松心情,避免紧张焦虑情绪。

2. 清淡饮食,避免辛辣刺激食物。

3. 适当增加液体摄入,经常用液体浸润口腔,减轻干燥不适感。

4. 可咀嚼无糖口香糖等刺激唾液分泌。

5. 自己查找回顾一下有无引起口干的病因及诱因。

知识拓展

一、口干的临床检查

（一）询问病史

1. 起病情况与患病的时间，可能的原因或诱因。

2. 主要症状的特点及其发展变化情况　包括口干的病程、口干节律性、口干对口腔功能的影响（如是否依赖汤水进食、吞咽梗阻感、语言障碍）、缓解或加剧因素以及演变发展情况。

3. 伴随症状　描述伴随症状与主要症状之间的相互关系，如口腔灼痛、眼干、鼻干、咽喉干燥、声音嘶哑、口腔异味等。

4. 发病以来的诊治经过及效果。

5. 既往疾病史　有无高血压、糖尿病、内分泌疾病、血液系统疾病、呼吸系统疾病、精神疾病、自身免疫性疾病、头面部肿瘤疾病史等。

6. 个人史、婚育史、家族史　女性患者要详细记录月经情况，如月经量、月经时间及月经期间持续时间等。

（二）常规检查

查看眼睑、口腔黏膜、腮腺黏膜、口腔情况等。

（三）辅助检查

1. 实验室检查　血常规、尿常规、大便常规、生化、抗核抗体、甲状腺功能、类风湿因子、激素水平、空腹和餐后血糖、糖化血红蛋白、胰岛素释放试验等。

2. 影像学检查　X线、CT等。

3. 唇腺活检　以确诊干燥综合征。

二、口干的临床处理

（一）治疗原发病

积极治疗导致患者口干的系统疾病，缓解口腔症状。必要时转至专科进一步诊治。

（二）预防口腔并发症

感染性疾病是口干的主要并发症，最常见的是龋齿和白假丝酵母菌感染。应积极预防龋齿，保持良好的口腔卫生，使用含氟牙膏，并定期复诊；预防白假丝酵母口腔感染,局部使用碱性或含抗真菌药物的含漱液、含片。

（三）刺激唾液腺的分泌功能

效果取决于剩余唾液腺分泌细胞的量和刺激的程度等因素,分为局部刺激和系统刺激两种,但治疗效果都是暂时性的、一过性的。局部刺激主要通过口腔的活动刺激唾液分泌,如咀嚼口香糖、口含中药麦冬及针灸疗法等。系统刺激治疗主要通过药物的系统应用刺激唾液分泌,如毛果芸香碱、茴三硫、西维美林等。

（四）中医中药

根据辨证论治进行调理等。

 ## 误区解读

误区一:口干肯定是得了糖尿病

不一定。引起口干的原因有很多种,糖尿病只是比较常见的一种疾病,并不是所有的口干都是糖尿病引起的,应该及时到医院就诊,查明原因,然后对症治疗。

误区二:口干是小毛病不用去医院看

不一定。口干可能是某些疾病的早期症状,如果不进一步积极治疗,有可能使病情进一步恶化,导致严重的并发症。

 ## 小贴士

口干患者日常应该注意以下几点:

1. 注意饮食调节,适当减少盐、糖的摄入,避免食用刺激性过强的食物。

2. 关注口腔日常保健,时刻保持清洁卫生。

3. 注意每次补充足量的水分,一般正常人每天至少需要饮用1 500毫升水,大约8杯左右。从健康的角度来看,白开水是最好的饮料。口干患者可根据自身情况,在正常人的基础上适当增加饮水量。

4. 积极治疗慢性疾病,定期复查。

（费鑫法）

出现口臭该怎么办

 小案例

　　小王最近刚刚从师范大学毕业,被分配到一所中学教英语,平时有学生会求教一些问题,距离近了,就很担心被学生发现自己口臭的毛病,这会让她很难堪,甚至不敢跟别人近距离说话,特别苦恼。今天轮到休息,她特地来求助全科医生。全科医生询问病史,发现小王经常便秘,仔细询问饮食习惯,发现她很喜欢吃一些油炸、重口味的食物,因此,全科医生考虑胃肠道积热引起的口臭。予以清胃热、润肠通便治疗,另外进行健康教育,指导小王生活中避免吃生冷、刺激性、油炸和不易消化的食物。4周后小王随诊,发现口臭症状基本消失。

 小课堂

一、口臭是什么

　　口臭是指呼吸时从口腔或其他充满空气的空腔(如鼻、鼻窦、咽)中所散发出的臭气,又称为口气。国际疾病分类(ICD-10)把口臭列为一种疾病。调查显示,全球有10%~65%的人患有口臭,对人们的生活、工作和社交产生不利的影响。

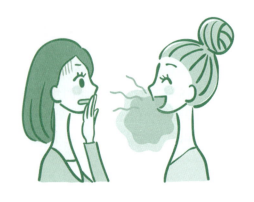

二、口臭的分类

按照口臭的国际分类标准,遵循口臭治疗的基本原则,将口臭分为真性口臭、假性口臭和口臭恐怖症。真性口臭是指他人能感觉到的明显口腔异味,按临床分类,又分为生理性口臭和病理性口臭。生理性口臭是指机体无病理性变化,主要是由不良生活和卫生习惯等引起的短暂口臭。病理性口臭包括口源性和非口源性两种,其中口源性口臭占 80%~90%,因牙龈炎、牙周炎、口腔黏膜疾病等引起的都属于口源性口臭;而非口源性口臭,顾名思义就是除口腔以外的问题引起的口臭,比如胃酸反流、肠炎相关疾病、鼻炎、鼻窦炎和药物等。

假性口臭与口臭恐怖症都是有精神心理因素参与的,假性口臭是指患者本人自我感觉有口腔异味,但检查结果为阴性。可通过解释说明和心理咨询得到改善。下面我们主要讨论真性口臭。

三、口臭有哪些常见原因

(一)口源性口臭

根据口臭的分类,我们得知 80%~90% 的口臭是口腔问题造成的。口腔内存在大量微生物,以革兰阴性厌氧菌为主,当细菌分解蛋白质底物如含硫的氨基酸时可产生挥发性硫化物、氨、有机酸等物质而产生口腔异味。特别在龋病、牙龈炎、牙周炎时,牙龈出血、炎性渗出物增多,厌氧菌发酵分解血液、炎性渗出物中的有机成分,产生挥发性硫化物,产生口臭。这是口腔的局部感染原因造成的。

(二)非口源性口臭

全身疾病也可以产生口腔异味。

1. 消化系统疾病　有研究表明,口臭与胃幽门螺杆菌感染有较大的相关性,幽门螺杆菌感染是导致口臭的全身性原因之一。①幽门螺杆菌有尿素酶活性,能分解尿素产生氨,释放入呼吸道进而产生异味;②幽门螺杆菌感染如若引起消化性溃疡,食物潴留后经细菌腐败分解产生有臭味的气体;③幽门螺杆菌感染引起的各种消化道症状如便秘、嗳气等一系列不适,都可能进一步加重口臭的程度;④肝硬化和肝功能衰竭患者血液中尿素氮和氨的含量增多也可引起口臭,尿素氮和氨部分从口腔中排出,导致呼吸中有霉臭味或臭蛋味。

2. 呼吸系统疾病　肺脓肿、支气管扩张和坏死性肺炎的患者会出现口臭症状。反复扁桃体感染可能引起慢性滤泡性扁桃体炎,而深的扁桃体陷窝可能积存食物、唾液及坏死组织,腐败发酵后可能导致呼吸时有气味。

3. **内分泌系统疾病**　糖尿病患者血糖偏高,容易产生牙周疾病。患牙周疾病时牙龈处于炎症状态,脓肿出血,溃烂流脓,易产生口臭。糖尿病患者出现糖尿病酮症酸中毒时呼出的气体通常会带有烂苹果味,是糖尿病危重症的信号之一。

4. **泌尿系统疾病**　尿毒症伴肾功能衰竭者常释放出氨水味臭气,透析患者也会产生鱼腥味。

5. **血液系统疾病**　白血病患者有明显的牙龈出血倾向。研究发现,由于牙龈中大量幼稚血细胞浸润聚集,可以造成末梢血管阻塞,局部组织对感染的抵抗力降低,使组织坏死、溃疡和假膜形成,导致口臭。

6. **寄生虫病**　最近有国外学者报道发现,寄生虫感染可能是导致儿童口臭发生的重要原因之一。

7. **吸烟、酗酒**　烟气中本身含有可挥发性硫化物,酗酒本身就会有异味。

8. **心理压力和精神因素**　有些患者主观感觉呼出的气体中有异味,但通过各种客观检测均未发现口腔异味。在临床上,当患者经过治疗后未表现出可以观测到的口臭气味,但患者自己坚持认为有口臭,则很有可能被诊断为口臭恐惧症。精神压力也是口臭的易感因素。有研究指出,除了假性口臭和口臭恐惧症者外,真性口臭患者也对口臭有不同程度的恐惧,提示口臭的发生可能是生理和心理共同作用导致。

四、口臭患者就诊过程中特殊的心理表现

口臭患者临床就诊时会出现以下心理特点:

1. **高期望性**　大部分的口臭患者往往觉得口臭不是什么大的毛病,希望一剂药之后药到病除,一次性根治不再复发。

2. **慕名性**　多数患者因为口臭对工作的影响比较大,所以会执着于找专家治疗。

3. **迫切性**　由于现代社会的生活节奏比较快,生活压力比较大,大部分的口臭患者均存在不同程度的心理、社交障碍,迫切希望尽快解决面临的困难。

知识拓展

一、口臭患者的临床检查

口臭的准确检测是明确病因及治疗的重要前提条件。根据目前临床应

用,明确有临床价值的检查方法有三类:感官分析法、仪器检测法和生物检测法。感官分析法和仪器检测法常用于临床和科研,生物检测法一般仅用于科研,是一类间接检测口臭的方法,是一种非常规的口臭检测方法。

1. 感官分析法 又称为鼻测法,是一种通过检测者的嗅觉检测口臭是否存在的主观检测法。最常用的嗅觉判断标准是0~5级分类法:0级:无气味或未察觉气味;1级:可疑气味,可嗅及气味,但不能确定是否为口臭;2级:轻度口臭,可嗅及气味,并能确定是口臭;3级:中度口臭,可明显察觉的气味;4级:重度口臭,但检查者可忍受;5级:严重口臭,十分强烈的气味,检查者无法忍受。感官分析法是一种主观检测法,在缺乏其他有效检测方法时,感官分析法是一种比较好的选择,临床操作简单,不需要特殊仪器,省时、成本低,因此应用范围广。

2. 仪器检测法 是根据口臭患者呼出的气体的主要物质来诊断口臭,以硫化氢、甲硫醇和二甲基硫为主。临床上常用的检查仪器有气相色谱仪和硫化物检测仪两种。其中气相色谱仪能准确地检测出硫化氢、甲硫醇和二甲基硫3种硫化物的含量,具有良好的客观性、稳定性和精确性。而硫化物检测仪是一种便携式检测仪器,可测出可挥发性硫化物的总含量。这种仪器操作简单,便于携带,省时且价格便宜,对硫化物高度敏感,临床上使用方便,但在精确度和稳定性上不如气相色谱仪,由于它仅能测出可挥发性硫化物的总量,可与感观分析法结合以便更好地诊断口臭。

3. 生物检测法 一般仅用于科研,是一种间接检测口臭的方法(如通过检测与口臭产生相关的酶或细菌判断口臭水平),是非常规的口臭检测方法,对检测手段要求很高,基层医院很难推广普及。

二、口臭患者的临床处理

发生口臭,首先要明确口臭的发病时间和严重程度,积极寻找可能的发病机理。针对病因,我们主要的治疗策略有:减少细菌数量、减少可被细菌利用的营养物来源;将可挥发性硫化物转化为无味产物;改善进食方式,有资料表明让受试者进食固体食物,发现可以显著降低晨起可挥发性硫化物的含量,分析认为是由于机械刺激作用下口腔唾液分泌增加和机械摩擦的清洁作用;其次,还有通过咀嚼含薄荷等芳香气味口香糖等方式遮盖口臭,虽然单纯使用遮盖物质并不是真正意义上的治疗口臭,但是它能暂时缓解口臭患者的困窘。另外,还有小部分原因不是口腔局部问题引起的,而是由全身性疾病引起的,比如消化系统中幽门螺杆菌感染也可以引起口臭,那就要积极治疗原发病。最后,除了专业的治疗外,个人应该注意强化口腔卫生,戒烟,戒酒,减少咖啡的摄入,养成刷牙、使用牙线、饭后漱口等良好的口腔卫生习惯,并定期洗牙。

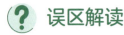 误区解读

误区一:口臭预示着得了"不治之症"

当然不是。虽然某些全身疾病或状态,如代谢性酸中毒、糖尿病、肝病等可能产生异常的口腔异味,但是这仅仅是引起口臭的一小部分原因。临床上80%~90% 的口臭与口腔健康状况有关,都是因为口腔内食物残渣在革兰氏阴性厌氧菌为主的微生物作用下分解产生可挥发性硫化物的作用下产生口臭。所以大家不用惊慌,及时到正规医院就诊就行了。

误区二:频繁地使用漱口水能治疗口臭

不一定。我们认为一些口臭患者第一时间使用漱口水或者口香糖,确实能掩盖难闻的气味,但是持续时间不会太久,有研究表明,没有有效活性物质的薄荷口香糖在使用 3 小时后对口臭的控制无显著作用。而且频繁地使用漱口水会杀灭一些我们口腔的"有益菌",导致口腔菌群的失调。正确的做法是:吃完东西及时用清水漱口,减少食物残渣,通过刷牙或者牙线等方式清除牙菌斑,定期洗牙,减少可产生异味的微生物如革兰氏阴性厌氧菌的生存空间。

误区三:服用抗生素杀死口腔内细菌能根治口臭

不一定。正常的微生物群落对人体的健康起着积极的作用,没有抗生素使用指征而滥用抗生素是绝对不可取的。使用抗生素会大量杀死口腔内的有益菌,反而使得真菌大量繁殖,引起其他一些口腔疾病。

📋 小贴士

1. 早上睡醒之后,妇女月经期间,要注意及时刷牙与漱口。在平时特别是运动之后,宜多饮白开水或淡茶。中老年人应增加口腔肌肉活动,常进行吹口哨或歌唱等活动,这样有助于消除口臭。

2. 要重视对症治疗引发口臭的各种疾病,病愈口臭自然消除。

3. 注意消除口腔局部疾病因素,重视牙齿的清洁卫生,养成每天早晚刷

牙、饭后漱口的好习惯。可用含少量食盐的温开水、2%~5%的小苏打水或含少量食醋的温水漱口。刷牙时可使用防龋牙膏、中药牙膏等。牙结石形成后，非常坚硬，难以祛除，应定期到口腔科洗牙治疗，症状可消除。

4. 进食要细嚼慢咽，避免暴饮暴食。饮食宜清淡，少吃葱、蒜、韭菜等刺激性食品(特别是上班与有社交活动时不吃)，少吃油腻、煎炸、熏烤类食物，不吃腐败变质食物。睡前不宜进食，尤其不宜进食甜食。

5. 戒除不良嗜好，最好戒烟、少饮酒。

6. 精神上要保持愉快与乐观，摆脱紧张与焦虑情绪。

7. 老年人在重视口腔卫生的同时，要特别注意假牙的清洗。

8. 在社交场合，可嚼嚼口香糖、饮几杯香茶等，临时减轻口臭。

(瞿迪洪)

反复出现口腔溃疡是怎么回事

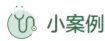 **小案例**

患者:医生,我最近半年反复出现口腔溃疡,休息或口腔喷剂治疗后好转,已经发生 3 次,平素身体挺好的。这是怎么回事?

全科医生:口腔溃疡一般在抵抗力下降时容易出现,短时间内可以自愈,若反复出现口腔溃疡,不但造成痛苦,还可能是某些全身性疾病的表现,要引起重视,及时去医院检查。接下来我们一起了解一下口腔溃疡。

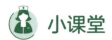 **小课堂**

一、什么是口腔溃疡

口腔溃疡,俗称"口疮",是口腔黏膜病的一种,是发生在口腔黏膜的溃疡性损伤疾病,多见于颊黏膜、唇内侧、舌头、舌腹、前庭沟、软腭等部位。

二、口腔溃疡的病因有哪些

临床上,口腔溃疡的病因复杂,可能与免疫因素、遗传因素、环境因素、食物、药物、精神压力、局部创伤、系统性疾病、感染、维生素或微量元素缺乏等有关。

三、口腔溃疡的常见类型有哪些

1. **复发性阿弗他溃疡** 最常见的口腔黏膜病,具有周期性复发和自限性特征的口腔黏膜溃疡。包括轻型、重型(又称腺周口疮或复发性黏膜腺周围炎)

APHTHOUS STOMATITIS

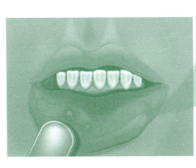
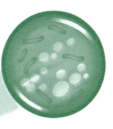

和口炎型(又称疱疹样溃疡)。一般表现为反复发作的圆形或椭圆形溃疡,具有"黄、红、凹、痛"的临床特征,即溃疡表面覆盖黄色假膜、周围有红晕带、中央凹陷、疼痛明显。溃疡的发作周期长短不一,可分为发作期(前驱期、溃疡期)、愈合期、间歇期,具有不治自愈的自限性。黏膜活检显示慢性炎症。根据临床特征,复发性阿弗他溃疡可分为轻型、重型(又称腺周口疮或复发性黏膜腺周围炎)及疱疹型(又称口炎型口疮)3种类型。

(1)轻型阿弗他溃疡:最常见,溃疡不大,数量不多,每次1~5个,孤立散在,直径为2~4mm,圆形或椭圆形,边界清楚。好发于角化程度较差的黏膜,如唇、颊黏膜。发作时溃疡有"红、黄、凹、痛"特点,溃疡愈合后,不留瘢痕。该型溃疡复发具有规律性,一般分为发作期(包括前驱期和溃疡期)、愈合期和间歇期。患者因刺激性痛影响言语、进食和心情。

(2)重型阿弗他溃疡:溃疡常单个发生,大而深,似"弹坑"状,直径可达10~30mm,深及黏膜下层直至肌层。溃疡疼痛较重,愈合后可留瘢痕,甚至造成舌尖、腭垂缺损或畸形。常伴低热、乏力等全身不适症状和病损局部区域的淋巴结肿痛。

(3)疱疹样阿弗他溃疡:溃疡小,直径小于2mm,且数量多,可达数十个,散布于黏膜任何部位。邻近溃疡可融合成片,黏膜发红充血,疼痛较重。唾液分泌增加,可伴头痛、低热、全身不适等症状。愈合后不留瘢痕。

2. 创伤性溃疡 是由机械性、化学性或物理性刺激因素引起的病因明确的口腔黏膜溃疡,可见于任何年龄及性别,好发于唇、颊、舌、磨牙后区等,表现为深浅不一、形状不规则、发生部位和外形与损伤因素契合的溃疡,无周期性复发特点,可表现为长期不愈合,去除刺激因素后逐渐好转。黏膜活检显示非特异性炎症。

不同病因引起的创伤性溃疡临床表现各有特点。

（1）自伤性溃疡：由刷牙用力过猛、咬唇、咬舌、咬颊或铅笔尖刺伤黏膜等自伤性不良习惯造成。溃疡深，长期不愈合，基底略硬或有肉芽组织，略痛或有痒感。

（2）化学烧伤性溃疡：由强酸强碱误入口腔或药物接触黏膜造成。表面有易碎白色假膜或组织坏死，疼痛明显。

（3）褥疮性溃疡：由残根残冠或不良修复体长期慢性刺激造成，多见于老年人，溃疡深达黏膜下层，边缘轻度隆起，色泽灰白，疼痛不明显。

（4）热灼伤性溃疡：由热损伤引起，溃疡表浅，伴糜烂面，周边常有残留疱壁。

（5）Bednar 溃疡：由婴儿吮吸过硬的橡皮奶头、拇指等引起，溃疡位于硬腭双侧翼钩处，溃疡表浅、对称。婴儿哭闹。

（6）Riga-Fede 溃疡：由过短舌系带与新萌锐利下颌中切牙长期摩擦引起，溃疡位于舌系带处，伴充血肿胀。时间久时成肉芽肿性溃疡，有坚韧感，影响舌活动。

3. **白塞病**　又称贝赫切特综合征，表现为口—眼—生殖器三联征。是累及全身多个系统的风湿免疫性疾病。临床表现以口腔溃疡、生殖器溃疡、眼疾、关节病、皮肤病损及其他系统疾病为特征。

4. **癌性溃疡**　多见于老年人，好发部位是舌腹舌缘、口底、软腭复合体，表现为深浅不一、边缘不齐、周围有浸润、质地硬、基底部菜花状的溃疡，可伴消瘦、恶病质等全身症状，无周期性复发及自限性特点，黏膜活检显示细胞癌变。

5. **结核性溃疡**　中青年多见，好发于唇、前庭沟、舌，表现为深部、形状不规则、周围轻度浸润、呈鼠噬样、底部为肉芽组织的溃疡，可伴乏力、盗汗、低热等全身中毒症状及肺结核体征，无周期性复发及自限性特点，黏膜活检见朗格汉斯细胞。

6. **坏死性涎腺化生**　男性多见，好发于硬腭、硬软腭交界处，表现为深及骨面、边缘可隆起、底部肉芽组织，全身症状不明显，无周期性复发，有自限性特点，黏膜活检示小涎腺坏死。

✓ 知识拓展

一、口腔溃疡的辅助检查

1. **实验室检查**　口腔溃疡无特殊的实验室检查，可完善血常规、血糖、叶酸、维生素 B_{12} 水平、梅毒血清学、结核杆菌等检查。

2. 病理检查　对于大而深且长期不愈合的溃疡,需做黏膜活检排除癌性溃疡的可能。

二、口腔溃疡的临床治疗

1. 积极寻找诱因,并去除相关因素。

2. 加强心理疏导,缓解紧张情绪。

3. 局部药物治疗,止痛药物如利多卡因凝胶/喷剂、含漱液等;消毒防腐药物如氯己定含漱液、硼砂含漱液等;糖皮质激素如曲安奈德口腔糊剂、倍他米松含漱液;促进愈合药物如重组人表皮生长因子凝胶、重组牛碱性成纤维细胞生长因子凝胶;其他局部制剂如口腔贴片。

4. 全身用药,如糖皮质激素、免疫抑制剂、免疫增强药、生物制剂、中医中药等,不建议自己使用,请到医院就诊后遵医嘱使用。

 误区解读

口服维生素 C 可以治疗白塞病

维生素 C 对口腔溃疡是有用的,口服或者将维生素 C 片磨成粉末撒在口腔溃疡处,都会加快口腔溃疡愈合。但是白塞病属于自身免疫性疾病,以激素、免疫抑制治疗为主。

 小贴士

预防口腔溃疡的方法有哪些

1. 营养均衡,饮食清淡,少食烧烤、腌制、辛辣食物,同时有规律地进餐。

2. 饮食起居规律,保证充足睡眠时间,避免加班、过度劳累。

3. 保持乐观精神,避免焦虑情绪。

4. 避免刷牙过猛、咬唇、咬舌、咬颊等不良习惯损伤口腔黏膜,防止硬性食物(膨化、油炸食品)和过烫食物对黏膜造成创伤。

5. 长期保持口腔卫生,养成早晚刷牙,饭后漱口的好习惯。

6. 适当地参加体育锻炼,增强体质,增加抵抗力。

(邱　艳)

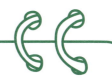

第三章

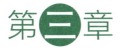

胸部症状

　　胸部症状中,咳嗽算最常见的一种,一不小心着凉,感冒就来了;很长时间没休息好,咳嗽来了。当然,这是比较常见的原因,其实日常生活中,很多人长期受咳嗽的困扰,也是感冒导致的吗? 不一定。本章将以咳嗽开始,向您介绍胸部常见的症状,并告诉您遇到这些问题该如何解决。

咳嗽不止是怎么回事

小案例

李大妈:王医生,我刚做了一个肺部CT,你快帮我看看,我有没有得癌?

全科王医生:李大妈,这张肺部CT结果显示正常。

李大妈:那怎么还一直咳呢,这都咳了2个多月了,消炎药、止咳药、中药、西药吃了一大把,这么简单的一个咳嗽,怎么就是不见好呢?

全科王医生:李大妈,别着急,咳嗽虽说常见,但引起咳嗽的原因却不简单,需要我们一个一个来,找出让您咳嗽的"真凶"。

小课堂

一、什么是咳嗽

咳嗽是一种重要的反射,对机体具有保护性作用,可清除气道内的分泌物或异物,防止人们将异物吸入气道和肺部。偶尔咳嗽属于正常情况,咳嗽时用力呼气,支气管平滑肌收缩,通过气管支气管黏膜上皮细胞的纤毛运动将气道内痰液排出。但有时,咳嗽是疾病的一种症状。剧烈而持久的咳嗽可能会导致患者胸壁软组织损伤、肋骨骨折、气胸等,某

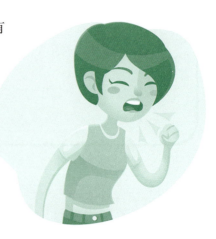

些患者还可能出现咳嗽性晕厥。

二、咳嗽的分类

根据持续时间,咳嗽可分为3类:急性咳嗽(<3周)、亚急性咳嗽(3~8周)和慢性咳嗽(≥8周)。按性质分为干咳与湿性咳嗽(每天痰量>10ml)。

三、咳嗽的病因有哪些

(一)急性咳嗽

普通感冒是急性咳嗽最常见的病因,其他病因还包括急性气管炎、支气管炎,慢性支气管炎急性发作,支气管哮喘等。此外,近年来环境因素或职业因素暴露也成为急性咳嗽的原因。

(二)亚急性咳嗽

亚急性咳嗽最常见的原因是感染后咳嗽、嗜酸性粒细胞性支气管炎、上气道咳嗽综合征等。

(三)慢性咳嗽

引起慢性咳嗽的病因众多,常见病因包括咳嗽变异性哮喘、上呼吸道咳嗽综合征(又称鼻后滴漏综合征)、嗜酸性粒细胞性支气管炎、胃食管反流性咳嗽和变异性哮喘。其他病因还包括慢性支气管炎、支气管扩张、气管-支气管结核、血管紧张素转化酶抑制剂(ACEI)等药物性咳嗽、支气管肺癌和心理性咳嗽等。

四、咳嗽可有哪些伴随症状

如咳嗽伴有大量痰液,尤其是咳脓性痰者,应考虑呼吸道感染性疾病或支气管扩张症;咳嗽伴咳痰、痰中带血或咯血者,应考虑肺结核、支气管扩张和支气管肺癌的可能;刺激性干咳,且夜间及凌晨咳嗽为主,可见于咳嗽变异性哮喘;咳嗽伴随鼻塞、流涕、喷嚏、鼻后滴流感、咽后黏液附着感等症状,可见于上气道咳嗽综合征;咳嗽伴随反酸、嗳气、胸骨后烧灼感等症状或者餐后咳嗽加重,可见于胃食管反流性咳嗽。

五、可引起咳嗽的药物有哪些

降压药、抗心律失常药、抗肿瘤药及免疫抑制剂、抗凝药、抗癫痫药、抗过敏药中的多种药物都可能有引发咳嗽的副作用,可查阅药品说明书,如咳嗽症状较严重及时就医,请医生根据综合情况判断是否停药或换药。

六、什么情况下应当就医

仅有咳嗽,一般情况下可以先观察,但如有以下情况,需要及时就医:咳嗽同时出现呼吸困难、气急;咳嗽同时出现发热、胸痛;咳出血液,或者黄色或绿色的黏液;咳嗽剧烈,甚至引发呕吐;咳嗽加重或持续超过 10 日;咳嗽且在未刻意减重的情况下发生体重减轻。

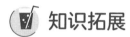 知识拓展

一、感冒后咳嗽为什么一直不好

感染后咳嗽是指鼻塞、流涕、咽痛等上呼吸道感染急性症状消失后,仍迁延不愈的咳嗽。主要是病毒引起鼻分泌物倒流进咽喉和病毒性呼吸道感染产生的炎性物质作用于气道感觉末梢,引起咳嗽。这种情况往往 4 周后才可能恢复正常。这也是很多人明明感冒好转,仍持续咳嗽的原因。

二、为什么胃食管反流会引起咳嗽

胃食管反流引起的咳嗽也是慢性咳嗽的常见原因。发病机制尚不清楚,部分学者认为胃酸和其他胃内容物反流进入食管,通过特殊的神经反射,导致以咳嗽为突出表现的临床综合征。大部分患者同时可伴反酸、胸骨后烧灼感及嗳气等典型反流症状。本病治疗重点在于调整生活方式:体重超重患者应减肥,避免过饱和睡前进食,避免进食酸性、辛辣和油腻食物,避免饮用咖啡、酸性饮料及吸烟,避免剧烈运动。药物上,可使用抑酸剂和促胃动力药。

三、什么是上气道咳嗽综合征

上气道咳嗽综合征,又称鼻后滴漏综合征,是导致慢性咳嗽的常见原因之一,一般是由鼻炎、鼻窦炎等引起的分泌物倒流至鼻后和咽喉等部位,直接或间接刺激咳嗽感受器,导致以咳嗽为主要临床表现的临床综合征。上气道咳嗽综合征最常见的原因是过敏性鼻炎,治疗方法一般是口服及鼻内给予抗组胺药,口服减充血剂白三烯受体拮抗剂,还有进行鼻腔冲洗。如果有鼻窦炎,应针对鼻窦炎进行治疗。

四、什么是咳嗽变异性哮喘

哮喘是成人持续性咳嗽的第二大病因,是儿童持续性咳嗽最常见的病

因。哮喘引起的咳嗽常伴有阵发性喘鸣和呼吸困难。咳嗽变异性哮喘是一种特殊类型的哮喘,咳嗽可为唯一或主要临床表现,无明显喘息、气促等症状或体征,但有气道高反应性。主要临床表现为刺激性干咳,通常咳嗽比较剧烈,夜间咳嗽为其重要特征。感冒、冷空气、灰尘、油烟等容易诱发或加重咳嗽。肺通气功能和气道高反应性检查是诊断咳嗽变异性哮喘的关键方法。治疗上与典型支气管哮喘相同,推荐使用吸入糖皮质激素和支气管舒张剂(β2受体激动剂)的复方制剂,如布地奈德/福莫特罗、沙美特罗/氟替卡松。建议治疗时间至少8周以上,部分患者需要长期治疗。

五、什么是嗜酸性粒细胞性支气管炎

嗜酸性粒细胞性支气管炎是慢性咳嗽的常见病因,占慢性咳嗽病因的13%~22%。该病以气道嗜酸性粒细胞浸润为特征,痰嗜酸性粒细胞增高,但气道炎症范围较局限,平滑肌内肥大细胞浸润密度低于哮喘患者,其炎症程度、氧化应激水平均不同程度低于咳嗽变异性哮喘患者。大约三分之一的嗜酸性粒细胞性支气管炎患者合并变应性鼻炎。治疗时使用吸入糖皮质激素就可以,如果困难,可以加口服糖皮质激素。治疗时间为持续应用8周以上。

六、医生会建议做哪些检查

为找出咳嗽原因,医生首先会详细询问病史和体格检查,然后根据病史和体格检查针对性进行辅助检查。

（一）X线胸片

X线胸片检查简便易行,可了解肺部有无肿块、炎症性病灶、心影有无扩大等,是慢性咳嗽患者的常规检查项目。X线胸片如发现可疑病变时,可进一步行胸部CT检查。

（二）血常规

白细胞计数和中性粒细胞增高提示细菌感染。嗜酸性粒细胞数增高（>300个/ug）提示变应性疾病,但多数咳嗽变异性哮喘和嗜酸性粒细胞性支气管炎患者的血常规嗜酸性粒细胞数可在正常范围内。嗜酸性粒细胞数显著增高（>20%）提示寄生虫感染、嗜酸性粒细胞性肺炎等。

（三）肺功能检查

通气功能和支气管舒张试验可帮助诊断和鉴别气道阻塞性疾病,如哮喘、慢性支气管炎和大气道肿瘤等。常规肺功能正常,可通过激发试验诊断咳嗽变异性哮喘（cough variant asthma，CVA）。

（四）过敏试验

变应原皮试（SPT）和血清特异性 IgE 测定有助于诊断变应性疾病和确定变应原类型。

（五）其他检查

其他检查包括诱导痰细胞学检查、24 小时食管 pH 多通道阻抗值监测、支气管镜检查等。

❓ 误区解读

误区一：咳嗽久了会咳成肺炎

这种说法是错误的。咳嗽只是一个症状，可由很多原因导致，肺炎是其中一个病因。咳嗽本身不会引发肺炎，相反肺炎可以导致咳嗽。肺炎是由于某些病毒如流感病毒导致气道黏膜黏膜上皮脱落，黏膜黏膜免疫功能丧失，导致细菌易于侵入，引起肺炎。咳嗽本身是一种保护性反射，通过咳嗽可以将痰液排出去。如果强行用止咳药止咳，抑制咳嗽反射会阻碍痰的排出，一旦痰里的病原体感染到肺，还会形成新的感染。因此，咳嗽不会咳出肺炎，阻止咳嗽反而会加重疾病。

误区二：输液或服用抗生素咳嗽可以好得更快

很多人认为输液或服用抗生素可以使咳嗽或是感冒好得更快，其实这是一个误区。急性咳嗽多数是感冒引起的，感冒一般是病毒感染引起的，会出现鼻塞、流鼻涕、咽部疼痛、发热等症状，一般不需要使用抗菌药物，根据症状对症治疗即可，在不严重的情况下不建议输液，也不建议使用抗生素。

亚急性咳嗽多是由非特异性炎症导致的气道黏膜水肿，一般不需要使用抗菌药物。只有当医生怀疑合并感染，或者疑似支原体、衣原体感染的时候，才可由医生决定是否使用抗菌药物。

📋 小贴士

出现咳嗽症状，吸烟者首先应该戒烟；如果有过敏物，应当避免接触过敏原，如花粉、粉尘、动物或霉菌等；湿润空气有助于缓解咳嗽症状，可在家中或工作场所使用加湿器；饮食上，并没有特别需要注意的，需多饮水保持咽喉部湿润,尽量避免食用辛辣等刺激性食物,减少刺激呼吸道。可使用非处方止咳药,或吮吸硬糖、止咳糖果,进食蜂蜜来改善咳嗽;如果有哮喘、胃食管反流、慢性阻塞性肺疾病等情况,应该在医生指导下进行药物控制。

(刘 颖)

第二节

出现痰中带血该怎么办

 小案例

患者:医生,我最近3天,每天早上起来时有一两声咳嗽,痰中有少许血,量不多,是不是得什么毛病了? 该怎么办好?

全科医生:引起痰中带血的疾病非常之多,既有上呼吸道原因,也有下呼吸道的原因,也可能是由其他系统疾病引起。看到痰中带有些许血时,既不用过于恐惧,也不要掉以轻心,请及早就医,及时治疗。

 小课堂

一、什么是痰中带血

痰中带血是少量的咯血与痰液混合的血样痰,或是痰中有鲜红色的血丝血点。咯血是指咽喉以下呼吸器官(包括气管、支气管、肺)出血经口腔咯出。根据咯血量可分为痰中带血和大口咯血。

二、如何判断是不是真正的痰中带血

首先要区分是痰血,还是口腔、咽喉、鼻腔出血。痰血或咯血是指喉部以下的呼吸器官出血,经咳嗽动作从口腔排出。咯血前常有喉部痒感或刺激感、胸闷、咳

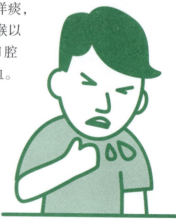

嗽等,血色鲜红、泡沫状,常混有痰液,呈碱性,血痰常持续数日,如咯血咽下,可有黑便。

口腔疾病引起的出血,常在吮吸、刷牙或咬食物时出现,此时可观察到局部的出血灶。鼻出血一般从鼻孔流出,常可在鼻腔发现出血灶,有时鼻腔后部出血较多时,可被误认为咯血,这时自己可感觉到血液沿咽后壁流下。

有时,痰血还会和呕血相混淆。呕血是呕出的,伴有上腹不适、恶心、呕吐等,可为喷射状呕出,血色多呈棕黑、暗红,有时亦呈鲜红,血中常混有食物残渣及胃液,易凝成块状,呕血后数天内常伴黑便及柏油样便,呕血停止后仍持续数日,患者常有消化性溃疡或肝硬化、急性糜烂性出血性胃炎等病史。

三、与痰中带血可能相关的疾病

可能引起痰中带血的主要有以下疾病:

（一）咽喉疾病

咽喉部属于上呼吸道,黏膜比较脆弱,毛细血管丰富。当出现炎症、异物刺伤(鱼刺、骨刺等)和咽部肿瘤(如鼻咽癌)时,小血管扩张,血管壁的通透性增强,在炎症的刺激和剧烈咳嗽下,容易破裂而出血,经口咯出。

一般咽炎不易出血,即使出血,量也非常小。年纪大者,出现痰中带血,尤其是伴有鼻中出血者,有患鼻咽癌的可能,必须加以注意。

（二）支气管疾病

1. **支气管扩张** 患者长期咳嗽、咳脓痰、间断性咯血或脓血痰,常有杵状指(趾),多在过劳或感染后发生。部分患者无咳嗽、咳痰而仅表现为反复咯血,称为干性支气管扩张。

2. **慢性支气管炎** 患者常有慢性咳嗽、咳痰,冬春季明显,以清晨为甚。痰量多少不一。为黏液或泡沫状,偶尔痰中带血丝,一般不致大量咯血。

3. **支气管肺癌** 多见于40岁以上的患者,早期症状主要为咳嗽、咳痰、胸痛和咯血,多为持续性痰中带血或血痰,部分患者剧烈咯血时伴有呛咳。

此外,良性支气管瘤、支气管内结石、支气管内膜结核、支气管异物等都可引起咯血或痰中带血。

（三）肺部疾病

1. **肺结核** 是最常见的咯血原因之一。患者多有结核病史,轻者可出现痰中带血丝或小血块,晚期常可出现大咯血,常伴有低热、乏力、消瘦、盗汗等症状,以及慢性咳嗽、咳痰、咯血和胸痛等呼吸系统症状。

2. **肺部感染** 各种肺炎均可引起咯血或痰中带血,常有畏寒、发热、胸痛、咳嗽、咳脓性痰等症状。急性肺脓肿起病急,早期有如肺炎的症状,继之出现大量脓痰,可痰中带血,大量咯血者极少,慢性肺脓肿有长期脓血痰或有大量咯血,并有杵状指(趾)表现。

此外,还有过敏性肺炎、肺栓塞、肺淤血、肺梗死、恶性肿瘤转移、肺囊肿、肺真菌病、肺寄生虫病、肺尘埃沉着病等。

(四)循环系统疾病

1. 二尖瓣狭窄　咯血量可多可少,以中青年患者多见,有心脏病史和心脏杂音等。起初肺淤血时咯血量少,一般为暗红色,并发肺水肿时咳大量浆液性粉红色泡沫样血痰。

2. 高血压　在血压过高时,可引起肺毛细血管破裂出血。

3. 先天性心脏病　并发肺动脉高压时,可发生咯血。

(五)其他疾病

1. 血液病　如血小板减少性紫癜、白血病、血友病等,患者常出现皮肤黏膜出血点。

2. 急性传染病　伴有如肺出血型钩端螺旋体病、流行性出血热等,患者多存在急性高热,伴有皮肤黏膜出血。

3. 子宫内膜异位症　表现为反复的月经期咯血。

四、痰中带血常见的伴随症状有哪些

1. 痰中带血伴发热　多见于肺结核、肺炎、肺脓肿、流行性出血热、肺出血型钩端螺旋体病、支气管肺癌等。

2. 咯血伴胸痛　多见于肺炎球菌肺炎、肺结核、肺栓塞、支气管肺癌等。

3. 痰中带血伴呛咳　多见于支气管肺癌、支原体肺炎等。

4. 痰中带血伴脓痰　多见于支气管扩张、肺脓肿、空洞型肺结核继发细菌感染等。其中干性支气管扩张则仅表现为反复痰中带血或咯血而无脓痰。

5. 痰中带血伴皮肤黏膜出血　可见于血液病、风湿病及肺出血型钩端螺旋体病和流行性出血热等。

6. 痰中带血伴杵状指　多见于支气管扩张、肺脓肿、支气管肺癌等。

7. 痰中带血伴黄疸　须注意钩端螺旋体病、肺炎球菌肺炎、肺栓塞等。

五、痰中带血患者居家如何处理

主要以观察为主,包括以下几个方面:

1. 首先要区分痰中血的来源,口腔中出现牙龈炎、牙周炎等,在刷牙、吸吮或咀嚼食物时都可能有出血现象,此时可观察到局部的出血灶。鼻腔出血一般从鼻孔流出,鼻腔后部出血较多时可被误认为咯血。

2. 痰中带血多属病理现象,应该引起临床的高度重视,红色或棕红色痰大多是因为痰中含有血或血红蛋白,常见于肺癌、肺结核、支气管扩张、急性肺水肿等。鲜红血丝痰常见于感染的初期,包括肺结核或病灶扩散的时候,有时因咽部有炎症,也可以出现这种现象,粉红色浆液性泡沫痰为急性肺水肿的一个典型临床表现。铁锈色痰是由于血红蛋白变性所致,见于大叶性肺炎、肺梗死等。青年人痰中带血可能是由支气管炎、肺炎、支气管扩张、肺结核等肺部疾病引起。如果 40 岁以上的人长期痰中带血,或伴有胸痛、乏力、消瘦,要高度警惕肺癌的可能性。

3. 如果痰中带血逐渐增多,或出现大咯血,常可阻塞呼吸道,造成窒息死亡。如出现上述情况,应该立即到医院急诊科就诊。

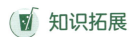 **知识拓展**

一、痰中带血的临床检查

痰中带血的患者应做相应的检查,如血常规、凝血功能、大便常规+隐血、喉镜、痰培养、痰找抗酸杆菌、胸部 X 片、胸部 CT、纤维支气管镜、自身免疫抗体、心脏彩超等检查,以帮助判断咯血原因。

二、痰中带血的临床处理

主要通过上述检查方法,首先明确痰中带血的病因,然后再根据病因进行对症治疗。如果出现大咯血,则要立即联系上级医院及“120”进行转诊。转诊途中要注意防止大咯血窒息可能,要卧床休息、咯血体位,喉咙里有血块要及时排出。

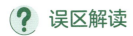 **误区解读**

误区一:年轻人出现痰中带血一定是肺结核

不一定。肺结核好发于中青年患者,多有痰中带血、胸痛、消瘦、午后低热等症状,痰找抗酸杆菌可确诊。但年轻人出现痰中带血不一定是肺结核,有可能是肺炎、支气管扩张等其他疾病。

误区二:长期吸烟的人出现痰中带血一定是肺癌

不一定。肺癌多见于老年患者,多有长期吸烟史,多有刺激性干咳、痰中

带血、胸痛、消瘦等症状,肺部 CT 可见肺部占位,进一步行肿瘤标记物、纤维
支气管镜等检查有助于诊断。但长期吸烟的人出现痰中带血不一定是肺癌,
有可能是肺炎、肺结核、支气管扩张等疾病。

误区三:痰中带血一定是呼吸系统疾病的表现

不一定。痰中带血除了呼吸系统疾病之外,还可见于心血管系统疾病以
及其他全身疾病。

小贴士

痰中带血的患者在日常生活中应该注意以下几点:

1. 生活　预防感冒,外出时要根据天气变化增加衣物,防止受寒感冒。
戒烟、限酒,患有呼吸道疾病的患者,一定要戒烟、限酒,以减少发生痰中带血
的诱因。

2. 饮食　注意饮食,饮食以富含维生素的食物为首选。

3. 环境　房间经常通风,保持适宜温度(一般 18~25℃)和湿度(一般
40%~70%)。

(费鑫法)

胸口闷是出了什么问题

🩺 小案例

王大伯:李医生,我老是感觉胸口发闷,去好多地方都看过了,但是就是找不到原因。到底是怎么回事啊?(说着,王大伯迫不及待地拿出手里拎着的一叠病历资料,李医生接过资料并没有马上打开,而是轻轻放在桌上。)

李医生:大伯您不要急,我先了解一下您的病情,然后我会仔仔细细地查看您以前的病历资料。

李医生从心血管系统问到呼吸系统,再转战到消化系统,又问了饮食,平时身体健康情况、睡眠和药物等,王大伯都说挺好的。而后翻阅王大伯带来的肺部 CT、心电图、心脏超声、血常规、血生化等报告,却都没有新的线索。接下来,李医生尝试用全科 RICE 问诊模式(①Reason(原因):病人今天为什么来?②Idea(想法):病人认为自己出了什么问题?③Concern(担忧):病人忧虑什么?④Expectation(期望):病人认为医生可以帮助他做些什么?)来寻找病因。

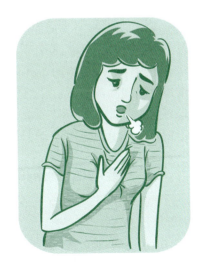

李医生面带笑容亲切地问:王大伯,我想问下您,您自己认为是出了什么问题呢?

王大伯:我自己想想啊,2 年前我有次吃山核桃,不小心把山核桃壳吃下去了,所以心里总是想着这个事情,后来就感觉这里像有东西卡牢了出不来,老是胸口发闷。

（大伯边说边用手指着胸口，断断续续用几分钟把当时的事情详细讲了一遍。看得出来，对这件事大伯一直"耿耿于怀"。）

很多看来似乎是无用的信息，但其中却夹杂着关键信息。再经过一轮的详细问诊和查体之后，李医生向王大伯解释他的病情：我们会开具一些有针对性的检查，排除一下其他严重的疾病，但您的胸闷很有可能是由过度担心引起的，如果没有其他问题那您就放宽心。

王大伯点点头：好的，谢谢李医生，您这么一说我放心多了。

王大伯离开了诊室，看上去脚步轻快多了。

 小课堂

一、什么是胸闷

胸闷是一种主观的感觉，感觉呼吸费力或气不够用，通常与气短同时发生，大多有胸闷气短的感觉。轻者胸闷憋气，胸口像塞了一团棉花；重者难受不适，自觉如有重物压住胸部，甚至呼吸困难，不能平卧。胸闷可能是体内器官的功能性表现，也可能是疾病发病前兆或临床表现，各年龄段均可能发生。

二、胸闷的分类有哪些

通常情况下，胸闷可以分为功能性胸闷和病理性胸闷两种类型。

功能性胸闷是指没有器质性病变的胸闷，是一种生理性的反应。这类胸闷一般与环境、情绪等有关。例如工作、居住环境长期密闭空气不流通，在人员密集的场合逗留较长时间，或者抑郁状态、情绪不稳发生争吵，都可能会导致胸闷。此外，神经官能症如神经衰弱亦可导致功能性胸闷。此类胸闷较轻者一般自我调适即可，重者需到医院接受诊治。

病理性胸闷是指由于体内某些器官发生疾病而引起的胸闷。许多疾病早期可出现胸闷症状，最常见的病因是心肺疾病，如冠心病、心力衰竭、慢性阻塞性肺疾病、肺部感染等。

此外，过度焦虑也会引起胸闷。

三、引起病理性胸闷的疾病有哪些

呼吸道受阻：气管支气管内的肿瘤、气管狭窄或由于纵隔甲状腺肿等外部肿块压迫气管等。

肺部疾病：肺气肿、支气管炎、哮喘、肺炎、肺不张、肺栓塞、气胸等。

　　心脏疾病：先天性心脏病、风湿性心脏病、冠心病、心律失常等。

　　膈肌病变：膈肌膨升症、膈肌麻痹症。

　　酸碱失衡或水电解质紊乱。

　　胆道疾病引起的胆心综合征，颈椎问题引起的颈心综合征。

　　胃食管疾病：反流性食管炎、胃溃疡等。

四、胸闷患者居家如何处理

　　胸闷发作时不要惊慌。多数情况下胸闷的发作与周围环境或情绪的改变有关，空气流通或保持良好的心情通常可以避免胸闷再次发作。如果胸闷时伴有胸痛、大汗、呼吸急促等症状，立即停止手头工作或正在进行的活动，保持平卧，拨打急救电话或请家属送医院进一步诊疗，有条件的留意自己的脉搏、血压等情况，有吸氧条件时可以在送医院前先吸氧。

 知识拓展

一、胸闷的临床检查

　　医生会根据胸闷患者的年龄、性别、生活方式、基础疾病，与临床症状综合评估后选择需要进行的检查。

　　1. **心电图检查**　包括常规心电图和 24 小时动态心电图，可以了解是否存在心律失常、心肌缺血等问题。

　　2. **心脏超声检查**　主要检查心脏结构和功能。如怀疑心功能不全或先天性心脏病、肺动脉高压等病因引起的胸闷，可选择心脏超声进行检查评估，尤其是从未接受过该检查的年轻人。

　　3. **运动负荷试验**　对可疑存在冠心病的患者，可考虑首先选用运动负荷试验进行评估。

　　4. **冠脉 CTA 和冠脉造影**　是评估冠状动脉粥样硬化，筛查和诊断冠心病的重要手段。

　　5. **心理量表评估**　如果冠脉血管评估、心脏超声和心电图检查均未见异常，可考虑无器质性心脏疾病。对于怀疑心因性胸闷的患者，可选择心理量表进行评估。

二、什么是心脏神经官能症

　　心脏神经官能症是神经官能症的一种特殊类型，是焦虑的一种表现。其症状多种多样,可有心悸、心前区疼痛、胸闷、气短、呼吸困难、头晕、失眠、多梦等不适,多发生于青壮年和更年期妇女。检查时无明显器质性病变,尽管症状表现很重,但一般预后良好。心脏神经官能症的确诊需要排除心脏或心外疾病(如冠心病、心肌病、甲亢等)引起的不适。

三、如何针对心脏神经官能症进行调节和防治

1. 规律作息,早睡早起,保证睡眠时间在 8 小时左右。

2. 合理饮食,多喝温开水,饮食清淡,粗细搭配,荤素搭配,增加新鲜蔬菜和水果的摄入。

3. 加强体育锻炼,选择适合自己的运动方式,如散步、打羽毛球、游泳、跳舞、户外活动等,以达到强身健体、促进身心愉悦的目的。

4. 调节情绪,避免情绪剧烈波动,多与亲友交流沟通,及时宣泄不良情绪。

5. 保持健康的生活方式,维持稳态,营造良好心境,确保机体各器官良性运转和相互协调。

四、心脏神经官能症的常见原因和自我评估

(一)焦虑

焦虑是人们对未来可能会出现压力、困难或危险而产生的一种与生俱来的情绪反映。可表现为心跳加快、呼吸急促、肌肉紧张、血压升高、手心出汗、肠胃痉挛等。适度的焦虑可使人提高警觉,有利于其处理所面临的问题;但过度的焦虑又会引起许多负面影响,进而带来身体不适。

(二)焦虑症

焦虑症,又称为焦虑性神经症,可以分为急性焦虑障碍(即惊恐发作)和慢性焦虑障碍(即广泛性焦虑障碍)两种,主要表现为无明确客观对象或与客观事实明显不符的紧张担心,坐立不安,以及自主神经功能失调症状,如心悸、手抖、出汗、尿频及运动性不安等。

(三)自我评估焦虑症需要专业的精神卫生科医生来作出判断,一般成年人可以通过以下 7 个问题进行自我评估

过去两周内,自己是否存在:①紧张、焦虑或愤怒;②易被激怒;③害怕什么可怕的事情发生;④担心很多事情;⑤疲劳、坐不住;⑥不能停止或不能控制的担心;⑦很难放松。

根本没有 =0 分,有几天存在这种感觉 =1 分,超过一半时间都是如此 =2分,基本每天都是如此 =3 分。

7个问题的得分:0~5分为轻度焦虑;6~10分为中度焦虑;11~15分为重度焦虑。如存在中度以上焦虑,建议及时至医院就诊。

 误区解读

误区一:总是胸闷是得了肺癌的征兆

不是。肺癌早期一般是没有明显症状的,而常见的晚期肺癌症状有咳嗽、咯血、胸痛、发热、气急、消瘦等。因此,总是胸闷不一定提示患者得了肺癌。

误区二:出现胸闷憋气就是得了哮喘

不一定。绝大多数哮喘患者会发生无法控制的异常喘鸣声音,如果不能自行缓解,一定要及时就医明确诊断,警惕心脏方面的疾病,要尽早及时治疗。

误区三:胸闷一定是得了心脏病

不一定,胸闷可能有心脏原因,也可能是心外原因引起的。心脏原因,主要是各类心脏病,可以通过心电图、平板运动试验和心脏彩超等检查来排除。心外原因较多,与心脏相邻的器官,比如肺、大动脉等发生疾病,均可导致胸闷胸痛,通常需要进一步检查来评估。此外,心脏神经官能症或焦虑症等非器质性疾病也可以引起胸闷。

 小贴士

如何预防胸闷的发生

可以通过以下生活方式的调整来预防胸闷的发生:预防感冒并及时防治各类呼吸系统疾病;多外出晒太阳,增加户外活动时间如散步等,增强肺功能;注意卫生,合理膳食;保持良好的心态,积极向上,乐观努力。

(刘 颖 任菁菁)

第四节
呼吸困难上不来气该怎么办

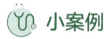 **小案例**

患者:医生,我最近几个晚上出现呼吸费力、气短上不来气,坐起来休息一会儿又好了,是不是得了什么很严重的毛病?该怎么办?

全科医生:呼吸困难上不来气原因有很多种,常见的有肺部疾病引起的,也有心脏疾病引起的。还有呼吸困难按病程来分可分为急性和慢性。像你这种情况,需要好好检查一下呼吸困难的具体原因,然后再对症处理。

在我们全科门诊,经常有呼吸困难的患者来就诊,引起呼吸困难的病因多种多样。接下去,我们仔细地来学习一下呼吸困难的相关知识。

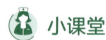 **小课堂**

一、什么是呼吸困难

呼吸困难(呼吸窘迫)是呼吸功能不全的重要表现,患者主观上感到空气不足,客观上表现为呼吸费力,重则出现鼻翼扇动、发绀、端坐呼吸,并可有呼吸频率、深度与节律的改变。

临床上常用呼吸频率来衡量。正常成人静息状态下,呼吸为 16~18 次 / 分,呼吸与脉搏之比为 1 : 4,新生儿呼吸为44 次 / 分左右,随着年龄的增长而逐渐减

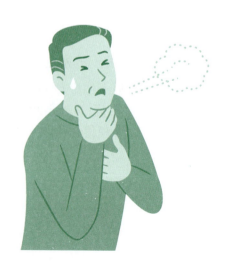

慢。呼吸过速:呼吸频率 >24 次 / 分,见于发热、疼痛、贫血、支气管疾病、甲亢及心力衰竭等。呼吸过缓:呼吸频率 <12 次 / 分,见于颅内压增高、呼吸微弱等。

二、呼吸困难的分类有哪些

(一)根据发病机理分类

1. 肺源性呼吸困难 由呼吸器官病变所致,主要表现为三种形式:①吸气性呼吸困难:表现为喘鸣、三凹征(吸气时胸骨、锁骨上窝及肋间隙凹陷),常见于喉、气管狭窄,如炎症、水肿、异物和肿瘤等;②呼气性呼吸困难:呼气延长,伴有哮鸣音,见于支气管哮喘和阻塞性肺病;③混合性呼吸困难:见于肺炎、肺纤维化、大量胸腔积液、气胸等。

2. 心源性呼吸困难 常见于左心功能不全所致心源性肺水肿,其临床特点:①患者有严重的心脏病史;②呈混合性呼吸困难,卧位及夜间明显;③肺底部可出现中、小湿啰音,并随体位而变化;④X 线检查心影有异常改变,肺门及其附近充血或兼有肺水肿征。

3. 中毒性呼吸困难 各种原因所致的酸中毒,均可使血中二氧化碳升高、pH 值降低,刺激外周化学感受器或直接兴奋呼吸中枢,增加呼吸通气量,表现为呼吸深而大;呼吸抑制剂如吗啡、巴比妥类等中毒时,也可抑制呼吸中枢,使呼吸浅而慢。

4. 神经精神性与肌病性呼吸困难 重症脑部疾病如脑炎、脑血管意外、脑肿瘤等直接累及呼吸中枢,出现异常的呼吸节律,导致呼吸困难;重症肌无力危象引起呼吸肌麻痹,导致严重的呼吸困难;另外,癔症也可有呼吸困难发作,其特点是呼吸明显过快、表浅,因呼吸性碱中毒常伴有手足抽搐症。

5. 血源性呼吸困难 重症贫血可因红细胞减少,血氧不足而致气促,尤以活动后大出血或休克时因缺血及血压下降,刺激呼吸中枢而引起呼吸困难。

其他疾病导致的呼吸困难:如大量腹水、腹腔巨大肿瘤、妊娠后期等。

(二)根据病程分类

根据病程,呼吸困难可分为急性呼吸困难(数分钟至数小时)和慢性呼吸困难(数天至数年)。

三、如何判断呼吸困难的危险性

急性呼吸困难或者慢性呼吸困难急性加重是我们临床上比较常见、比较棘手的症状,有时是内科急危重症的表现之一。

对于呼吸困难起病急骤或在原有疾病的基础上突然加重,患者常难以忍受,并伴有痛苦面容、端坐呼吸、出汗及嘴唇青紫等症状者,危险性较高,应该马上送医院就诊。

对于呼吸困难缓慢出现,程度相对较轻,常持续数日、数周甚至更长者,危险性相对低一些,但也需要到医院就诊,查明原因,然后针对性治疗。

四、呼吸困难常见的鉴别诊断

(一)支气管哮喘

支气管哮喘发作时可出现伴有哮鸣音的呼气性呼吸困难或发作性咳嗽、胸闷,干咳或咳大量白色泡沫痰,甚至出现发绀。体格检查时叩诊呈过清音,听诊可闻及哮鸣音、呼吸音延长等。血常规检查可见嗜酸性粒细胞增高。发作期 X 线片发现肺处于过度充气状态有助于诊断。支气管舒张或激发试验有助于明确诊断。

(二)气管异物

气管异物进入时患者可出现呛咳,随后可出现气促、声嘶、发绀及呼吸困难等症状。就诊患者多有明确的异物吸入史,X 线片、CT 等影像学检查可发现异物,支气管等内镜检查则可明确诊断并取出异物。

(三)气胸

气胸典型的症状为突发性胸痛,随后出现胸闷和呼吸困难,可伴有刺激性咳嗽,胸痛常为针刺或刀割样。X 线片是气胸诊断的常规手段,CT 对于少量气胸、局限性气胸等较为敏感,可作为诊断依据。血气分析常用以评估患者缺氧情况,可在治疗中动态监测以评估治疗效果。

(四)心力衰竭

心力衰竭患者可有乏力、运动耐力减低、呼吸困难、双下肢水肿等症状。体格检查可见左心室增大、舒张早期或中期奔马律、两肺底部有湿啰音、干啰音和哮鸣音等。根据患者病史、临床表现、体格检查所见,结合超声心动图及利钠肽水平升高等心脏结构或功能异常的客观证据进行诊断。

五、呼吸困难常见的伴随症状有哪些

(一)发作性呼吸困难伴哮鸣音

多见于支气管哮喘、心源性哮喘;突发性重度呼吸困难见于急性喉水肿、气管异物、大面积肺栓塞、自发性气胸等。

(二)呼吸困难伴发热

多见于肺炎、肺脓肿、肺结核、胸膜炎、急性心包炎等。

(三)呼吸困难伴一侧胸痛

见于大叶性肺炎、急性渗出性胸膜炎、肺栓塞、自发性气胸、急性心肌梗

死、支气管肺癌等。

（四）呼吸困难伴咳嗽、咳痰

见于慢性支气管炎、阻塞性肺气肿继发肺部感染、支气管扩张、肺脓肿等；伴大量泡沫痰可见于有机磷中毒；伴粉红色泡沫痰见于急性左心衰竭。

（五）呼吸困难伴意识障碍

见于脑出血、脑膜炎、糖尿病酮症酸中毒、尿毒症、肺性脑病、急性中毒、休克型肺炎等。

六、呼吸困难患者居家如何处理

患者的精神状况、生活环境、文化水平、心理因素以及有无基础病对呼吸困难的描述有一定程度的影响。

1. 对于有红色预警信号如突然出现的严重呼吸困难伴有血流动力学紊乱和意识改变的呼吸困难，需要紧急处理可能会危及生命的疾病，并立即送往医院急诊室。首先患者或家属应该就近就医或者拨打"120"请求救援，尽早得到专业医生的诊断及治疗有助于明确诊断，获得专业的治疗，对患者的诊断、治疗及愈后都有很大的收益。

2. 对于慢性呼吸困难急性加重也要重视，尽快到医院就诊。慢性呼吸困难的患者也需要定期到医院检查复诊。

3. 患者出现呼吸困难应该停止当前活动，取舒适的坐位或者卧位，消除紧张情绪，保持放松，以减少身体的耗氧。其次应该到通风、空气流通的地方，保证充足氧气。

4. 对于新近出现的呼吸困难，首先要明确患者有无诱因，并尽量去除诱因，因吸入异物导致的胸闷、气短、呼吸困难，应当尽量咳出异物；因过敏导致的胸闷、气短、呼吸困难应当脱离过敏原。因缺氧导致的应当到空气流通的地方或者通过吸氧改善。因紧张焦虑导致的应当放松心情。因哮喘导致的应该应用支气管舒张剂等。

 知识拓展

一、呼吸困难的临床检查

（一）呼吸困难的问诊要点

1. **呼吸困难发生的诱因** 包括有无引起呼吸困难的基础病因和直接诱因，如心、肺、肾疾病史，代谢性疾病史和有无药物、毒物摄入史及头痛、意识障碍、颅脑外伤史。若为突发且是小儿,应询问有无异物吸入。

2. 呼吸困难的起病情况　询问起病是突然发生、缓慢发生还是渐进发生或者有明显的时间性。

3. 呼吸困难与活动、体位的关系　如严重左心衰竭引起的呼吸困难,患者会出现强迫端坐位。

4. 呼吸困难的程度　有无静息时气短,如果有,提示病情比较严重。

5. 既往病史　有无心脏病、肺病、肾病、肝病史,有无过敏、中毒、高原居住以及职业环境。

（二）体格检查

1. 视诊　可了解患者面容、营养情况、呼吸节律、呼吸频率等,有无发绀、张口呼吸、鼻翼扇动等,严重的吸气性呼吸困难者可出现吸气时胸骨上窝、锁骨上窝及肋间隙凹陷的"三凹征"。

2. 触诊　通过触诊可了解有无心尖抬举性搏动等,还可发现肿大的浅表淋巴结及一些潜在的肿块。

3. 叩诊　胸部的叩诊可大致了解心脏大小,还可通过叩诊音排查某些胸膜、肺疾病,如过清音提示可能有气胸。

4. 听诊　通过心音、呼吸音等可大致了解患者心、肺情况。呼吸音可有干啰音、湿啰音、哮鸣音等异常,心音可有"奔马律"等改变。

（三）实验室检查

1. 血常规　血常规包括红细胞计数、白细胞计数、淋巴细胞分类计数等项目,是临床常用的检查,不同项目的改变对多种疾病有排查的价值,如血液病、感染、支气管哮喘等。

2. C反应蛋白检测　C反应蛋白是在机体受到感染或组织损伤时血浆中一些急剧上升的蛋白质,对感染、炎症、肿瘤浸润等敏感,可用于相关疾病的排查、诊断及评估等。

3. 心肌肌钙蛋白　检测心肌肌钙蛋白包括心肌肌钙蛋白T和肌钙蛋白I,是检测心肌受损的特异性和敏感性较高的标记物。

4. B型利钠肽　B型利钠肽(BNP)和N末端B型利钠肽原(NT-proBNP)的浓度增高是诊断心力衰竭的公认客观指标。

5. 血气分析　血气分析是发生呼吸困难时必要的检查,可通过血氧饱和度、血氧分压等了解患者缺氧情况。还可通过动态血气分析对治疗效果等进行评估。

6. 支气管激发试验　支气管激发试验可测定气道反应性,经激发剂激发后气道反应性增高是支气管哮喘的重要特征之一。

7. 支气管舒张试验 支气管舒张试验可测定气道可逆性,为支气管哮喘的诊断提供依据。

（四）影像学检查

1. 超声检查 超声检查具有无创、无辐射、便捷等优势,是临床常用的影像学检查。超声心动图可了解心脏的结构和功能、心瓣膜状况、是否存在心包病变、急性心肌梗死的机械并发症、室壁运动失调等,还可通过测定左室射血分数等评估心脏功能。

2. X线片 胸部X线片可用于排查胸腔病变,可发现气胸、肿瘤、异物、炎症、哮喘等,在心力衰竭时,可显示肺淤血和肺水肿等。

3. CT 胸部CT可为大部分胸腔疾病提供直观的诊断依据,可显示肺内间质及实质病变,胸膜、膈、胸壁等病变,对于小量气胸、肿瘤等比X线片敏感,还可显示心包病变。

4. MRI 对于微小病变及软组织改变更为敏感,可了解肿瘤大小、位置、同周围组织间关系及有无淋巴结转移等。

（五）病理检查

组织病理学检查是肿瘤诊断的金标准,也是肿瘤与其他疾病鉴别的依据。

（六）其他检查

1. 内镜 支气管镜可在直视下观察呼吸道情况,发现异物、肿物等,并取出或取材活检,帮助诊断。胸腔镜则可观察胸腔内情况,明确胸膜破裂口的部位及基础病变,同时还可予以治疗。

2. 肺功能检查 包括第一秒用力呼气量、肺活量、最大呼气中期流速、呼气峰值流量等,可在呼吸困难缓解后进行检测,了解肺功能情况,有助于排查肺相关的疾病。

3. 心电图 对于心力衰竭等心脏疾病引起呼吸困难的患者较为重要,可提示原发疾病。

二、呼吸困难的临床处理

主要通过上述检查方法,首先明确呼吸困难的病因,然后再根据病因进行对症治疗。治疗原则如下:

1. 治疗基础疾病 治疗引起呼吸困难的基础疾病,去除诱发因素,减轻或消除呼吸困难,是根本性治疗。如抗感染、止咳化痰、解痉平喘、强心、利尿、扩血管、营养心肌等。

2. 氧气疗法 无二氧化碳潴留,可适当加大氧流量;有二氧化碳潴留,一般持续低流量吸氧。

3. 机械通气　重症呼吸衰竭者应行机械通气(无创通气或有创通气)。

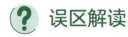 **误区解读**

误区一:出现呼吸困难一定是肺部疾病

不一定。出现呼吸困难的原因一般有六大类,肺部疾病引起的呼吸困难只是其中一大类,其他的如心脏病、中毒、脑血管意外、贫血、癔症、大量腹水等都会引起呼吸困难。

误区二:呼吸困难一定是缓慢发展的

不一定。对于有红色预警信号,如突然出现的急性严重呼吸困难伴有血流动力学紊乱、生命体征不稳定和意识改变的呼吸困难,需要紧急处理、立即送往医院急诊室。对于慢性呼吸困难急性加重也要引起重视,也需要尽快到医院就诊。

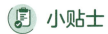 **小贴士**

当出现呼吸困难应立即停止运动或活动,静止休息,必要时吸氧治疗。如经短暂休息后仍不能好转的,请尽快到医院就诊。

(费鑫法)

第五节

心慌慌怎么办

 小案例

王女士：医生，您好！我这段时间每天下午都会感到一阵一阵的心慌，刚开始以为是喝咖啡的原因，我现在不喝了，还是会有一阵一阵的心慌，到底咋回事啊？

张医生：您好！王女士，您先别着急，我先仔细了解一下您的情况，咱们一起来找找可能是哪方面的原因。

在全科门诊，常常会有各类"心慌"患者就诊，他们经常感觉心脏、胸前区或咽喉部跳动不适，这就是我们常说的心悸。那么在医学上心悸究竟是什么？会由哪些问题引起？遇到心悸的情况我们应该怎么处理呢？接下来，我们一起来了解一下心悸的相关知识。

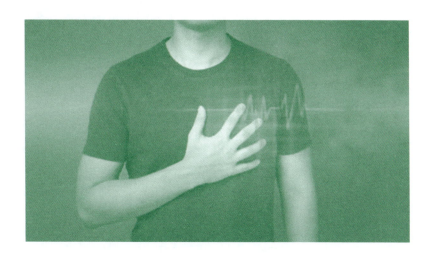

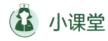 小课堂

一、什么是心悸

心悸是一种自觉心脏跳动的不适感或心慌感,指感觉到心脏强有力、快速或不规则跳动且令人不适。每个人对心悸的描述都不一样,有人把它描述为胸中快速扑动、胸中拍击感(扑通扑通跳);也有人把它描述成胸腔一种强烈的漏跳感、颤动感、跳动感或重击感;另外一些人把它描述成不得不咳嗽或窒息的感觉,偶尔会表现为胸部不适感等。

二、心悸的常见原因有哪些

引起心悸的原因包括生理性和病理性两个方面。

1. 生理性原因　普通人在剧烈运动后,或者精神高度紧张,或者因为大量烟、酒、浓茶的刺激,或者服用某些药物如阿托品、氨茶碱、肾上腺素后都有可能发生心悸不适。这些不适都会随着诱因的去除而消失。

2. 病理性原因　可能由心脏本身疾病或心外疾病引起。心脏疾病包括冠心病、高血压心脏病、风湿性心脏病、先天性心脏病、心肌病等,均会出现心脏搏动增强或心律失常等改变,从而感到心悸。心外疾病包括贫血、高热、甲状腺功能亢进症、缺氧,低血糖及各种原因导致低血压或休克时,或患活动性肺结核时作为结核中毒症状之一,会出现心悸症状。此外,更年期综合征也常以心悸为突出表现。心脏神经官能症或自主神经功能紊乱时,也常会出现心悸,并伴有头痛、头昏、失眠、乏力、注意力不集中、记忆力减退、容易激动、焦虑、恐惧等神经衰弱的症状,有时还会出现心前区刺痛或隐痛、胸闷、呼吸不畅,体格检查及其他检查均无明显异常。发病与精神因素有关,情绪激动时发作,青壮年女性多见。

三、心悸可有哪些伴随症状

心悸伴有胸痛,可见于心绞痛、心肌梗死、主动脉狭窄或关闭不全、梗阻性肥厚型心肌病、心肌炎、心包炎、肺栓塞,也可见于心脏神经症等;伴有发热,可见于风湿热、心肌炎、心包炎、感染性心内膜炎等,发病前常有感冒相关症状;伴有晕厥或抽搐,可见于严重心律失常,包括高度房室传导阻滞、阵发性室性心动过速、病态窦房结综合征等,常突然起病,反复发作,有时可自行缓解,但这些患者存在猝死风险,不能因为症状暂时缓解而延误诊治;伴有贫血,可见于各种原因引起的急性失血、慢性贫血等;伴有呼吸困难,可见于急

性心包炎、心肌梗死、心肌炎、心力衰竭、肺源性心脏病、严重的高钾血症、重度肺动脉高压、重症贫血等;伴有消瘦及出汗,可见于甲状腺功能亢进、糖尿病;伴有发绀,可见于先天性心脏病、右心功能不全、休克等;伴有乏力、食欲缺乏,可见于肿瘤、免疫性疾病、尿毒症等。

四、哪些药物可引起心悸

β受体激动剂(沙丁胺醇)、抗毒蕈碱药(阿米替林)、茶碱类(茶碱控释片)、二氢吡啶类钙通道阻滞剂(硝苯地平)、Ⅰ类抗心律失常药(氟卡尼、丙吡胺)、可能延长QT间期的药物(红霉素、莫西沙星)、违禁药(可卡因、安非他命)。

五、医生会给心悸患者做哪些检查

所有心悸患者,医生都需要通过详细的病史询问、体格检查来初步判断病情,并在此基础上,根据需要选择以下检查:

1. 12导联心电图和24小时动态心电图 当心悸发作时检查12导联心电图,基本可明确心悸时是否存在心律失常。但12导联心电图只能检测10s心电变化,大多数患者心悸发作持续时间较短,到达医院时,症状可能已消失,无法检测到。这时可根据发作情况,选择24小时动态心电图检查,连续监测24小时内心电变化。

2. 超声心动图 大多数心悸患者不需要行超声心动图检查。但如果病史、体格检查或心电图提示可能存在结构性心脏病,则需进一步行超声心动图检查。

3. 血常规 通过血常规检查,可以了解有无贫血,排除贫血引起心动过速的可能。

4. 甲状腺功能 包括T_3、T_4、TSH等,主要用来检测有无甲状腺功能异常引起的心悸。

5. 血生化 包括肝功能、肾功能、电解质;通过血生化可以检测有无肝肾疾病、电解质紊乱等疾病导致的心律失常。

6. 其他检查 如果患者存在吸烟、高血压、糖尿病和高脂血症等多种冠心病危险因素,且在活动或心动过速发作时有明显的胸闷、胸痛等症状,则可根据需要进一步行冠状动脉CTA或冠状动脉造影检查排除冠心病可能。对于疑似心律失常的确诊还可以根据需要选择电生理检查。

六、什么情况下应当就医

一般情况下仅有短暂心悸,可以先观察,但如有以下情况,需要及时就医:胸部挤压感或胸痛,持续超过5分钟或自行恢复;背部、颈部、下颌部、胃、手臂不适或疼痛;头晕或突然出冷汗,大汗淋漓,特别是合并呼吸困难;手臂、腿、脸乏力或者麻木(单侧或双侧);思维迟钝,意识障碍,说话困难;严重头痛;一只或两只眼睛看不见;感觉头晕、眼前发黑,不能站立;呼吸困难,不能平卧,需要坐起;恶心或呕吐。

七、心悸发作时需要注意些什么

对于有心悸症状的人,平时生活作息要规律,保持精神乐观,情绪稳定,忌烟酒、咖啡、浓茶、剧烈运动,应避免惊恐刺激及忧思恼怒等。需要注意自己起病的诱发因素、心悸的持续时间、发作的频率。家里可备血压计,方便发作时监测血压和脉搏。心悸频发者应及时就诊,明确病因,并随身备用医生嘱咐的急救药物。如果出现心悸症状明显,并伴有胸闷胸痛、呼吸急促等不适,切记保持情绪稳定、安静休息,拨打"120"急救。

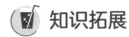 **知识拓展**

一、什么是房颤

正常人的心跳频率是 60~100 次/分,由心脏的"司令部"窦房结控制,为窦性心律。当由于某些因素导致心房跳动频率达到 350~600 次/分,且不规则时,心房内各部分肌纤维就不能顺序地收缩,而是在极不协调地乱跳,心房便失去了整体有效的机械收缩,从而不能够帮助心脏内的血液泵到全身,就是心房颤动(简称"房颤")。它是心悸病因之一,也是老年人以及心脏病患者中最常见的一种心律失常,其特征是心房快速和不规则的跳动,通常以短暂的异常跳动开始,随着时间的推移变得更长并且可能是恒定的。

二、房颤的病因有哪些

可引起房颤的病因很多,包括高血压、冠心病、糖尿病、心脏瓣膜病、慢性肺部疾病、心力衰竭、心肌病、先天性心脏病、肺动脉栓塞、甲状腺功能亢进、心脏外科手术、心包炎、合并其他类型的心律失常等。酗酒、长期精神紧张、电解质或代谢紊乱、严重感染等也可能诱发房颤。

三、房颤有哪些危害

(一)影响生活和工作质量

研究表明,房颤患者的生活质量评分远低于同年龄的健康人。患者多出现心悸、胸闷、头晕等症状,生活、工作质量均会受影响。

（二）血栓形成与栓塞

房颤时心房有效收缩功能丧失,血流混乱而易形成血栓。若血栓脱落,栓子随血液循环到全身,可引起脑梗死或体循环栓塞而致残、致死。患者可表现为偏瘫（脑卒中）、剧烈腹痛（肠系膜动脉栓塞）及肢体发黑（肢体动脉栓塞）等。

（三）导致心功能不全

房颤患者心房有效收缩功能丧失和长期心率过快可导致心动过速性心肌病,也可导致心功能下降甚至心力衰竭。

四、如何预防房颤再发风险

治疗原发疾病,如控制好血压、血糖;定期体检,如有心慌、胸闷等症状,及时就医检查;避免大量饮酒,减少咖啡因摄入,定期运动,控制体重,减轻压力。

 ## 误区解读

误区一:心悸 = 心脏病吗

有心悸症状并不表示患有心脏病,但器质性心脏病患者心悸发生率比正常人高;心悸也可由系统性疾病如甲状腺功能亢进、精神心理疾病、药物等引起。

误区二:心悸可以自行用药

不可以。产生心悸的原因很多,用药也不尽相同,有时甚至完全相反。治疗心悸的药物大多是抗心律失常药物,多数抗心律失常药物都是通过直接影响心肌细胞的自律性、兴奋性和传导性而起到治疗作用的,如果应用不当,甚至会诱发或加重心律失常。应由专业医师提供治疗方案,不能单凭自己的经验用药。

误区三:心悸患者都可以开车

不是的。如果是心律失常引起的心悸,同时伴有能力缺失,则绝不能开车。

误区四：心悸患者不可以乘飞机

不是的。当心悸是由以下原因，且该疾病未得到有效治疗和控制时，不宜乘飞机：任何心律失常合并晕厥者；心电图出现缺血性改变，如 ST 段明显压低、异常 Q 波、心动过速；器质性疾病引起的早搏，如早搏出现过早（室性期前收缩的联律间期短，R 波落在 T 波上）；Ⅱ度Ⅱ型房室传导阻滞、Ⅲ度房室传导阻滞、窦房传导阻滞、合并器质性病变的束支传导阻滞等原因。而其他类型的心律失常，且患者身体状态良好，心功能正常，无明显心脏血管缺血，也没有发生心脏急症的先兆，则可以乘飞机。

小贴士

如果您是健康人，心悸只持续几秒钟，则您可能不需要担心偶尔发生的心悸。

（刘　颖）

第六节

发现乳房肿块怎么办

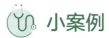 小案例

闺蜜甲:这几天看你心神不宁的,发生什么事啦?

闺蜜乙:前些天我洗澡的时候,无意中在左边乳房,摸到一个肿块,圆圆硬硬的,有葡萄那么大,可把我给吓坏了。我妈让我赶紧去看医生,不会有问题吧?

闺蜜甲:先别着急,我听说很多乳房肿块都是良性的,咱们先听听医生是怎么建议的吧。

全科医生:"乳房肿块",是一种通俗的叫法,是乳房内异常的新生物的统称。有的医生也会把它称作"乳房包块"或"乳房结节"。下面讲解下乳房肿块的相关知识,希望能帮助大家认识乳房肿块,了解应对的方法。

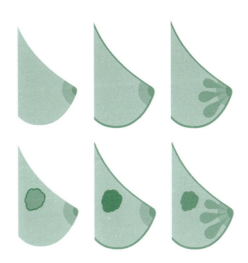

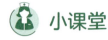 **小课堂**

一、什么是乳房的正常结构

乳房是由腺泡、导管、乳头、脂肪组织和纤维组织构成。其中,腺泡、导管、乳头被称为"乳腺三件套",是产生和分泌乳汁的主要结构。

在乳房深部,有数量众多的腺泡。如果把乳房比作一棵倒长的"大树",我们可以把这些腺泡理解成为"大树"末端的"树叶",乳头则可以理解成"大树"的"主干"。这些腺泡在人体激素的控制下,可以产生乳汁,并储存起来,如同树叶通过光合作用产生养分一样。一个个腺泡,通过小乳管、小叶间乳管、输乳管这些"树枝和树干",可以将乳汁一级一级输送、汇聚到乳头这个"主干"的开口处。在适当的时候,乳汁就通过以上途径,被产生和分泌出体外。

小乳管和它周围相连通的若干个腺泡,就构成了我们常说的腺小叶,多个相邻相通的腺小叶,又构成腺叶,一侧乳房,共由 15~20 个腺叶组成。

二、健康成年女性乳房具备哪些外形特征

1. **外观**　两侧乳房基本对称,没有局部异常的隆起、凹陷,两侧乳头基本在同一水平线上。

2. **皮肤**　乳房皮肤的色泽正常,没有红肿、发热、皮疹、破溃,或是皮肤毛囊孔变粗大,出现类似"橘皮"般的肤质改变。

3. **乳头**　两侧乳头基本对称,没有发生近期内的内陷、回缩现象。

4. **乳头溢液**　乳头没有分泌物和出血现象。

5. **乳房肿块**　触摸检查乳房,没有肿块,也没有触痛。

三、为什么会出现乳房肿块

乳房肿块可能由多种不同原因引起,如炎症、乳腺增生、良性肿瘤、恶性肿瘤等。

大部分乳房肿块都是良性的。例如哺乳期好发的急性乳腺炎,是由于乳汁淤积,腺小叶和腺叶内感染脓肿形成的包块。又如乳腺囊性增生病(常称乳腺小叶增生症、乳腺结构不良症、纤维性囊肿病等),是由于内分泌失调,乳腺内的乳管扩张,形成的包块、结节。

以上两类乳房肿块,从医学上看,是不在肿瘤范围之内的。而乳房肿瘤可分良性肿瘤和恶性肿瘤。例如,乳腺纤维腺瘤就是一种良性肿瘤,在青少

年中较为常见。而乳腺癌或乳房肉瘤则属于恶性肿瘤。

尽管在乳房肿块中，良性的比例较高，但是在发现乳房肿块后，我们仍需要足够重视，尽早就诊，不要延误时机。如果不幸患上乳腺癌，则越早治疗，康复的机会就会越大。

四、乳房肿块可见于哪些疾病

一般来说，乳房肿块可见于下述四类疾病。

（一）炎症类疾病

1. **急性乳腺炎** 这一疾病在哺乳期多见，与乳管阻塞和感染有关。除了乳房局部红、肿、压痛，触摸到肿块（脓肿）外，还有发热、白细胞增高等全身感染的症状。

2. **乳房结核** 这一疾病往往是由于患者其他部位存在结核病灶，继发感染乳房引起。这类肿块通常没有明显疼痛，容易误诊为乳腺癌，通过取病变组织进行病理检测，可以明确诊断。

3. **乳房脂肪坏死** 这类疾病往往在乳房外伤或手术后出现。例如近年来脂肪注射隆乳后，就时有出现该类病例。

（二）乳腺囊性增生病

这一类疾病是由于内分泌失调，乳腺内的乳管扩张，形成的包块、结节。常伴有乳房胀痛，月经前会比较明显，月经来潮后，疼痛会减轻或消失。停经后症状会减轻或消失。

（三）良性肿瘤

1. **乳腺纤维腺瘤** 该疾病肿块多数为单个，增长缓慢，质地类似硬橡皮球，表面光滑，易于推动。是青少年女性常见的肿瘤，约占乳房良性肿瘤的75%，很少发生癌变。

2. **乳管内乳头状瘤** 该疾病特点是乳头常有液体溢出而无疼痛，溢出的液体也可能为血性液体。有时在乳晕下方能触摸到小而软的肿块。该疾病约占乳房良性肿瘤的20%，部分病例有恶变的可能性。

（四）恶性肿瘤

1. **乳腺癌** 乳腺癌占乳房恶性肿瘤比例的98%，常有以下几个特征：①无痛性肿块：乳房内发现无痛性的肿块（10%~15%病例可能伴有疼痛）。②质硬边界不清：肿块质地较硬，表面不光滑，与周围的组织边界不清晰。③"酒窝征"：肿块增大时，可能会侵犯到乳房悬韧带（连接乳腺腺体和皮肤之间的纤维束），使韧带收缩，引起肿块表面的皮肤凹陷，称之为"酒窝征"。④"橘皮样"改变：肿块继续增大，造成淋巴回流受阻，皮肤水肿，毛囊处形成很多点状凹陷的小孔,称为皮肤"橘皮样"改变。

2. **乳房肉瘤** 这类乳腺肿瘤较少见,乳房肿块不痛,体积可较大,边界清晰,质地较硬,同样属于恶性肿瘤。

五、如何应对乳房肿块

1. **自检与体检** 乳房肿块是女性常见的病症,早发现、早诊断对于治疗和预后十分重要。因此,经常乳房自检是十分有必要的。绝经前女性,可以选择每次月经来潮后第 7~14 天进行自我检查。

另外,有部分乳房肿块生长部位和类型比较特殊,不容易通过触摸被发现,因此 40 岁后定期体检同样十分必要,对于高危人群,可以将定期体检提前到 40 岁以前(后文有介绍)。

2. **及时寻求帮助** 女性的乳房本身就凹凸不平,许多女性自己发现的肿块,其实不过是正常乳腺凸起的部分。在月经来临前,这种情况更加明显,这会干扰自检者的判断。因此,当发现自己乳房可能存在肿块时,请及时寻找医生进行检查,听取专业的意见。

3. **定期复查** 乳房肿块疾病的过程往往比较漫长,少数特殊类型的肿块,存在由良性向恶性转变的可能。因此,定期复查乳房肿块非常有必要。

4. **乳腺癌高危人群建议** 我们将存在下列三种情况之一者定义为乳腺癌高危人群:

(1) 有明显的乳腺癌遗传倾向者。

(2) 既往有乳腺导管或小叶不典型增生或小叶原位癌的患者。

(3) 既往 30 岁前接受过胸部放疗。

乳腺癌高危人群的建议:

(1) 推荐起始年龄更早(<40 岁)开展乳腺筛查。

(2) 每年 1 次乳腺 X 线检查。

(3) 每 6~12 个月 1 次乳腺超声检查。

(4) 每 6~12 个月 1 次乳腺体检。

(5) 必要时每年 1 次乳腺增强核磁共振检查。

知识拓展

一、乳房肿块的临床检查

1. **影像学检查** 医生会根据需要,进行乳房 X 线摄影、超声检查、核磁共振检查。上述检查,在拿到报告单后,报告单上可能会有分级。被检查者可以咨询自己的医生,初步了解当前乳房病变的程度。

2. **活组织病理检查** 必要时,医生会建议进行穿刺、乳腺导管内视镜检查等活组织病理检查,以进一步明确诊断。

二、乳房肿块的临床处理

根据不同肿块类型,医生会给出观察随访或手术的不同方案。在此过程中,我们可以跟医生充分沟通,把自己的疑虑、想法告诉医生,听取医生的建议。

 ## 误区解读

误区一:常做乳房自检可以省去上医院检查的麻烦

错误。乳房自检不可以代替医院的检查,乳房自检的目的,是及时发现可疑的肿块,以便及早至医院进一步检查。而且,即便是乳腺外科医师,仅仅凭借观察和触摸,也无法保证100%准确,因而需要结合超声或乳腺钼靶等检查确诊。

误区二:男性不会得乳房肿块和乳腺癌

错误。据报道,乳腺癌患者中约1%为男性。病因尚未完全明确,可能与睾丸功能减退或发育不全、肝功能失常、长期应用雌激素制剂等因素有关。男性乳腺癌主要症状是乳房内肿块,治疗需要尽早手术,术后生存率与女性乳腺癌相似。

 ## 小贴士

如何进行乳房自检

建议在月经来潮后第7~14天,进行乳房自检,具体方法如下。

1. **观察** 自检者面对镜子,双手叉腰,观察两侧乳房是否基本对称,有无异常隆起或凹陷,乳头是否回缩内陷,是否有溢液,皮肤是否有湿疹或"橘皮样"改变等。举高双臂过头,再次重复上述观察。

2. **触摸** 自检者将左臂上提至头部后侧,从左乳外上方一侧开始,环绕乳房按顺时针方向,用右手指腹,轻压左乳,以旋转或来回滑动的方式触摸,体会乳房内是否有包块、是否存在压痛;最后触摸乳头,体会是否有包块,看是否有溢液。用同样方法,沿逆时针方向,检查右边乳房。

3. 检查乳房周围　除了乳房,亦须检查腋窝下、锁骨上和颈部是否有肿物(肿大淋巴结),此处常为乳房炎症或肿瘤扩展转移的地方。

4. 注意点　正常的乳房呈现模糊的颗粒感和柔韧感。年轻人的乳房柔韧,质地均匀一致,老年人的乳房则多为松弛和呈现结节感。哺乳期时,也会呈现出结节感。如果不是很有把握,请及时联系医生进行指导和帮助。

📹 小故事

17世纪,欧洲有位极负盛名的画家——伦勃朗·哈尔曼松·凡·莱因,他曾以他第二任妻子为裸体模特,绘制过一幅名为《沐浴中的拔示巴(Bathsheba at Her Bath)》的油画。

300年后,一位名为格若寇(音译)的意大利外科医生,在荷兰阿姆斯特丹伦勃朗博物馆参观时,路过此画,他在画前驻足凝视良久。

显然,这位医生职业病犯了!他非常认真地比对了画中模特的双侧乳房,发现了一个问题,画中裸女的左侧乳房似乎有些肿大,靠近腋窝的地方还有一个隆起的包块,乳房局部的皮肤似乎也出现了酒窝样的凹陷和橘子皮般的粗糙改变。这种种迹象,都提示着一种可能——乳腺癌。三年后,这位"好事"又执着的医生,在意大利一本外科学杂志上,发表了自己的论文,推论画中的这位模特——伦勃朗的第二任妻子,三百多年前可能死于乳腺癌。此事还引起了业内不小的争论。

这段小插曲,源自一位画家逼真的写实,和一位医生较真的职业素养。同时也给我们带来了启示:乳房疾病与肿块有着密切的联系。

(邢　冲)

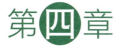

第四章

腹部症状

　　俗语说"十人九胃",说明胃病很常见。其中,恶心、呕吐、腹胀是常见胃炎可能出现的症状。此外,误吞异物、呕血、大便带血是消化系统常见的危急病症,需要大家了解常见的原因及就医前的正确处理,避开"误区"。吞咽困难虽不一定常见,但是随着肿瘤发生越来越多,也需要大家提高警惕,学会早期预防与筛查。

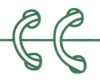

误吞了异物怎么办

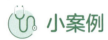 **小案例**

妈妈：我家宝宝3岁，天天抓到什么东西都要往嘴里塞，前几天玩小弹珠，大人一个没看好，直接吞下去了。我们家长实在是纠结，大半夜上医院吧，看他蹦蹦跳跳没事人一样，怕白白折腾大人孩子，不上医院吧，又怕有什么危险。好在第二天早上宝宝大便拉出来了，我们这才放下心。我们要是下次再遇到这样的情况，可怎么处理好呢？

全科医生：相信这是很多家长都共有的烦恼，即便不是幼儿，成人同样有可能误吞无法消化的物体，下面我们就来介绍一下，遇到这种情况该怎么办？

 小课堂

一、什么是消化道异物

消化道异物是指在咽喉、食管、胃、小肠、大肠等消化道内不能被消化，也未能及时排出，因而滞留的各种物体。

二、哪些人容易发生消化道异物

消化道异物大多发生于儿童，其中以6月龄至6岁最为高发。成人消化道异物多因误吞所致。此外，精神异常者、罪犯等特殊人群也可能蓄意吞服异物。

三、常见的消化道异物有哪些

儿童常见的消化道异物有鱼刺、硬币、电池、磁铁、玩具等。成人消化道异物则以鱼刺、禽类骨头、假牙等多见。对于老年人或胃肠功能异常的人，年糕等黏性食物或笋等较难消化的食物同样可能成为消化道异物。

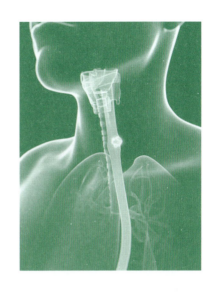

四、消化道异物有哪些表现

异物卡顿在消化道的不同部位，会导致各种不同的表现。异物在胃内或者肠道内时，大多没有明显的不适表现。而当异物卡在口咽部、食管内时，患者不适症状较明显，可表现为咽喉疼痛、口水增多，甚至带血，有异物阻塞感、吞咽困难，并可出现恶心、呕吐、咳嗽、气促等症状。年幼的儿童、精神疾病患者发生消化道异物时，往往不能详细描述不适症状，通过观察体征，可发现其拒食、流口水、唾液带血、呕吐、呼吸困难、气喘、出现过激的情绪动作等异常表现。

五、消化道异物的家庭处理方法

如果患者出现痛苦的感觉或表现，如异物梗阻感、吞咽困难、唾液带血、呼吸困难等，需要立即拨打"120"急救或送医。如果身边有跟吞入异物相同的物体，建议一起带至医院供医生参考。如果患者出现手捂住咽喉、呼吸微弱、面部青紫、不能言语等表现，可能是异物从消化道掉至气道，应采用海姆立克法自行紧急处理。需注意，如果患者能正常呼吸，即使表现得比较难受，也不必使用海姆立克法，以免进一步的损伤。

如果患者无明显痛苦症状，且异物卡在嘴里能看到的地方，可以立刻用手取出来。如果异物卡在看不见的地方，不要用手抠取异物，以免越捅越深，此时应针对不同类型的异物，采取不同的处理方法。

（一）钝性物体

婴儿的食管横径为0.6~0.8cm，幼儿为1cm左右，学龄儿童为1.2~1.5cm，成年人≤2.5cm。如果吞入异物为硬币、小的弹珠等边缘较圆润的钝性物体，且最大直径小于患者对应年龄段的食管横径，可暂时不予处理，正常进食，观察粪便,看异物是否跟随粪便排出。如果超过 1 周都没有自行排出,则前往就医,由医生判断后续处理方法。如果吞入的异物直径大于患者对应年龄段的食管横径,请立即就医。

(二)尖锐的物体

如吞入的异物为尖锐的物体,需要根据具体情况处理。如果吞入的是鸡骨头、鱼骨头、假牙等物体,物体直径小于患者对应年龄段的食管横径,且发现时已进入胃部,并无不适症状,可暂时在家正常活动,观察粪便,看异物是否跟随粪便排出。一旦出现腹痛、呕吐、持续体温升高、呕血、黑便等不适,需立即就医。如果异物卡在食管,或者吞入的物体为回形针、牙签、针等过分尖锐的物体则需立即就医。

(三)特殊类型的物体

如吞入一些特殊类型的物体,如电池等腐蚀性异物,多个磁性异物或磁性异物合并金属、毒品袋等,对人体危害较大,需立刻去医院取出。

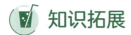 **知识拓展**

一、消化道异物的临床检查

无法在家庭处理的消化道异物要及时到医院进行检查,以明确患者所处的状态。

(一)额镜或喉镜

病史及临床表现提示异物位于口咽部、食管入口上方者,先行额镜、喉镜检查,发现异物后应尝试取出。

(二)影像学检查

病史及临床表现提示异物位于食管入口以下部位者,应首先行影像学检查。

1. X 线平片　通过正位和侧位 X 线平片,可以确定异物部位、大小、形状、数量,发现潜在的梗阻和穿孔等并发症。但是仅 60%~90% 的消化道异物在平片下可见,食物团块、木屑、塑料、玻璃、细金属异物等往往表现为阴性结果,必要时可口服非离子型造影剂协助检查。

2. CT 扫描　CT 扫描可以发现部分 X 线平片未能显示的异物,并判断是否存在相关并发症。当患者可疑伴发腹膜炎、脓肿、瘘等时,可选用增强 CT 以明确诊断。

虽然影像学检查是诊断消化道异物的重要辅助手段,但其存在一定的漏诊率,结果阴性者尚无法排除诊断。临床实践中,影像学检查并非必需,可根据具体病情酌情选择。

3. 胃镜及肠镜　上消化道异物而额镜、喉镜或影像学检查结果阴性的患者,需进一步行胃镜以明确诊断。下消化道异物而影像学检查结果阴性的患者,可进一步行肠镜以明确诊断。

4. 实验室检查　如怀疑患者存在并发症,则可行实验室检查以评估病情,如血常规、肝肾功能、C反应蛋白等。

二、消化道异物的临床处理方法

根据消化道异物种类和长度的不同,其处置方式有所不同。

（一）短、钝异物

胃内直径≥2.5cm的短、钝异物较难通过幽门,应尽早内镜干预,可通过异物钳、圈套器、取石网篮、取石网兜等取出。直径较小的胃内或十二指肠内异物若无胃肠道损伤表现,可等待其自然排出,若停留3~4周以上仍无法排出者,根据异物所处位置,部分仍须内镜下取出。

（二）长异物

长度≥6cm的异物（如笔、牙刷、餐具等）不易自然排出,常用圈套器或取石网篮钳取出。

（三）尖锐异物

鱼刺、较尖禽类骨头、枣核、牙签、刀片等尖锐异物应引起足够重视,由于易损伤黏膜、血管而导致穿孔等并发症,应急诊内镜处理。

（四）金属性异物

金属性异物可在普通或磁性异物钳吸引下取出,危险性较大或取出难度较高的金属性异物,可在X线透视下行内镜处理。硬币是儿童中最常见的金属性异物,虽然食管内硬币大多数能自然排出,但安全起见,建议择期内镜处理;胃内硬币若无症状,可等待其自然排出,停留3~4周以上未排出者,需内镜下处理。

（五）腐蚀性异物

腐蚀性异物如纽扣电池等,易造成消化道损伤甚至坏死,确诊后应急诊内镜处理。

（六）磁性异物

当多个磁性异物或磁性异物合并金属存在于消化道内,各物体之间相互吸引,压迫消化道管壁,容易造成缺血坏死、瘘管形成、穿孔、梗阻、腹膜炎等严重的胃肠道损伤,需急诊内镜处理。

（七）食管内食物团块

食管内食物团块可在内镜下取出或推入胃内待其消化后自然排出。不易完整取出的食物团块，可用异物钳、圈套器等捣碎后再行处理。

（八）胃结石

植物性胃结石、毛发性胃结石、胃乳石分别由植物、毛发、奶粉在胃内聚集、沉淀后形成。体积小、质地松软的胃结石可用药物溶解后等待其自然排出。保守治疗失败者，首选内镜下取石。

（九）毒品袋

毒品袋破裂后会造成致命危险，为内镜处理禁忌证。无法自然排出或怀疑毒品袋破裂的患者，应积极行外科手术。

 # 误区解读

误区一：异物可以用手抠出来

视情况而定。异物卡在嘴里能看到的地方，可以立刻用手取出来。如果异物卡在看不见的地方，不要用手抠取异物，以免越捅越深。

误区二：进食或喝水把异物带下去

看情况，大多不可取。吞入的异物可参考上文，根据情况处理。在确定吞入的物体没有危险可自行排出之前，不要盲目进食、喝水，以免异物在下落过程中划伤或者腐蚀食管，或落入位置过深更难取出。

误区三：误食后跑跑跳跳让东西往下走

没必要。如果是直径小于自身食管横径的物体，吞入胃内后可通过肠胃蠕动，随粪便排出，无须额外干预。如果误食直径超过自身食管横径的物体，剧烈活动跑跳可能造成异物卡在肠道，更难取出。

误区四：催吐和拍背效果好

可能有效果，但有风险。催吐、拍背可能会排出位置不深、直径不大的异物，但存在较大的风险。异物在呕吐、拍背后呛咳的过程中可能滑入气道，造成更大的危险。如果是尖锐的异物，还可能在这一过程中划伤食管。

误区五：卡鱼刺后可以吞饭或喝醋

不可以。如果鱼刺卡的位置较浅，可用汤匙压住舌头的前半部分，在亮光下仔细寻找，若能看见鱼刺，可以自己用镊子等措施把鱼刺夹出来。如果卡在看不见的地方，建议直接到医院耳鼻喉科就诊，吞饭、喝醋等方式存在让鱼刺在食管里扎得更深，甚至扎到血管造成大出血的风险。

小贴士

儿童、精神异常者的监护人应提高防范意识，教育其不能随便吞食非食物的东西，不要在进食时运动、说话、玩闹。老年人取戴假牙、吃黏性食物（如年糕、元宵）时要注意避免误吞。存在口腔、食管等消化道疾病的患者，进食时要注意细嚼慢咽，并积极治疗基础病变。

（殷　培）

第二节

总是恶心怎么办

 小案例

小黄今年 37 岁了，20 多岁开始就经常犯恶心，有时候还呕吐头晕，呕吐之后会稍微缓解。看来看去医生都说没什么事情，好得很，有时候工作忙、见客户，约朋友吃饭的时候也会出现恶心，因而心情很不好，工作的时候昏昏沉沉，提不起兴致。最近恶心发作很频繁，晚上觉都睡不好，这可怎么办呢？

 小课堂

一、什么是恶心

恶心是指上腹部不适或紧迫欲吐的感觉。可伴有迷走神经兴奋的症状如皮肤苍白、出汗、流涎、血压降低、心动过缓等，常为呕吐的前兆。

注意：恶心不一定呕吐，呕吐也不一定恶心，两者皆为复杂的反射动作，可由多种原因引起。

二、引起恶心的原因有哪些

（一）咽部疾病

咽炎症状常伴有恶心，咽部干燥、灼热、疼痛，咽部充血肿胀，咽内黏痰，或感觉咽部有异物感，咯不出，咽不下。

（二）胃十二指肠疾病

急慢性胃炎、消化性溃疡、功能性消化不良、急性胃扩张、幽门梗阻、十二指肠壅滞症等；胃炎可有上腹隐痛、食欲减退、餐后饱胀、反酸等；消化性溃疡可有周期性腹痛、反酸嗳气，如有出血，出现呕血、黑便。十二指肠壅滞症主要症状特征有进食后喷射状呕吐，上腹近脐部疼痛，以及恶心、腹胀等。

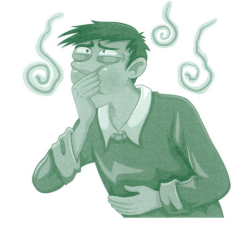

（三）肠道疾病

急性阑尾炎、肠梗阻、急性出血坏死性肠炎、腹型过敏性紫癜等；急性阑尾炎特征性症状为转移性右下腹痛、恶心呕吐；肠梗阻临床症状为阵发性腹痛，伴恶心、腹胀及停止排气排便等；急性出血坏死性肠炎为剧烈脐周腹痛、腹泻、恶心及发热等全身不适。

（四）肝胆胰疾病

急性肝炎、肝硬化、肝淤血，急慢性胆囊炎或胰腺炎。急性肝炎表现为低热、全身疲乏无力、食欲减退，伴有恶心、厌油腻、肝区不适及尿黄等症状；胆囊炎为持续性右上腹钝痛或不适感；有恶心、嗳气、反酸、腹胀和胃部灼热等消化不良症状；右肩胛下区疼痛；进食高脂或油腻食物后症状加重；胰腺炎临床上出现腹痛、腹胀、恶心、发热等症状。

（五）腹膜或肠系膜疾病

急性腹膜炎等。急性腹膜炎典型临床表现为腹膜炎三联征——腹部压痛、腹肌紧张和反跳痛，以及腹痛、恶心、发热、白细胞升高等，严重时可致血压下降和全身中毒性反应。

（六）颅内感染

脑炎、脑膜炎、癫痫、颅内脓肿等。脑炎以高热、头痛、恶心呕吐、昏迷、惊厥等症状为其特征；颅内高压表现为头痛、恶心呕吐、视力障碍、意识障碍、癫痫及脑疝引起的症状和体征，呕吐表现为喷射性呕吐。

（七）脑血管病

脑梗死、脑出血、脑栓塞、高血压脑病，脑血管病表现以猝然昏倒、不省人事、半身不遂、言语障碍、智力障碍、恶心等为主。

（八）迷路炎

化脓性中耳炎的常见并发症，可出现眩晕、恶心、平衡失调等。

（九）梅尼埃病

主要的病理改变为膜迷路积水，临床表现为反复发作的旋转性眩晕、波动性听力下降、恶心、耳鸣和耳闷胀感。

（十）其他疾病或状况

肾上腺皮质功能不全,低血糖、低钠血症、早孕等。慢性肾上腺皮质减退症可出现如逐渐加重的全身不适、无精打采、乏力、倦怠、食欲减退、恶心、体重减轻、头晕和直立性低血压等;心肺疾病(急性心肌梗死、急性心衰、肺栓塞、急性肺部感染、肺心病),泌尿系疾病(急性肾炎、急性肾盂肾炎、尿毒症),妇科疾病(妊娠呕吐、妊娠期急性脂肪肝、急性盆腔炎、卵巢囊肿蒂扭转、异位妊娠破裂),术后恶心呕吐,青光眼,屈光不正等。

（十一）药物

阿奇霉素、左氧氟沙星等抗生素,抗癌药物,吗啡,洋地黄,毒物等可兴奋恶心呕吐中枢。

（十二）精神因素

胃神经官能症、神经性厌食、癔症、贪食症等。胃神经官能症的患者多表现为:反酸、嗳气、厌食、恶心、剑突下灼热感、食后饱胀、上腹不适或疼痛,每遇情绪变化则症状加重。

三、恶心患者居家如何处理

对于早孕反应,应对妊娠有正确认识,减少思想顾虑,多予精神鼓励。应根据孕妇的喜好给予易消化的食物,并分次进食,避免高脂肪的食物。对于胃炎、胃肠神经官能症等患者,建议清淡饮食,避免辛辣刺激食物,放松心情,减轻精神压力。可口服止吐药物,如多潘立酮片、莫沙必利片等;可按摩某些穴位如足三里穴、内关穴、中脘穴等改善恶心症状。

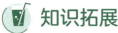 **知识拓展**

一、恶心的临床检查

（一）实验室检查

血常规、大便常规、生化检查等;血地高辛浓度检测等;妊娠试验:考虑早孕反应的患者应验血 HCG、孕酮等明确是否妊娠。

（二）影像学检查

眼底及头颅 CT、脑电图、脑血管造影及 MRI 等,其他如 X 线检查、胃镜、B 超等检查,对诊断消化道疾病有一定意义;胃镜、肠镜可了解胃肠道情况;心电图、胸片或胸部 CT 对心脏疾病、肺部疾病等有诊断鉴别意义;内耳功能检查及前庭功能测定:用于检查耳源性恶心。

二、恶心的临床处理

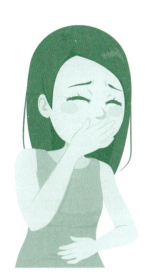

恶心的治疗主要是病因治疗及对症治疗。

1. **祛除病因**　由于引起恶心的原因非常广泛,所以要认真寻找病因,才能根治。

2. **对症治疗**　主要是服一些止吐药物,常用的有:多潘立酮、甲氧氯普胺、地芬尼多、维生素 B_6、昂丹司琼注射液等。

3. **心理治疗**　患有心因性恶心的患者,一般没有明显的器质性问题,这类患者需采取心理治疗。

三、洋地黄药物中毒有哪些临床表现

1. **胃肠道反应**　食欲不振、恶心、流涎、腹部不适、腹痛、腹泻等,以成年人多见。

2. **心律失常**　使用洋地黄类药过程中心律突然转变是诊断洋地黄中毒的重要依据,据统计,约 80%~90% 的洋地黄中毒者出现心律失常。所有类型的心律失常均可能发生,但快速型心律失常伴有传导阻滞是洋地黄中毒心电图的特征性表现。具有诊断价值的特征性心律失常为:多源性室性早搏呈二联律,特别是发生在房颤基础上;非阵发性交界区心动过速;房颤伴完全性房室传导阻滞与房室交界区性心律等。

3. **神经系统症状**　如头痛、牙痛、眩晕、耳鸣、疲乏无力、失眠、关节痛、肌痛、嗜睡、共济失调等;以及定向力丧失、精神错乱、烦躁不安、记忆力减退、失语、幻觉、抑郁性妄想、谵妄等;甚则可出现惊厥、虚脱、昏迷。

4. **视觉改变**　视觉模糊不清,白视、黄视或绿视等;并可发生暂时性弱视、复视、暗点、眼前闪光及视物大小改变等。

5. **尿少**　为洋地黄中毒的早期征象之一。

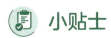 ## 小贴士

一、快速缓解恶心的小妙招有哪些

1. **休息**　当有恶心感觉时,可以马上躺在床上休息一下,同时避免剧烈运动,可以睡一会,这样可以减少恶心的感觉,如果上班族或者学生可以

请假。

2. 外出散心　人单独在房间里呆得久了,空气质量会变差,可以打开窗户,让新鲜空气进入,如果有条件的,可以外出散散心。

3. 避免一些强烈的刺激性气味　有些香味可能会引起恶心,香味还会引起人的胃部不适,所以平时应避免任何非常强烈的刺激性气味。

4. 远离电子产品　不要长时间对着电脑、电视等,特别不要长时间对着手机,时间久了会让人感觉恶心,所以当感觉恶心时,一定要远离电子产品,最好能安静休息一会儿。

5. 保持温暖　环境温度太冷或太热,都可能会引起恶心,让人感觉胃部很不舒服,尽量在一个舒适的环境下,这样可缓解恶心。

二、居家按摩哪些穴位可以改善恶心等症状

1. 足三里穴　可以按摩足三里穴来缓解,具有很好的疗效,它位于小腿外侧髌骨下 3 寸,胫骨前嵴外一横指,也就是膝眼处。

2. 内关穴　刺激内关穴常用于治疗胃炎引起的恶心胃痛等,内关穴位于前臂掌侧,腕横纹上 2 寸,掌长肌腱与桡侧腕屈肌腱之间。

3. 中脘穴　中脘穴位于上腹部,前正中线,脐中上 4 寸。

(施胜铭)

第三节

每天早晨起来呕吐是怎么了

 小案例

全科医生：梅梅啊，听说你最近结婚啦，恭喜恭喜啊！你们不是应该在度蜜月吗，怎么想到来看病啦？

梅梅：我也想去呢，地方和行程都定好了，机票也买了，谁知这几天早晨起来总是想吐，但也没什么东西吐出来，有时候吃着饭也想吐，所以又推迟啦。您说我这是怎么啦？眼看马上要出去了，我担心到了国外还是这样，不仅影响心情，关键还听说我们去的地方看病很麻烦，要排很久很久的队。这不，想着出去玩得安心点，来让您帮忙看看。

全科医生：哦，这样啊，好的，那我问你几个相关问题，然后留个小便我们看看。

梅梅：好，听您的。

（问诊和化验回来后）

全科医生：梅梅啊，恭喜，你要当妈妈啦。你的呕吐属于孕吐，过段时间就好啦。

梅梅一脸惊奇并害羞地告诉我，结婚那天想着安全期就没有避孕，本打算再过两年要宝宝的。

虽然对于医务人员来说，孕吐是很容易判断的，但是对于没有孕产经历、短期不希望怀孕而且月经不规律的人来说，判断起来就有点难度了。除了"令人幸福"的孕吐外，呕吐还见于哪些疾病呢？如果

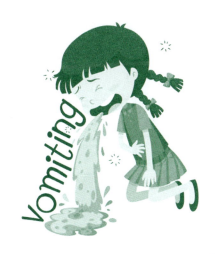

身边有人呕吐,该怎么做呢? 带着这个问题一起了解一下吧。

 小课堂

一、什么是呕吐

呕吐是指通过胃的强烈收缩迫使胃或部分小肠内容物经食管、口腔排出体外的现象。呕吐在日常门诊中虽不常见,却是复杂的反射动作,可由多种原因引起。

二、呕吐的常见疾病及临床特点有哪些

慢性酒精中毒、尿毒症、功能性消化不良、颅内压增高和怀孕,呕吐发生于早晨;鼻窦炎患者可见晨起恶心、干呕;幽门梗阻,可见晚上或夜间呕吐。

幽门管溃疡或精神性呕吐患者,进食过程中或餐后立即呕吐;胃张力下降或胃排空延迟,多于餐后 1 小时后出现呕吐;幽门梗阻则表现为餐后较久或多餐后呕吐,呕吐物有隔夜宿食;食物中毒,多见餐后近期呕吐,且多为集体发病。

三、呕吐常见的伴随症状有哪些

呕吐伴腹痛、腹泻,可见于急性胃肠炎、霍乱、副霍乱、细菌性食物中毒及其他原因引起的急性食物中毒;呕吐伴右上腹痛及发热、寒战或黄疸,见于急性胆囊炎或胆石症;喷射样呕吐伴头痛,多见于颅内压增高或青光眼;呕吐伴眩晕、眼球震颤,见于前庭器官疾病。

四、导致呕吐的常见药物有哪些

临床中,很多药物可以引起呕吐。常见的药物有:酒精、抗生素(尤其红霉素)、抗抑郁药(如 5- 羟色胺再摄取抑制药)、抗癌药、降压药、溴隐亭、皮质激素、细胞毒制剂、洋地黄药物(如地高辛)、左旋多巴、铁制剂、尼古丁和尼古丁口香糖、非甾体抗炎药(如吲哚美辛)、类罂粟碱(如吗啡、可待因)、口服避孕药、水杨酸、茶碱。

五、呕吐患者居家如何处理

居民出现呕吐后,应思考呕吐前有没有进食不洁食物、是否有大量饮酒等情况,如果有上述情况且症状严重,应及时到医院就诊,因呕吐量太大且次

数多,容易导致水电解质紊乱,甚至危及生命。如果症状轻微,可短暂观察病情变化,及时到医院就诊。若明确服用某种药物后开始呕吐,立即停止服用相关药物,并请医生调整药物。若为孕吐,症状轻者根据自我情况进行调整,比如远离让自己呕吐的食物、气味等环境,服用复合维生素;若症状重,医院就诊。总之,因呕吐原因较多,且大多需去医院就诊,因此,不论呕吐量大小均建议及时医院就诊。

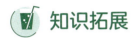 ## 知识拓展

一、呕吐的临床检查

1. 体格检查　若患者伴发热,需要检查是否有感染(如中耳、脑膜和泌尿道感染);大多数情况需要仔细检查腹部,若腹部有瘢痕提示患者有手术的情况,需要检查有无提示幽门梗阻的震水音。此外,神经系统包括眼底需要检查,排除颅内压增高的可能;老人和儿童需要关注有无脱水的情况。

2. 实验室检查　对育龄期女性需要行妊娠试验排除怀孕可能,对老年人和儿童需要检查包含电解质在内的生化指标,明确有无水、电解质紊乱的情况。其他检查还有粪便常规和培养、胃肠道的放射性检查、食管动力监测,与颅内压增高相关的检查如腰椎穿刺、药物毒性检查等。

二、呕吐的临床处理

临床上根据呕吐的原因不同,处理方法也不同。但是,治疗前应首先明确患者有没有水、电解质紊乱的情况,如有紧急处理。如无水、电解质紊乱,再对症对因治疗。常见的几种呕吐病因及处理方法如下:

1. 药物引起的呕吐　一般药物引起的呕吐,甲氧氯普胺口服,或者肌内注射,需要时每 8 小时 1 次。

细胞毒性药物(如顺铂)和放疗:轻度患者,治疗前 1~2 小时甲氧氯普胺口服或者肌内注射,需要时每 8 小时 1 次;严重患者,治疗前昂丹司琼 8mg 口服或者静脉给药,每 6 小时用 16mg,加治疗前半小时静脉给予地塞米松 8mg,然后每 6 小时给药 2 次。

需要注意的是:儿童避免使用多巴胺拮抗药(如甲氧氯普胺和丙氯拉嗪),昂丹司琼因可导致肝损害每天不超过 8mg。

2. 前庭紊乱　吩噻嗪衍生物最有效,多巴胺 D_2 受体拮抗药无效。

丙氯拉嗪 5~10mg 口服,或者 10mg 直肠给药,皮下或肌内注射,需要时每

日 4 次;或者茶氯酸异丙嗪 25mg,口服或者肌内注射,每 4 小时 1 次,需要时 24 小时最大量(100~150mg)。

需要注意的是:长期使用要注意迟发性运动障碍的可能。

3. **胃肠炎**　病情严重的成人,予甲氧氯普胺 10mg 口服或者肌内注射,需要时每 8 小时 1 次。

4. **怀孕**　维生素 B_6 25~50mg,每日 3 次。

5. **术后呕吐**　甲氧氯普胺 10mg 口服或者肌内注射,需要时每 8 小时 1 次或丙氯拉嗪 12.5mg 肌内注射,需要时每 8 小时 1 次。

 ## 误区解读

误区一:呕吐要及时止住

这种说法是不对的。呕吐是一种反射动作,有时可以主动把胃内的有害物质排出体外,此时可以认为是人体的一种保护性机制。对于食物中毒或吃了不洁食物,误服药物、毒物时,我们需要采取措施诱发呕吐,减轻中毒现象。

误区二:一旦发生呕吐就可以服用甲氧氯普胺

不是的。虽然甲氧氯普胺对于大多数呕吐比如药物引起的呕吐、手术后的呕吐、胃肠炎的呕吐等都有效果,但因其可能会发生锥体外系副作用,不建议儿童和老年人使用。

 ## 小贴士

外出旅游如果晕车怎么办

在旅行中晕动病是个常见的问题,多在坐飞机、坐船或坐车时发生,可出现上腹不适、恶心、面色苍白、出冷汗,眩晕、精神抑郁、呕吐、血压下降、呼吸深而慢等不良反应。那么对于一个有晕动病的人,外出出行前该如何准备呢?

首先,要保证充足的睡眠,保持良好的心情,摄入食物不要太多,尤其避免牛奶、油炸、油腻食物,也不要空腹出行,应摄入清淡、简单的食物,可以预防晕动病。

乘车前,可以在出发前 60 分钟口服茶氯酸异丙嗪 25mg 或茶苯海明

50mg；或出发前 30 分钟服用东莨菪碱 300~600μg；或出发前 5~6 小时将东莨菪碱 1.5mg 贴在耳后干燥无头发的皮肤上（可持续 3 天）。

乘车时，可以闭眼、睡眠、通风、看远方静止的物体，头稍后仰靠在固定位置上，按压内关穴、合谷穴、足三里穴位 1~5 分钟，感觉到有酸胀感时停止，可以在晕动病发作时有效控制症状，若症状严重且持续，可每 4~6 小时重复用药 1 次，一日内不超过 4 次。

（邱　艳）

吐血了怎么办

 小案例

小赵：我爸从年轻时开始就爱喝酒，每天半斤白酒以上，上次我听他说老是感觉吃了东西肚子痛，喝了酒感觉更不舒服。我劝他把酒戒了，但他嘴巴又馋得很，说了很多次也不听，肚子痛还要喝。前几天他跟我说大便有点黑，我叫他去医院检查一下，他说除了肚子有点痛也没什么不舒服就没去。今天我妈打电话来说我爸在搬东西的时候突然吐血了，马上送来医院。现在也不知道是什么情况，要怎么处理好呢？

随着人们生活水平和保健意识的提高，呕血已不常见，但仍偶有发生，下面就来介绍一下遇到这种情况该怎么办。

 小课堂

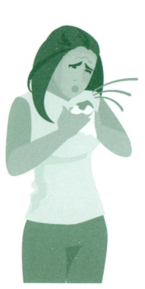

一、什么是呕血

呕血是指上消化道（包括食管、胃、十二指肠、胃空肠吻合术后的空肠、肝、胆、胰腺）疾病或全身性疾病所致的上消化道出血，血液经胃从口腔呕出。常伴黑便，严重时可有急性周围循环衰竭的表现。

二、哪些患者容易出现呕血

呕血患者常见的所患疾病有：食管炎、食管

癌、胃溃疡、十二指肠溃疡、胃癌、胃平滑肌肉瘤、急性胰腺炎、胰腺癌、肝癌、过敏性紫癜、流行性出血热、尿毒症等。

三、呕血常见的原因有哪些

1. 食管疾病　食管静脉曲张破裂、食管炎、食管憩室炎、食管癌、食管异物、食管贲门黏膜撕裂等。

2. 胃及十二指肠疾病　胃十二指肠息肉、胃癌、血管性疾病及十二指肠炎伴糜烂等。

3. 肝、胆道疾病　肝恶性肿瘤、肝脓肿、肝动脉瘤、胆囊结石、胆道寄生虫、胆囊癌、胆管癌、壶腹癌等。

4. 胰腺疾病　急性胰腺炎、胰腺癌等。

5. 血液疾病　血小板减少性紫癜、过敏性紫癜、白血病、血友病、遗传性毛细血管扩张症等。

6. 急性传染病　流行性出血热、钩端螺旋体病、登革热、急性重型肝炎等。

7. 其他　尿毒症、结节性多动脉炎、贝赫切特病等。

呕血的原因虽多,但最常见的原因包括:消化性溃疡、食管 - 胃底静脉曲张破裂出血、急性胃黏膜出血及胃癌。

四、呕血有哪些临床表现

（一）主要表现

胃部病变的患者常有上腹剧痛,呕出红色或咖啡色并混有食物残渣样物质。食管有病变时呕出鲜红色血。大量出血后患者头晕、心慌、气短、无力。如出现休克时,收缩压低于 80mmHg,脉搏 100 次 / 分以上,精神不振,四肢湿冷,抢救不及时,可危及生命。

（二）前驱表现

1. 消化性溃疡出血　呕血前有慢性规律性上腹隐痛、反酸史,出血前有情绪紧张、过度劳累、饮食不规律等诱因,多为消化性溃疡出血。

2. 糜烂性胃炎出血　呕血前曾服用阿司匹林、肾上腺皮质激素、保太松、利血平等药物,多为急性糜烂性胃炎出血。

3. 胃癌出血　呕血多发生于 40 岁以上的患者,尤其是男性,既往无胃病史,近来有胃痛、食欲不振、消瘦,首先应考虑胃癌出血。

4. 食管 - 胃底静脉曲张出血　呕血呈喷射状,血色鲜红,既往有黄疸或血吸虫病史,常为肝硬化食管静脉或胃底静脉曲张破裂出血。

5. **胆道疾病出血** 呕血前有发热、黄疸、胆绞痛、呕血后疼痛缓解,多为胆道疾病出血。

6. **血液系统疾病出血** 呕血伴有皮肤紫癜及血象改变者,见于血液系统疾病导致的出血。

7. **应激性溃疡出血** 休克、脑血管意外、大面积烧伤、败血症、颅外伤等之后发生呕血,须考虑应激性溃疡。

五、如何判断呕血量及其相关指标

（一）呕血量的判断

1. **呕血量** 胃内储血量一般达 250~300ml 时即能引起呕血。呕血开始时,表明胃中已有 300ml 左右的出血量了。

2. **轻度呕血** 一次呕血量少于 400ml,仅有头晕,全身症状很少。

3. **中度呕血** 一次呕血量在 500~1 500ml 时,收缩压低于 100mmHg,心率 100 次 / 分以上。

4. **重度呕血** 出血量超过 1 500ml 时,神志恍惚,收缩压低于 75mmHg,四肢发凉,少尿、无尿、休克。

（二）呕血停止的判断

经数小时对呕血者的观察,无新的呕血与便血,脉搏、血压平稳;只呕血一次,在 48 小时再无继续呕血,可能出血停止。

（三）继续呕血的判断

1. 输血补液之后休克症状不见好转。

2. 呕血呈鲜红色,肠鸣音亢进,黑便增多。

3. 病程短且继续恶化。

4. 红细胞、血红蛋白继续下降。

5. 补充液体已足量,但血尿素氮继续升高。

六、呕血患者居家如何处理

呕血患者多数都要到医院进一步诊治,大呕血患者更要快速到医院救治。呕血患者特别是大呕血患者居家处理需注意以下几点:①患者应避免躁动和精神紧张,卧床休息。②密切观察患者的血压、脉搏、呼吸及尿量等。③暂停饮食,以免加重病情。④对烦躁不安者,可适当使用镇静剂。⑤可放置冰袋敷胃部。⑥患者保暖,有条件可静脉输液,如果大咯血,常需建立多个静脉通道,快速与急救站、医院联系。转运过程中注意观察生命体征情况如血压、心率、血氧饱和度、体温等;患者头偏向一侧,口处于最低位,避免误吸。

知识拓展

一、呕血的临床检查

（一）实验室检查
血常规、ABO+RH 血型、凝血功能、大便或呕吐物的隐血试验、肝肾功能。

（二）胃镜检查
胃镜是目前明确上消化道出血病因的首选检查方法。可以在直视下顺序检查食管、胃、十二指肠球部直至降段的情况。出血后 24~48h 内进行的称为急诊胃镜检查,可以极大提高出血病因诊断的准确性。急性糜烂性出血性胃炎可几天内愈合而不留痕迹。同时胃镜还可以进行内镜止血治疗。

（三）X 线钡餐
已逐渐为胃镜所取代,主要用于胃镜检查禁忌或不愿行胃镜检查的患者。对怀疑病变在十二指肠降段以下小肠段的患者,有特殊的诊断价值,检查一般在出血停止数天后进行。

（四）其他检查
选择性动脉造影、放射性核素标记、吞棉线试验、小肠镜等用于不明原因的小肠出血。如患者处于上消化道持续严重大出血紧急状态,以至胃镜无法安全进行时,或积血影响视野而无法判断出血灶,并且患者有手术禁忌,此时可选择肠系膜动脉造影进行诊断和介入治疗。

二、呕血的临床处理

（一）一般处理
①安静卧床,保温、防止着凉或过热,一般不用热水袋,保温过热可使周围血管扩张,血压下降,同时避免不必要的搬动,呕血时应立即将患者头偏向一侧,以免血液呛入气管而造成窒息。②给予精神安慰,解除患者恐惧心理。③立即建立静脉通路,同时争取时间尽快进行输液。开始输液宜快,一般用生理盐水、乳酸林格液、低分子右旋糖酐或其他血浆代用品,同时做好血交叉试验,准备输血,输血量及速度可依据出血的程度而定。如进行加压输血时,注意输血反应。

（二）对症处理
1. **止血药物**　按医嘱给止血药,如酚磺乙胺针、卡络磺钠针、巴曲亭针等。

2. 食管静脉曲张破裂出血　一般出血量较大,使用垂体后叶素时,稀释后应缓慢静脉注射或静脉输入,速度不宜过快,以防出现副作用(对高血压、冠心病及孕妇忌用)。上消化道大出血时可使用三腔二囊管压迫止血。

3. 三腔二囊管　使用注意事项:留置三腔管期间,应定时测气囊内压力,以防压力不足达不到止血目的,或压力过高压迫组织引起坏死。当胃囊充气不足或破裂时,食管囊可向上移动,阻塞于喉部引起窒息,一旦发生就立即抽出食管囊内气体,拔除管道。昏迷患者尤其要密切观察有无突然发生的呼吸困难或窒息表现。放置三腔管 24h 后应放气数分钟再注气加压,以免食管胃底黏膜受压过久而导致黏膜糜烂、缺血性坏死。保持插管侧鼻腔的清洁湿润,保护鼻黏膜。拔管前口服液体石蜡,润滑黏膜和管、囊外壁,抽尽囊内气体。气囊压迫一般以 3~4 日为限,继续出血者可适当延长。

4. 冰盐水洗胃法　用特制有两个口的胃管插入胃内(无特制管可用普通胃管,肝硬化患者用三腔管即可)。用 50ml 注射器向胃管内缓慢注入 0~4℃生理盐水,而从另一开口吸引,反复进行持续灌洗,用水量根据病情而定,一般用水量为 10 000ml 左右,30min 使胃内温度下降,起到止血作用。

5. 口服去甲肾上腺素溶液　在 500ml 生理盐水中,加去甲肾上腺素 10~20mg,经胃管缓慢滴入,如能口服者,可每 2h 口服 50ml,以降低门静脉压,从而对食管 - 胃底静脉曲张破裂出血产生止血效果,但对有动脉硬化者应慎用。

6. 急诊胃镜　如在紧急情况下,进行纤维胃镜检查者,应做好术前准备。

（三）护理

饮食护理,出血停止 24h 后从胃管内注入流质饮食,有意识障碍的患者,应给予无蛋白质饮食,有腹水者,应适当限制钠盐摄入。做好口腔和皮肤的护理,因出血患者口腔有腥臭味,应每日三次清洗口腔。浮肿患者应加强皮肤护理,防止发生褥疮。

（四）严密观察病情

1. 注意测量体温、脉搏、血压的变化,如发热者,可给予物理降温,记录 24h 出入水量,尿比重。

2. 注意呕吐物及粪便的性状、量及颜色,呕血及便血的颜色,取决于出血量的多少及血在消化道内停留的时间。如出血量多,停留的时间短,颜色新鲜或有血块;出血量少,停留时间长则颜色比较暗或黑色;伴有呕吐者,一般比单纯黑便者出血量大,当患者出现口渴、烦躁、出冷汗、黑蒙、晕厥等症状时,应考虑有新鲜出血。

3. 如有了失血性休克,可按休克患者常规护理。如出现意识不清或烦躁不安时,应置床挡,防止坠床。

4. 上消化道大量出血后,由于血液中蛋白的分解产物在肠内吸收,易引起氮质血症。因此肝硬化患者应按医嘱严格做好灌肠,以减少氨的产生和吸收。

5. 门静脉高压引起的食管-胃底静脉曲张破裂出血的患者,应密切观察昏迷的前驱症状,早期治疗是非常重要的,如出现肝昏迷,按昏迷患者常规护理。

 误区解读

误区一:口服铁剂及动物血液内脏等会影响大便潜血试验

不一定。粪便隐血检测方法不同,其结果判断不同。若用"联邻甲苯胺"法(即化学法)检测大便,检测前三日禁食动物血液、内脏。若检测方法为免疫胶体金法,检测前则不需要禁食动物血液、内脏和铁剂等。

误区二:嘴里出来的血一定是呕血

不一定。嘴里出来的血分为呕血和咯血两种,呕血是前面讲的消化道疾病和全身性疾病引起的出血,通过口腔呕出。而咯血主要是呼吸系统疾病引起的,通过口腔咳出。

 小贴士

日常生活中遇到呕血的情况需要紧急就医,呕血症状缓解或停止后,溃疡病患者应给予牛奶、蛋糕或豆浆等富于蛋白质的流质饮食,以后再改变饮食种类和增加食量,食管下段静脉曲张破裂出血患者的饮食,应根据其肝功能障碍程度适当调节。

(施胜铭)

出现吞咽困难该怎么办

🩺 小案例

患者:医生,我喉咙痛,咽口水都痛,感觉喉咙里有东西堵着出不来,已经有两天了,请您帮我看看。

全科医生:我帮您看过了,发现您的咽喉部充血水肿明显,扁桃体Ⅱ度肿大,上面还有脓性分泌物,血常规化验结果显示白细胞升高明显,考虑急性化脓性扁桃体炎,这个也是您这次吞咽困难的"元凶",只要我们抓住病因治疗几天就会好起来的,不用特别担心。

临床中,类似化脓性扁桃体炎引起的吞咽困难不胜枚举,当然引起类似临床症状的不仅仅就是扁桃体的事情,还有很多种原因,那么今天我们就来聊聊吞咽困难这些事。

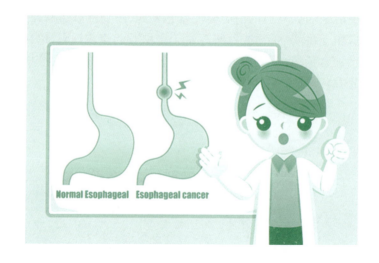

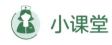 **小课堂**

一、什么是吞咽困难

吞咽困难是指食物从口腔至胃、贲门运送过程中受阻而产生咽部、胸骨后或食管部位梗阻停滞的感觉。

二、哪些人容易出现吞咽困难

食管有腐蚀剂损伤史者，比如食管炎、食管良性狭窄患者；有胃酸或胆汁频繁反流史者，比如胃食管反流病患者；食管癌高发地区人群，因可能患食管癌出现吞咽困难患者；食管贲门失弛缓症、原发性食管痉挛或神经官能症患者。

三、吞咽困难有哪几种类型

根据发病机制，吞咽困难可以分为机械性和运动性。机械性吞咽困难可随着管腔阻塞程度的加重而对固体食物、软食、流质依次出现梗阻症状；运动性吞咽困难如食管贲门失弛缓症、食管痉挛患者进食固体或流质食物均出现吞咽困难；如系脑神经病变引起吞咽肌麻痹、运动不协调者可表现为饮水呛咳（水呛入气管）。

根据发生的部位，吞咽困难可以分为口咽性和食管性。口咽性吞咽困难主要由吞咽中枢至控制口咽部横纹肌的运动神经节病变引起，其特点表现为食物从口腔进入食管过程受阻，食物停滞于口腔以及咽喉部。

食管性吞咽困难主要由食管肿瘤、狭窄或痉挛等引起，表现为吞咽时食物阻滞于食管某一段，进食过程受阻。食管上段吞咽困难除癌肿外，可由胸骨后甲状腺肿、食管结核或恶性肉芽肿等疾病引起；中段梗阻常为食管癌、纵隔占位性病变压迫食管、食管良性狭窄、食管息肉、食管黏膜下肿瘤等疾病引起；食管下段的吞咽困难主要由癌肿、贲门失弛症等疾病引起。故患者陈述的梗阻部位与食管病变的解剖部位基本吻合，有定位参考价值。

四、吞咽困难最常见的伴随症状有哪些

1. 吞咽困难伴声嘶者，多见于食管癌纵隔浸润、主动脉瘤、淋巴结肿大及肿瘤压迫喉返神经。

2. 吞咽困难伴呃逆者，常提示食管下端病变如贲门癌、贲门失弛症、膈疝等。

3. 吞咽困难伴呛咳者,见于脑神经疾病、食管憩室和贲门失弛症致潴留食物反流。

4. 吞咽困难伴呕血者,见于食管癌、肉芽肿性病变、胃食管反流病或溃疡等。

5. 吞咽困难伴吞咽疼痛者,多见于口咽部炎症或溃疡、食管炎症或溃疡、食管贲门失弛症等。

6. 吞咽困难伴反酸、胃灼热者,提示胃食管反流病。

7. 吞咽困难伴单侧性喘鸣音和呼吸困难者,常提示有纵隔肿瘤压迫食管或压迫一侧主支气管的可能。

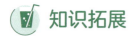 知识拓展

一、吞咽困难的临床检查

1. **饮水试验**　患者取坐位,将听诊器放置于患者剑突与左肋弓之间,嘱饮水一口,正常人在 8~10s 后可听到喷射性杂音,如有食管梗阻或运动障碍,则听不到声音或延迟出现,梗阻严重者甚至可将水呕出。此方法简单易行,可作为初步鉴别食管有无梗阻的方法。

2. **食管滴酸试验**　对诊断食管炎或食管溃疡有重要帮助。①禁食 12h;②患者取坐位,插入双腔胃管,当胃管前端达门齿下 20~25cm 处时,用胶布固定;③由胃管滴入生理盐水,滴速:100~120 滴 / 分,滴 15~30min 作为对照;④若患者无特殊不适,再以同样速度滴入 0.1mol/L 盐酸 15min,滴注过程中,注意观察患者反应。如 15min 内出现胸骨后疼痛、烧灼感时,立即停滴,并改滴 5% 碳酸氢钠液,滴速为 100 滴 / 分,直至患者疼痛消失为止,记录滴注的时间;⑤将上述试验中③④两步骤重复两次。滴酸后出现胸骨后烧灼感和 / 或疼痛为阳性,以此协助食管炎的诊断,并与胃病、心绞痛等相关性疾病做鉴别。

3. **食管 24h pH 监测**　应用便携式 pH 记录仪监测患者 24 小时食管 pH 值,提供食管是否存在过度酸反流的客观证据,是诊断胃食管反流病的重要方法。

4. **X 线**　可了解纵隔有无占位性病变压迫食管及食管有无异物等;食管 X 线钡餐检查对诊断反流性食管炎敏感性不高,对不愿接受或不耐受胃镜检查者,该项检查有助于排除食管癌等其他食管疾病。

5. **内镜及活组织检查**　可直接观察到食管病变,如食管黏膜充血、水肿、糜烂、溃疡或息肉、癌肿等;可观察食管有无狭窄或局限性扩张、有无贲门失

弛症等。胃镜下行活组织病理检查,对鉴别食管溃疡、良性肿瘤与食管癌有重要意义。

6. 食管测压 可测定食管下括约肌的压力、显示频繁的一过性食管下括约肌松弛和评价食管体部的功能。当胃食管反流病内科治疗效果欠佳时,可作为辅助性诊断方法。

二、吞咽困难的临床处理

引起吞咽困难最常见的原因是各种食管疾病,其次是口咽部疾病、与吞咽有关的神经肌肉病变及某些全身性疾病(如重症缺铁性贫血者可有较重的吞咽困难)。

1. 口咽部疾病 咽喉部结核或肿瘤(包括恶性肉芽肿)、咽后壁脓肿等疾病均可引起吞咽障碍,多数经五官科治疗后,吞咽梗阻感能得到改善或解除。

2. 食管疾病 治疗原则一般是积极治疗各种食管的原发病,在此基础上进行适当的对症支持治疗。

(1)胃食管反流病:可应用多潘立酮、莫沙必利、伊托必利等促胃肠动力剂及胃黏膜保护剂(铋制剂、铝碳酸镁、复方三硅酸镁或硫糖铝等),也可选用法莫替丁等 H_2 受体拮抗药或奥美拉唑等质子泵抑制剂。应用胃黏膜保护剂及抑酸药物的目的是减少酸性物质向食管内反流。

(2)贲门失弛症和食管弥漫性痉挛:为了使平滑肌松弛,可口服硝酸异山梨酯或舌下含服硝酸甘油等;症状重者可每次静脉注射丁溴东莨菪碱 20mg;如药物治疗效果不满意时,可考虑行食管下段狭窄部扩张术或外科手术治疗。

(3)食管癌:如果患者已失去手术治疗时机,为了提高其生活质量或延长其生命,可考虑行狭窄部扩张、支架置入治疗,也可应用激光或高频电灼烧梗阻部位,以获得暂时的缓解效果,有利于流质或半流质饮食通过狭窄部。

3. 其他疾病 严重贫血导致的吞咽困难应积极纠正贫血,贫血改善后,吞咽困难即可消除;重症肌无力导致的吞咽困难,在采用抗胆碱酯酶药物(如新斯的明或嗅吡斯的明)治疗后,症状可得到缓解或消除,如吞咽困难改善不明显,可考虑加用泼尼松或地塞米松等免疫抑制药治疗。

 误区解读

误区一:吞咽困难就是食管癌的前兆

不一定。吞咽困难不是食管癌的特有表现,一些常见的良性疾病,如反流性食管炎、贲门炎、贲门失弛症等,也有这种症状。所以不用特别担心,只需到正规的医院做一些检查,明确诊断即可。

误区二:一旦发现吞咽困难,需要积极就诊吗

是的,一旦出现吞咽困难,建议马上到医院检查,明确诊断,对因治疗。因为本病暂无有效预防措施,早发现、早诊断、早治疗是本病预防和治疗的关键。一旦发病,应积极治疗,同时预防并发症的发生。

误区三:脑卒中后吞咽困难患者只能进食流质

不一定。脑卒中后吞咽困难患者的饮食护理是根据吞咽困难的程度来选择食物的黏稠程度。临床上可以通过吞咽造影检查口服不同黏稠度的钡剂模拟各种食物的吞咽情况,再来选择食物的黏稠度,同时通过多种体位姿势的改变来帮助患者进食,预防误吸,从而增加进食的安全性和有效性,预防营养不良等并发症的出现。有文献报道,通过对脑卒中后吞咽困难患者进行食物性状改进、进食体位、喂养方法、进食器具、吞咽技巧等几个方面进行饮食指导,能收到较好的临床效果。

📋 小贴士

宜吃清淡营养的流质食品如稠米汤、藕粉、麦片粥、蒸蛋羹、蛋花汤等,半流质食品如肉松粥、汤面、馄饨、肉末、菜泥等食品,补充多种维生素,多吃新鲜蔬菜和水果。可多吃各种瘦肉、牛奶、蛋类等富含蛋白质的食物。同时不要吃生硬的食物如花生、麻花等;不要吃刺激性的食物如白酒、辣椒等;同时也尽量少吃富含油脂的食物如肥肉、猪油等;另外,还要戒烟限酒,改善不良的生活方式。

(瞿迪洪)

第六节

难受的腹胀怎么解决

 小案例

患者:医生,我肚子很胀,胀了一天了,东西也吃不下,一吃就恶心、呕吐,感觉肚子都大了好多,您快帮我看看。

全科医生:腹胀的原因很多,常见的有消化不良、急性肠梗阻、腹水等都可以引起腹胀,我先仔细问下您的有关发病经过,并做一下初步的检查,看看究竟是什么原因引起腹胀,好吧?

临床中腹胀较为常见,但腹胀只是一个临床症状,引起腹胀的原因较多,腹胀的发病机制也不同,因此我们必须全面了解病史和体格检查,结合必要的辅助检查,进行综合分析后才能找出腹胀原因。出现令人难受的腹胀,怎么办? 今天我们就一起来了解腹胀。

 小课堂

一、什么是腹胀

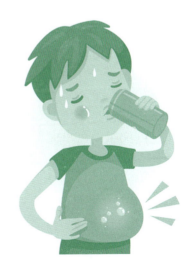

腹胀可以是一种主观的感觉,腹部局部或全腹部有胀满感,而检查并无明显异常;也可以是一种客观检查所见,即出现腹部局部或全腹部胀满,而自我感觉无不适;也可以自我感觉和客观检查同时存在。腹胀可以是生理性的,如晚期妊娠,也可以是病理性的,如胃肠胀气、腹水、腹腔内巨大肿物。

二、腹胀的病因和发病机制有哪些

腹胀的病因有:胃肠胀气、腹水和腹腔巨大肿物。

(一)胃肠胀气

1. 胃肠道气体的来源　正常人胃肠道内有少量气体,一部分在胃内,一部分在结肠,小肠内气体很少。胃肠道内的气体总量不超过 150ml。胃肠道的气体来源有两个:咽下的气体、在胃肠道内细菌的作用下食物发酵所产生的气体。

2. 胃肠道胀气的原因

(1) 咽入胃内的空气过多:见于吞气症。通常每吞咽一次约有 2~3ml 空气进入胃内,如进食过快、唾液分泌过多、嚼口香糖,则咽下的空气增加。吞气症多见于顽固的焦虑状态,或口腔中有异物,因吞入大量的空气而发生腹胀,多以胃部胀气为主。

(2) 胃肠道内产气过多:在消化不良时,肠道内的细菌作用于蛋白质、脂肪及糖类,因发酵而产生大量的气体,常见于短肠综合征。短肠综合征因肠系膜上动脉栓塞、小肠扭转及做小肠广泛切除术而使小肠变短,吸收面积减少,从而引起消化不良等一系列症状。

(3) 肺排出 CO_2 障碍:正常肠道内的二氧化碳分压(PCO_2)大于静脉血中的 PCO_2,故肠道内的 CO_2 可弥散到血液中而经肺排出。当呼吸衰竭时,如血中的 PCO_2 大于肠道中的 PCO_2,肠道的 CO_2 不能弥散到血中经肺排出体外,血中的 CO_2 可弥散到肠道中而发生腹胀。

(4) 肠道中气体不能经肛门排出体外:见于急性胃扩张、幽门梗阻、肠梗阻、肠麻痹、顽固性便秘、毒血症、败血症、心力衰竭等。

(二)腹水

腹腔为人体最大的浆膜腔,腹膜分为壁腹膜及脏腹膜,两者之间的空隙即腹腔。正常情况下,腹腔中有约 100ml 浆液,由脏腹膜分泌,壁腹膜吸收,保持相对的动态平衡,这些液体起润滑作用减少摩擦。若脏腹膜分泌的液体超过壁腹膜的吸收能力,腹腔中液体含量增多,当超过 200ml 时称为腹水,腹水达 1 000ml 时可出现移动性浊音。

(三)腹腔内巨大肿物

因腹腔内巨大肿物压迫胃肠道引起胃肠道梗阻,使患者感到腹胀。腹部巨大肿块按发病机制分为先天性、炎症性、肿瘤性、梗阻性及其他原因。先天性常见病因为先天性肝囊肿、胰腺囊肿、多囊肾、巨大膀胱、卵巢囊肿等;炎症性常见病因为阑尾脓肿、细菌性肝脓肿、胰腺脓肿、回盲部结核等;肿瘤性病因常见于胃癌、肝癌、胰腺癌、结肠癌、膀胱肿瘤、卵巢癌等;梗阻性病因常见于幽门梗阻、胆囊癌、胆道梗阻、肠梗阻、尿潴留等;外伤在少数情况下出现腹部巨大肿块,多有血肿形成。

三、常见腹胀的临床表现有哪些

1. **短肠综合征** 指因各种原因,如肠系膜上动脉栓塞、小肠扭转及做小肠广泛切除术而使小肠变短,吸收面积减少,从而引起上腹痛、早饱、腹胀、烧心、反酸、嗳气、食欲差等一系列消化不良症状。

2. **急性胃扩张** 指胃及十二指肠很快因大量内容物不能排出发生极度腹胀,而无明显的机械性、器质性病变引起的梗阻,多由于暴饮暴食所致。因有大量气体及胃内容物潴留于胃内,故发生明显的上腹部饱胀感。

3. **幽门梗阻** 幽门或幽门附近的病变,如十二指肠溃疡、幽门附近的肿瘤,导致胃排空不畅,发生上腹部胀满,呕吐后可减轻,呕吐物有大量隔夜食物,为特征性症状。

4. **胃轻瘫** 因胃动力异常而发生胃排空迟缓,发生饭后腹胀,可有轻度恶心、呕吐,腹胀多不严重,主要位于上腹部。

5. **肠梗阻** 按病因分为:机械性,如肠腔内肿物、肠腔外粘连;麻痹性,如腹部手术后、低钾血症。按梗阻的轻重程度分为完全性及不完全性;按有无血运障碍分为单纯性及绞窄性。肠梗阻常表现为腹痛、腹胀、恶心、呕吐及排气排便减少或停止。

6. **假性肠梗阻** 分急性及慢性。急性功能性肠梗阻见于麻痹性肠梗阻,如急性化脓性腹膜炎、外科腹部手术后。特发性慢性假性肠梗阻指有慢性反复发作的腹痛、腹胀、恶心、呕吐等肠梗阻临床表现,而无机械性梗阻的器质性疾病。发病年龄多在 10 岁左右,因肠道平滑肌及肌间神经丛退行性病变,引起慢性肠管扩张,多累及小肠、结肠。

7. **肝豆状核变性** 又称 Wilson 病,为常染色体隐性遗传性铜代谢障碍引起的疾病。表现为肝功能损害、肝硬化、腹水腹胀、角膜边缘出现角膜色素环(K-F 环)、肌强直、肢体震颤、肾小管酸中毒、尿排铜增加等。

8. **缩窄性心包炎** 因心包发生炎症改变,导致粘连、增厚、纤维化,甚至发生钙化,从而引起心脏舒张功能受限,充盈不良,发生体静脉淤血,表现为颈静脉怒张、肝脏肿大、下肢水肿和腹水、腹胀,最常见病因为结核。

9. **肝硬化失代偿期** 中青年易发,病因常有乙肝病毒性、血吸虫性、酒精性,起病缓慢,表现为腹胀、食欲减退、乏力、体重减轻、黄疸、发热、贫血与出血倾向、女性化和性功能减退等,可伴有腹水、腹壁静脉曲张、脾肿大。

10. **慢性右心衰竭** 任何年龄易发,病因常为肺源性心脏病、心脏瓣膜病,起病缓慢,表现为食欲减退、恶性、呕吐、上腹饱胀等,可伴有心率加快、心脏增大、颈静脉充盈、肝肿大、下垂部位水肿。

11. **肾病综合征** 任何年龄易发,分为原发性和继发性,起病缓慢,表现为水肿、大量蛋白尿、低蛋白血症、高脂血症,可伴有肾功能减退、胸腔积液、腹水,因腹水增多出现腹胀不适。

12. **癌性腹水** 中老年易发,分为原发性和转移性,起病缓慢,表现为腹胀、腹部肿块、腹部压痛,可伴有极度消瘦、食欲下降、恶心呕吐等。

13. **胰腺假性囊肿** 多继发于急性胰腺炎之后(病后 3~4 周)或外伤后,假性囊肿常与胰管相通,因胰液分泌量大,故囊肿可迅速增大,可出现上腹部胀痛、恶心呕吐、食欲下降、消瘦等。

14. **先天性肝囊肿** 先天性肝内小胆管发育障碍所致,囊肿大者直径可达 20cm 以上。巨大囊肿对胃肠道压迫,引起腹胀、食欲不振、恶心呕吐、上腹部不适、隐痛、黄疸等。

15. **原发性肝癌** 块状型肝癌肿块直径若超过 10cm 则为巨块型,患者多因肿块对邻近器官的压迫及腹腔占位,出现明显腹部胀满感,伴上腹部不适、食欲减退、黄疸、消瘦等。

16. **卵巢单纯性浆液性囊腺瘤(卵巢囊肿)** 肿瘤直径一般为 5~10cm,个别可充满整个腹腔而使患者感到明显腹胀不适。肿瘤多呈球形,囊液呈浅黄色、透明。

17. **阑尾脓肿** 持续性腹痛、腹胀,发热、恶心呕吐等症状,右下腹部可触及压痛性肿块,右下腹有明显压痛、反跳痛、肌紧张等。

18. **尿潴留** 可短时间内出现下腹部巨大肿块,有明显尿意但无法排尿、下腹部胀痛难忍,导尿后下腹部肿块迅速消失。

知识拓展

一、腹胀的临床检查

1. **腹水穿刺及实验室检查** 对于引起腹水的病因诊断很有帮助。作腹水常规、生化、细菌培养、抗酸杆菌培养、结核菌培养、腺苷酸脱氨酶和乳酸脱氢酶测定、细胞学检查。

2. **腹部 X 线平片** 幽门梗阻、急性胃扩张可见巨大胃泡及液平面;肠梗阻可见梯状液平面;气腹时,膈下可见游离气体。

3. X线钡剂造影　对胃肠道病变有诊断意义,可发现胃幽门梗阻的致病因素,但小肠梗阻不宜钡剂造影。结肠梗阻可做钡剂灌肠。

4. 腹部CT或MRI检查　对确定有无腹水、腹部器官的病变有确诊价值,特别是对腹腔内实质性病变、占位病变有确诊价值。

5. 腹部B型超声检查　对腹水及腹腔内脏器的病变是简单易行的有诊断价值的方法,可在超声引导下穿刺活组织检查。

6. 超声心动图　评估心力衰竭最有用的无创检查方法,能较准确地评估心腔大小及心瓣膜结构,判断心脏收缩及舒张功能及病因,同时可监测有无心包积液。

7. 腹腔镜检、腹膜活检　对腹水的病因及腹腔内肿物的鉴别有帮助。

8. 内镜检查(胃镜、肠镜)　有助于确定胃、十二指肠、结肠病变,其活组织检查病理结果对胃、结肠疾病诊断有决定性的意义。

9. 肝、肾穿刺及活组织检查　对肝、肾性腹水的病因确诊有帮助,活组织检查病理结果对肝、肾疾病诊断有决定性意义。

二、腹胀的临床处理

首先需要明确引起腹胀的病因,针对病因采取相应的治疗措施。

1. 胃肠胀气者、吞气症者　向患者解释以消除顾虑,避免吃硬糖或嚼口香糖,进食要慢,勿大口吞,避免喝汽水,腹胀严重者可口服西沙必利促胃肠蠕动或中成药四磨汤;短肠综合征引起消化不良者,严重时应暂禁食、维持水电解质和酸碱平衡、防感染、肠外营养,好转后可适量经口进食易消化食物或肠内营养口服液,若无法缓解则可予小肠肠段倒置术、结肠间置术、小肠移植等手术治疗;出现呼吸衰竭者应积极病因治疗;急性胃扩张、幽门梗阻、肠梗阻、肠麻痹者,应禁食、必要时胃肠减压、补液、维持水电解质和酸碱平衡、防感染等治疗,绞窄性肠梗阻、不能缓解的粘连性肠梗阻应剖腹手术治疗;顽固性便秘者多进食蔬菜瓜果、多饮水、多运动,服用辅助通便药物如酚酞片或润肠通便的中成药,服用益生菌调节肠道菌群,必要时甘油或中药灌肠。

2. 腹水者　针对不同病因,应积极治疗原发病,同时采取相应措施,控制或消除腹水,如控制水(1 000ml/d)和钠盐的摄入(0.6~1.2g/d)、利尿剂利尿、排放腹水、输注白蛋白等治疗。

3. 腹部巨大肿块者　根据其肿块类型、病因、部位等不同,采用的治疗方法不同,手术治疗占重要地位。非药物治疗:急性尿潴留者可予留置导尿;药物治疗:感染性疾病可予抗感染治疗;恶性肿瘤者多辅以化疗、放疗等,胃部疾病可予抑酸、止吐等治疗；其他治疗：超声引导下穿刺治疗，如肾囊肿、肝囊肿；手术治疗，如肿瘤切除术。

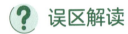 误区解读

误区一：腹胀很危险

不一定。表现为突然出现的腹胀伴恶心呕吐、腹痛，需考虑幽门梗阻、急性肠梗阻、急性心力衰竭、尿潴留、腹腔内肿瘤破裂等疾病时，这些可能有生命危险的急性腹胀，需立刻去医院就诊。反复发作的腹胀、恶心呕吐等，常为短时间内无生命危险的腹胀，但仍需尽早去医院就诊，查明腹胀原因，以免延误病情。

误区二：腹痛不需要去医院检查

不对，腹痛患者一定要尽早去医院就诊。不管急性腹胀还是慢性腹胀，均需要尽早去医院就诊，医生结合病情发展、腹部有无包块等，再做相关的辅助检查，查出腹胀原因，才能尽早积极治疗、缓解腹痛，避免病情进行性加重。

误区三：经常腹胀也不用去医院看病

错。建立良好的饮食习惯和生活方式，确实能部分缓解胃胀气，但在腹胀原因未查明时自己随便吃药、自行多喝水、多吃水果等，容易延误病情、加重病情。无论出现何种腹胀，均应尽早去医院检查，找出病因、及时治疗。

小贴士

腹胀如何预防

由于腹胀病因复杂、机制不同，所以预防腹胀的方法各不相同。早期发现，尽早就医，尽快诊断，采取有力措施，积极治疗原发病，才能预防和缓解腹胀。

1. **胃肠胀气**　调整心态、缓解焦虑，清淡、易消化饮食，按时、规律进餐，多饮水，多进食蔬菜瓜果，适当运动，保持大便通畅，注意腹部保暖。

2. **腹水**　对于可能产生腹水的病因，应早期发现、早期治疗，预防疾病发生、发展。肝硬化者，需注意休息、营养（以高热量、高蛋白质、维生素丰富、易

消化的食物为宜,严禁饮酒),并予保肝、纠正低蛋白血症等治疗;少量腹水者,应给予限钠饮食,必要时限水、利尿以治疗和预防腹水。慢性右心衰者,应积极针对心功能不全治疗。结核性腹膜炎者,应接受规范的抗结核治疗。

3. 腹部巨大肿块　避免外伤;对于原有疾病注意复查、及时治疗,如肝囊肿、肾囊肿、前列腺增生等;预防肿瘤,如戒烟限酒,预防乙肝、HPV、HIV 等感染,保持合理的体重和腰围,科学运动,合理膳食、多吃不同种类的蔬菜水果谷物,母乳喂养预防乳腺癌,平衡心态、心理健康,定期进行体检,治疗癌前病变如结肠息肉、胆囊息肉。

(吴林飞)

大便带血是得痔疮了吗

小案例

王女士:医生,快给我开点痔疮膏吧,我痔疮又犯啦。

全科医生:您痔疮犯了有什么表现啊?

王女士:我最近其实有点拉肚子,就这样大便上还带着点血,有的时候上面还粘着像鼻涕一样的东西。医生您看,我是不是老痔疮又加重了。

全科医生:痔疮当然可以引起大便带血,但是大便带血的原因有很多,听您的描述,未必是痔疮的原因。下面我们来讨论下大便带血的病因和处理,再来看看您到底是什么情况。

小课堂

一、什么是便血

便血是指粪便中带血,便血一般会分为三种颜色:大便带血,或全为血便,颜色呈鲜红、暗红、黑色。黑便因有时附有黏液而发亮,类似柏油,固也称"柏油便"。鲜血色便一般来自肛管直肠疾病。暗红色便往往见于直肠或结肠内的肿瘤及炎症。黑便的病因主要出现在上消化道,即胃部与十二指肠

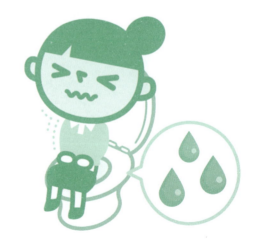

附近。还有一种便血的情况是肉眼下粪便颜色没有改变,但在实验室检查粪便时隐血试验呈阳性,这种情况称为隐血便。所有引起消化道出血的疾病都可以发生便血或隐血便,包括溃疡、炎症及肿瘤等。

二、便血常见的病因有哪些

(一)炎症

感染性、缺血性结肠炎、炎症性肠病均可引起便血。多种感染性原因可引发结肠炎,常见的菌种有沙门菌属、弯曲杆菌属及志贺菌属。有低血压、心力衰竭及心律失常等病史的老年人可能出现缺血性结肠炎,进而引发腹痛、便血等症状。炎症性肠病是指克罗恩病与溃疡性结肠炎,其炎症活动期常出现反复发作性的黏液便或脓血便,伴腹痛。

(二)肛门直肠疾病

最常见的病变类型是痔疮,其出血通常与排便有关,多为无痛的,血液通常为鲜红色,为排便结束时覆盖在大便表面,或滴入马桶,偶尔出血量可能很大。肛门直肠的其他病变也可能出现便血,如孤立性直肠溃疡、肛裂、直肠静脉曲张等。

(三)肿瘤

大多数有症状的结直肠癌患者会出现便血。在 50 岁以上的患者中,大约 10% 的直肠出血是由结肠癌引起。排出鲜红血液提示左侧结肠病变,排出暗红色血液或黑便则提示右侧结肠病变可能。少数卵巢癌患者也可能会出现便血。

(四)解剖结构或发育异常

憩室病是指胃肠道的一部分向外的囊状突起,常发生在大肠,可以数个憩室同时存在。大部分憩室病患者无症状,部分患者可因肠壁在憩室处的穿通血管破裂导致血液进入肠腔,进而出现血便。血管发育异常是指黏膜下层血管扩张与迂曲,随着年龄增长,血管壁退化,血管发育异常的患者发生便血的比例也随之逐年上升。

(五)上消化道疾病

胃溃疡、十二指肠球部溃疡等上消化道疾病出现出血症状时,亦可有便血表现。如果出血量较少,且出血速度较慢,血液在肠内停留时间较长,排出的粪便即为黑色;若出血量较多,在肠内停留时间较短,则排出的血液呈暗红色;出血量特别大,而且很快排出时可呈鲜红色。

(六)药物或食物

除了疾病,还有可能因为吃了某些食物和药物后会引起大便变色,如吃了铁剂、碳粉、铋剂等药物,或吃了猪肝、动物血、火龙果等食物后,大便可呈暗褐色、黑色或红色,停用药物和食物后,便血就会消失。

（七）医源性

放疗后,内镜活检或息肉切除术后都有可能出现便血的症状。

三、便血的家庭处理

一旦出现便血,患者的粪便要暂时保留,粗略估计其总量,并留取部分标本待就医时化验。不论便血多少,均建议前往医院进一步查明原因,以免耽误病情。如果大量出血又未能及时送到医院,则应立即安慰患者静卧,消除其紧张情绪,注意给患者保暖,嘱其保持侧卧,取头低足高位,可保障患者在大失血时脑部血流的供应,避免虚脱或晕倒在地。另外少搬动患者,更不能让患者随意走动,同时严密观察患者的意识、呼吸、脉搏,并快速通知急救中心。

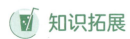 **知识拓展**

一、便血的临床评估

临床评估的重点在于识别一些较危险的情况。生命体征平稳,无血流动力学改变,没有持续出血或严重并发症,病史中无危险因素的低危患者可在门诊或住院治疗。血流动力不稳定乃至休克,直立性低血压,持续性便血,存在多种严重并发症或共患病的高危患者则需住院或在重症监护室治疗。

（一）病史

盗汗、发热、体重减轻等全身症状提示恶性肿瘤、慢性感染或炎症;便血前或伴随便血出现的腹泻提示结肠炎;里急后重可见于直肠炎;非特异性腹痛提示病变可能包括但不限于直肠。排便频率或大便粗细的改变提示结肠恶性肿瘤。同时应结合患者年龄、既往史、家族史等进一步判断。年龄是结直肠癌的主要危险因素,40岁之后其发病率显著增加。既往胃肠道疾病史可能给诊断提供依据。而结肠息肉、肠道肿瘤等家族史也对诊断有提示作用。

（二）体格检查

通过腹部和肛门的检查识别造成便血的出血部位,判断有无远端病变。包括常规腹部检查、肛门外部视诊和直肠指诊。直肠指诊过程中让患者向下用力,可诱发痔疮脱出或浅表病变出血。

（三）实验室检查

可根据实际情况,考虑血常规检查判断有无贫血,大便常规及隐血检查判断出血情况及有无脓细胞等,粪便培养明确有无细菌感染,肿瘤标志物检查提示有无肿瘤等。

（四）诊断性检查

根据病情,可选用的检查包括结肠镜、乙状结肠镜、小肠镜、胃镜、钡餐造影、腹部 CT 或增强 CT 等。

二、便血的临床处理方法

（一）一般支持治疗

患者卧床休息,失血量大者可适当吸氧,补液输血治疗。

（二）个性化治疗

患者若平时在服用抗凝药和抗血小板药需暂时停用。存在凝血障碍患者采用促凝治疗。炎症引起的便血抗炎治疗。肿瘤的患者采用手术、化疗等方式治疗原发病。肠道出血的患者采用内镜、手术止血等。

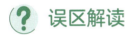 误区解读

误区一:大便出血就是痔疮

错误。痔疮是人群中高发的肛肠疾病,其出血方式一般为滴血,血液颜色为鲜红色,多在便前出血。如果是在便后出血,血液颜色发暗,则有可能是其他方面的肠道疾病,如息肉、肠癌等。一旦发现有大便出血的现象,未必都是痔疮,应引起足够重视,及时到医院进行专业诊治。

误区二:不疼的便血不严重

错误。无痛性大便出血常见于内痔、直肠癌、直肠息肉等。而疼痛性大便出血常见于肛裂、外痔发炎、肛门脓肿或肛门异物等。疼痛与否并不是判断病情轻重的依据。

小贴士

生活中应避免情绪激动刺激,适当休息,防止过度疲劳。注意饮食,保持大便通畅。勿久蹲厕所或用力过度。平时以软烂少渣、容易消化的食物为宜,可少食多餐。多吃新鲜蔬菜、水果和蜂蜜等润肠通便,忌烟酒及辛辣食物。

（殷 培）

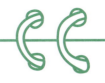

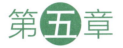

泌尿道症状

　　人的一生总是难免会遇到小便方面的问题，夜尿增多更是经常困扰中老年人群。遇到这种情况该如何处理呢？你了解什么是血尿，什么是尿量增多或者减少吗？对于广告中经常说的尿频、尿急，你真的足够了解吗？本章将带你了解上述问题，并告诉你如何及时正确处理。

第一节

一晚上尿了多次怎么办

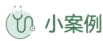 **小案例**

王大爷今年65岁了，近5年以来就没有睡过一个安稳觉。一开始每晚起夜2~3次，近1年来每天晚上起夜5~6次，每次刚躺下，尿意就又来了，一到厕所却又解不出来，怎么用力都只能解出一点点来，之后有少量尿液滴出，反反复复，晚上睡不好，白天没精神。王大爷自己也非常着急，来医生这里咨询，那到底是什么原因呢？

医生详细询问后初步诊断是由前列腺疾病引起的排尿困难，口服非那雄胺加坦索罗辛后夜尿明显减少，基本能睡个安稳觉了，王大爷表示非常满意。

 小课堂

一、什么是排尿困难

排尿困难指排尿开始时间延迟，费力且有排不尽感，须增加腹压才能排出尿液，病情严重时增加腹压也不能将膀胱内尿液排出体外，严重时导致尿潴留。

二、为什么会出现排尿困难

排尿困难由膀胱以下尿路梗阻引起，分为机械性梗阻和动力性

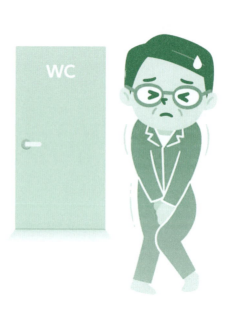

梗阻。

（一）机械性梗阻

1. 膀胱颈梗阻　最常见原因是前列腺病变,包括前列腺增生、炎症、纤维化或肿瘤等。其他如膀胱内结石、有蒂肿瘤、血块或异物以及邻近器官病变如子宫肌瘤、妊娠子宫嵌顿等也可阻塞或压迫膀胱颈引起梗阻。

2. 尿道梗阻　最常见炎症或损伤后导致尿道狭窄,尿道结石、异物、结核、肿瘤、憩室等也可引起尿道梗阻,包茎或先天性后尿道瓣膜则是男婴尿道梗阻的主要病因。

（二）动力性梗阻

1. 神经损伤　颅脑或脊髓损伤。

2. 手术因素　中枢神经手术或广泛性盆腔手术(骨盆神经丛损伤)。

3. 神经系统病变　肿瘤、卒中、脑炎、脊髓灰质炎、脊髓痨、糖尿病、多发性硬化症等。

4. 先天性畸形　尿道外翻,阴茎包皮嵌顿或外口狭窄、阴茎异常勃起等。

5. 麻醉后及精神因素。

6. 药物作用　抗精神病药、抗抑郁药、含茶碱及麻黄素成分的平喘药、缓解平滑肌痉挛的胃肠解痉药、含氯苯那敏等抗组胺成分的抗过敏药和复方感冒药。

三、排尿困难患者居家如何处理

1. 解除患者的紧张情绪,保持心情平静,然后慢慢用力排尿。

2. 使用诱导法,如将水杯中水缓缓倒入另一杯中,或将水龙头打开,让患者听流水声,可以诱导排尿。

3. 尿道梗阻或卧床患者,可在小腹部热敷。

4. 适量饮水或服用中药,因小便不通,常不敢饮水,应鼓励多饮水,还可用金钱草、海金沙,水煎代茶饮。

5. 留置导尿管时需定时开放导尿管放尿,并按摩小腹部,帮助患者将膀胱排空,以尽可能减少感染机会。

四、出现哪些情况应及时到医院就诊

急性尿潴留伴血尿、脓尿、发热、进行性消瘦、不明原因腰背部疼痛时应及时到泌尿外科诊治,排除结石、肿瘤、感染;既往无排尿困难,口服相关药物后出现排尿困难,先到相关科室调整药物。

▽ 知识拓展

一、如何诊断及鉴别机械性梗阻还是动力性梗阻

（一）病史

1. 是否有下腹部、会阴部绞痛史,如有考虑可能有膀胱结石。

2. 询问排尿困难发生速度及病程,前列腺疾病病程长、起病缓慢;后尿道血肿、脓肿,则病程较短,起病急;询问是否伴随有血尿,根据血尿出现的时间,初步判断疾病部位。

3. 了解月经和妊娠情况,排除妇产科原因。

4. 询问外伤史或神经精神病史,排除精神或神经原因。

5. 询问近期药物使用情况,排除"糖尿病史""高血压""呼吸道疾病"及"止痛药"等引发的排尿困难。

（二）查体

男性肛门指诊可以确定前列腺大小、质地、表面光滑程度、是否触痛,排除前列腺恶性肿瘤。

（三）实验室检查

尿常规、前列腺液常规等排除前列腺炎,前列腺特异性抗原(PSA)检查辅助诊断前列腺恶性肿瘤。

（四）辅助检查

1. **泌尿系超声**　是无创、简便的检查,临床上最常用初步筛查疾病,可以检查前列腺的体积大小、腺体是否突入膀胱、有无钙化;并可测量残余尿,确定尿潴留情况。经直肠超声更加精确,目前更加推荐。

2. **膀胱镜检查**　直视下检查膀胱,排除膀胱颈口抬高、狭窄,膀胱内肿瘤、结石,尿路狭窄等疾病。

3. **泌尿系 CT 或前列腺核磁**　前列腺增生等原因的检查。

4. **尿动力学检查**　完整地了解排尿情况,是否存在神经源性膀胱、尿路狭窄等疾病,可以确定患者的梗阻程度,是判断是否手术的指征之一。

二、排尿困难该如何治疗

治疗应首先进行病因治疗、对症治疗、并发症治疗和必要时引流尿液。

（一）病因治疗

1. **及时解除梗阻者**　病因明确并有条件应立即解除病因,恢复排尿。尿

道狭窄、下尿路结石、膀胱肿瘤、前列腺增生所致尿潴留应首选内镜治疗。

2. 药物治疗 怀疑由其他疾病用药引起的，按病情综合考虑调整药物；口服缩小前列腺体积的药物如非那雄胺等；口服降低平滑肌张力、减少尿道阻力的特拉唑嗪、坦索罗辛等药物。

（二）对症治疗

1. 蛛网膜下腔阻滞（腰麻）或肛管直肠术后尿潴留 优选针灸治疗，常选用的穴位有中极、曲骨、阴陵泉、三阴交等。

2. 脊髓损害引起的急性尿潴留 掌压可使膀胱尿液被动排出，可避免导尿或留置导尿管引发感染。

3. 分离性障碍患者的尿潴留 可选用暗示、针灸、电针治疗。

4. 间断排尿 可选用膀胱功能训练。

（三）并发症治疗

主要为抗感染治疗。

（四）引流尿液

急性尿潴留治疗应首先引流尿液，慢性尿潴留常继发感染，且常合并有肾功能不全，也需引流尿液。引流尿液方法主要包括以下几种。

1. 导尿术 适用于各种尿潴留患者，严格无菌操作，预防尿路感染；动作轻柔，避免损伤尿道；导尿管粗细要适宜；排尿速度不宜过快。

2. 注射器抽尿法 适用无法导尿，而又没有造瘘条件的患者。

3. 耻骨上膀胱穿刺造瘘术 适用于尿道梗阻患者，留置导尿管困难，可暂时性或永久性地解决患者排尿困难，避免经尿道放置导尿管影响尿道、膀胱功能。

4. 开放性膀胱造瘘术 适用于前列腺、膀胱、尿道手术后。

 误区解读

误区一：年纪大的人排尿不畅是正常现象

前列腺增生发病原因与年龄有关，随着年龄增大，前列腺腺体体积增加，压迫尿道，导致排尿阻力增加，长此以往，排尿困难会逐渐加重，并伴有感染、结石、尿潴留甚至损伤双肾功能，引发尿毒症，所以排尿不畅是疾病的体现。

误区二：排尿不畅不用治疗

排尿不畅是一个长期慢性疾病，前列腺增生常会引发尿路感染、膀胱结石、血尿等激发疾病,或加重心脑血管等内科疾病,故应尽早治疗。

误区三:前列腺增生光吃药就行了

对于前列腺增生患者,一旦确诊,如长期口服药物无法改善症状,应尽早手术治疗,有利于术后膀胱功能及排尿情况的改善,越早治疗,效果越好。

误区四:症状好了即可停药

当有尿频尿急等症状后,建议口服药物治疗,如症状较前改善,建议终身服药,使排尿功能能逐步改善,避免症状加重。

误区五:用力压小腹可促进排尿

对于排尿困难患者,如小腹尚未完全胀满,可用手掌按压促进排尿,但当小腹完全胀满时,如用力过重,可导致膀胱破裂。

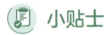 小贴士

一、家庭护理事项

1. 不吃辛辣刺激食物,戒烟戒酒,一天饮水量控制在 1 500~2 000ml。
2. 积极治疗泌尿系炎症。
3. 避免骑自行车,避免长期坐硬椅子。
4. 性生活适度,避免前列腺过度充血。
5. 不要憋尿,以免影响膀胱功能,产生尿潴留。
6. 定期医院行泌尿系彩超及前列腺特异性抗原(PSA)检查。
7. 适当参加体育活动。

二、自我检测

该表格为国际前列腺症状(I-PSS)评分(表 5-1-1),每个问题分为 0~5 分,患者可根据自身情况来对应表格中的评分。0~7 分为轻度,8~19 分为中度,20~35 分为重度。轻度患者应当警惕前列腺增生疾病的进展,中度患者可采取口服药物治疗,重度患者或中度患者合并尿潴留、反复血尿、膀胱结石、反复尿路感染、继发性肾积水等患者建议行相关手术治疗。

表 5-1-1　国际前列腺症状（I-PSS）评分

在最近一个月内,您是否有以下症状	无	在五次排尿之中					症状评分
		少于一次	少于半数	大约半数	多于半数	几乎每次	
1. 是否经常有尿不尽?	0	1	2	3	4	5	
2. 两次排尿间隔是否经常小于两小时?	0	1	2	3	4	5	
3. 是否曾经间断性排尿?	0	1	2	3	4	5	
4. 是否有排尿不能等待现象(憋尿困难)?	0	1	2	3	4	5	
5. 是否有尿线变细现象?	0	1	2	3	4	5	
6. 是否需要用力及使劲才能开始排尿?	0	1	2	3	4	5	
7. 从入睡到起床一般需要起来排尿几次?	没有	1次	2次	3次	4次	5次	
	0	1	2	3	4	5	

（蔡旭明）

第二节

小便出现红色是不是血尿

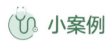 **小案例**

患者:医生,我今天早晨解的小便有些发红,像洗肉水的颜色,是血尿吗? 该怎么办好?

全科医生:尿液呈现红色不一定是血尿。尿液呈现红色原因有很多种,常见的疾病有尿路结石、膀胱炎等,有些是假性血尿,比如月经污染或者食物、药物引起,先不要太紧张。

其实,全科门诊经常遇到患者发现尿颜色偏红或者携带一张尿常规报告单来就诊的,而且多数情况下尿常规报告单只有隐血阳性。尽管患者没有任何身体不适,却极为担心。那什么样的"血尿"不用担心,什么样的"血尿"要引起重视呢? 接下来让我们一起了解一下吧。

 小课堂

一、什么是血尿

血尿是指尿液中呈现过多的红细胞,包括镜下血尿和肉眼血尿,前者是指尿色正常,须经显微镜检查才能确定,后者是指尿呈洗肉水色或血色,肉眼即可见的血尿。

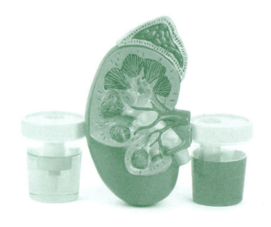

二、血尿的分类有哪些

1. 假性血尿　红色尿不一定是血尿。如尿呈暗红色或酱油色,不混浊无沉淀,镜检无或仅有少量红细胞,见于血红蛋白。另外,服用某些药物如大黄、利福平,或某些红色蔬菜也可使排出尿液呈红色,但镜检无红细胞。

2. 生理性血尿　剧烈运动或劳累后可出现一过性的血尿。

3. 病理性血尿　引起血尿的疾病较多,98% 是由泌尿系统疾病引起的,其他还有出血性疾病、泌尿系统感染、外伤引起泌尿系损伤等。

三、如何鉴别真假血尿

目前尿常规报告大多是由电脑尿液分析仪测出,其中尿隐血假阳性率较高,常见原因见表 5-2-1。

表 5-2-1　尿隐血假阳性常见原因列表

干扰因素	举例 / 解释
食物	如甜菜、辣椒、番茄叶、红心火龙果等
药物及其代谢产物	如利福平、苯妥英钠等
血红蛋白尿	血管内溶血引起
肌红蛋白尿	肌细胞损伤造成
尿液污染	如女性月经期、外伤等

由此可见,尿常规隐血阳性未必是真正的血尿,必须以新鲜尿液的镜检结果作为判断的标准。尿沉渣镜检有无红细胞是鉴别真假血尿的关键点。同时,化验小便时必须避开月经期、剧烈运动、外伤或性生活后等情况。

四、血尿常见的伴随症状有哪些

1. 有肾结石或输尿管结石者,除了血尿,还可能有腰痛,即肾绞痛;有膀胱和尿道结石者,还可能会出现尿流中断等。

2. 患前列腺炎症或肿瘤者,出现血尿的同时,可能还会出现尿流细和排尿困难;患肾盂肾炎者,可能会有尿频、尿急、尿痛、高热和腰痛的表现;若是肾小球肾炎患者,还会出现水肿、高血压和蛋白尿(泡沫尿)。

3. 若伴单侧肾肿块,可见于肿瘤、肾积水和肾囊肿;伴双侧肿大多见于先天性多囊肾。

4. 若有皮肤黏膜和其他部位出血,见于血液病和某些感染性疾病。

5. 合并乳糜尿者可见于丝虫病、慢性肾盂肾炎等。

五、血尿患者居家如何处理

要严密观察血尿情况,包括以下几个方面:

1. 尿的颜色　如为红色应进一步了解是否是药物或食物引起的红色尿,如果是女性月经期间出现的,注意排除月经血的原因;鲜红色、茶色或洗肉水样提示肉眼血尿,需及时就诊。

2. 血尿出现在尿程的哪一段　是排小便全程有红色,还是刚开始时就有红色,有没有血块等;全程无痛性肉眼血尿,偶伴血块应高度怀疑泌尿系统肿瘤,需及时就诊;排尿后期出现血尿,伴尿频、尿急、尿痛,提示尿路感染、膀胱炎可能,需在医生指导下诊治;血尿伴肾区、腹部绞痛提示肾结石可能;同时还要注意身体其他部位有没有不舒服,比如腰痛、发热、小便次数增多、皮疹、皮肤黏膜出血等。有时肉眼所见的血尿并不一定真的是血尿,所以第一步要判断清楚真假。首先血尿要与月经、痔疮出血等污染尿液以及其他因素造成的血尿相区别。其次要排除药品或食物引起的可能。除外上述情况后,要及时到医院查明原因。

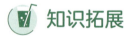 知识拓展

血尿的临床检查

为明确诊断,常用检查项目如下:

1. 尿常规 + 沉渣分析　显微镜下检查每高倍视野有多少红细胞,以此判断是否为真性血尿。

2. 红细胞形态　若红细胞 70% 以上为异常形态,见于肾小球肾炎;若镜下红细胞形态单一,为均一型血尿,多见于肾盂肾炎、输尿管、膀胱和前列腺病变。

3. 泌尿系 B 超　包括双肾、输尿管、膀胱(检查时要憋尿),男性最好也同时检查一下前列腺。

4. 泌尿系 CT　B 超不能明确的情况下,建议完善尿路的 CT 检查(也要憋尿),分为平扫和增强两种。

5. 膀胱镜检查(必要时输尿管软镜等)　适用于 B 超、CT 无法明确的血尿。肾、输尿管、膀胱、尿道的腔隙构成一个上下联通的"下水道"。任何一个环节出了问题,都可能引起血尿。我们的内镜相当于"小水道"探查员。内镜直视

下可以发现 B 超、CT 等遗漏的病灶,如膀胱癌、肾盂癌等。

6. 必要时肾穿刺活检。

误区解读

误区一:尿色发红一定是血尿吗

不一定。发现尿色发红要回忆近期有没有摄入特别的药物或食物,如果是女性月经期间出现的,注意排除月经血污染。

误区二:尿色正常就一定没有血尿

不一定。根据血尿的定义,尿色正常也可能有镜下血尿。只有当每 1L 尿液里混入 1ml 血液时肉眼才可以看到。

误区三:血尿一定是泌尿系统疾病的表现

不一定。泌尿系统邻近的器官,如阑尾、直肠、结肠、子宫、卵巢等发生病变时也可引起血尿。老年女性出现血尿也有尿道肉阜炎的可能。如果尿色发红的同时还有鼻出血、牙龈出血、皮肤出现紫色斑片的情况,则可能是血液系统疾病的表现,如果出现发热、关节疼痛等不适,则可能是感染或免疫系统疾病,建议及时医院就诊。

小贴士

无论您尿检是否异常,建议生活中注意以下几点:多饮水,勤排尿,养成良好排尿习惯,避免憋尿;避免滥用药物,尤其是止痛药、退热药、质子泵抑制剂、抗生素等,可能存在肾损害风险的药物,需在医师指导下用药;戒烟戒酒;定期检查尿常规、泌尿系统 B 超(尤其 45 岁以上);尿检异常请及时到当地医院全科门诊或肾内科门诊就诊。

(费鑫法)

第三节

小便又频又急又痛是怎么回事

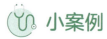 **小案例**

患者:医生,我有个不好意思说出口的事情,你能不能帮我解决一下?

全科医生:没事,你说,我尽我所能地帮助你!

患者:哦,那就好。我就是这两天小便时有点痛,解了还想解,要解的时候一下都憋不住,一不小心就解在裤裆里了,真是难为情……

全科医生:这样啊,我了解了。根据你目前所说的情况,初步考虑为尿路感染,这个病在女性中很常见,不要着急,我给你先做检查,等检查结果出来了,我们再来分析一下。

在日常的门诊工作中,尤其是夏天,因"尿频、尿急和尿痛"来就诊的患者还真不少,那么我们今天就来聊聊尿频、尿急和尿痛的那些事。

 小课堂

一、什么是尿频尿急和尿痛

尿频就是指单位时间内排尿次数增多。正常成人白天排尿次数为4~6次,夜间0~2次。尿急是指患者一有尿意即迫不及待需要排尿,难以控制。尿痛是指患者排尿时感觉耻骨上区、会阴部和尿道内疼痛或烧灼感。尿频、尿急和尿痛合称为膀胱刺激征。

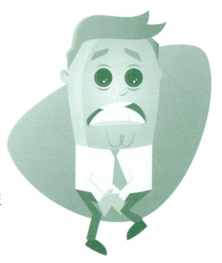

二、哪些人容易出现尿频尿急和尿痛

育龄期妇女、老年人、免疫力低下以及尿路畸形者容易出现尿频、尿急和尿痛。女性尿道的特殊解剖结构（尿道较短而宽，距离肛门近，开口于阴唇下方），使女性尿频、尿急和尿痛的发生率明显高于男性，比例为 8:1，未婚女性发病率约 1%~3%；已婚女性发病率约 5%；60 岁以上女性发病率高达10%~12%；50 岁以上男性因前列腺增生的原因，发病率也相应增高，约为 7%。

三、为什么会出现尿频尿急和尿痛

1. 尿路感染　这是最常见的原因，约占总发病率的 95% 以上。革兰氏阴性杆菌为尿路感染最常见的致病菌。伴有尿路引流不畅、结石、尿路畸形、膀胱-输尿管反流等结构或功能异常，或在慢性实质性疾病基础上发生的尿路感染，为复杂性尿路感染；不伴有上述情况者为非复杂性尿路感染。男性还要考虑到前列腺炎或者前列腺增生引起的尿频、尿急和尿痛。

2. 尿道邻近器官的炎症　如结肠炎、阴道炎、宫颈炎等波及。

3. 非感染性疾患　见于间质性膀胱炎，是一种少见的自身免疫性疾病，特殊类型的慢性膀胱炎，常发生于中年妇女。患者膀胱内存在多发性溃疡，可引起严重的膀胱刺激症状，溃疡容易同时合并感染，临床上易误诊为细菌感染引起的膀胱炎，但患者与一般膀胱炎患者不同，抗生素治疗无效，确诊需要依赖膀胱镜在溃疡处取活检送病理检查。

4. 膀胱容量减少　见于膀胱内有占位性病变或膀胱壁被肿瘤细胞浸润，结核侵及膀胱引起膀胱挛缩，此时的膀胱肌肉失去伸缩的能力，容量缩小，也可出现尿频的症状，但是基本上不会出现尿痛、血尿等情况。血常规、尿常规正常，通过膀胱造影可以发现膀胱容量明显缩小，<50ml，呈圆形，边缘光滑。

5. 膀胱神经调节异常　见于正常人精神紧张时，也见于神经精神功能障碍患者。主要是由于大脑皮层异常兴奋使反射弧变频引起。此时只存在尿频而无尿痛是其特点，尿液检查完全正常。

四、尿频尿急和尿痛可通过什么途径发病

1. 上行感染　正常情况下我们的尿道口和前尿道周围定居少量细菌，如链球菌、葡萄球菌、乳酸菌等，但是并不致病，只有通过特定因素如性生活、尿路梗阻、导尿等才导致上行感染的发生，即病原菌经由尿道上行至膀胱，甚至输尿管、肾盂引起的感染，占总发病率的 95%。

2. 血行感染　是指病原菌通过血运到达肾脏和尿路其他部位引起的感

染,比较少见,占总发病率不到 2%。

3. **直接感染** 泌尿系统周围的器官、组织发生感染时,病原菌可直接侵入到泌尿系统导致感染,亦比较少见。

五、尿频尿急和尿痛常见的伴随症状有哪些

1. 尿频、尿急和尿痛伴双侧腰痛者,常提示肾盂肾炎。

2. 尿频、尿急和尿痛伴会阴部、腹股沟和睾丸胀痛者,常提示急性前列腺炎。

3. 尿频、尿急和尿痛伴血尿、午后低热、乏力盗汗者,常提示膀胱结核。

4. 尿频、尿急和尿痛伴无痛性血尿者,常提示膀胱癌。

5. 尿频、尿急和尿痛伴尿流突然中断者,常提示膀胱结石堵住出口或后尿道结石嵌顿。

6. 尿频伴有多饮、多尿和口渴但不伴有尿急和尿痛者,见于精神性多饮、糖尿病和尿崩症。

✅ 知识拓展

一、尿频尿急和尿痛的临床检查

（一）尿液检查

1. **常规检查** 尿沉渣镜检白细胞 >5 个 /HP 称为白细胞尿,对尿路感染诊断意义较大;尿沉渣镜检红细胞数多为 3~10 个 /HP,极少数急性膀胱炎患者可出现肉眼血尿;蛋白尿多为阴性或者微量。部分肾盂肾炎患者尿中可见白细胞管型。

2. **细菌性检查** ①涂片细菌检查:本法设备简单、操作方便,检出率 80%~90%,可初步确定是杆菌还是球菌、是革兰氏阴性细菌还是革兰氏阳性细菌,对及时选择有效抗生素有重要参考价值;②细菌培养:临床尿路刺激症状明显,用清洁中段尿进行细菌定量培养,细菌数 $\geq 10^5$/ml,可确诊尿路感染;如临床上无尿路感染症状,则要求做两次中段尿培养,细菌数均 $\geq 1 \times 10^5$/ml,且为同一菌种,同样可确诊为尿路感染,临床视为诊断尿路感染"金标准",亦是临床使用抗生素的指路明灯。

3. **硝酸盐还原试验** 此法诊断尿路感染的敏感性为 70% 以上,特异性为 90% 以上,可作为尿路感染的过筛试验。根据试验原理,此法应满足以下三个条件:①致病菌含硝酸盐还原酶;②人体内有适量硝酸盐存在;③尿液在膀

胱内有足够的停留时间(>24h)。

（二）血液检查

1. **血常规**　急性肾盂肾炎时血白细胞升高,中性粒细胞增多。

2. **肾功能**　急性或轻度的尿路感染不会引起肾功能的损害,只有反复发作,转为慢性肾盂肾炎时,肾功能会受损,可出现肾小球滤过率下降,血肌酐升高等。

（三）影像学检查

影像学检查如 B 超、X 线腹部平片、静脉肾盂造影(IVP)、逆行肾盂造影等,目的是了解尿路情况,有无尿路结石、梗阻、反流、畸形等导致尿频、尿急和尿痛反复发作的因素。

二、尿频尿急和尿痛的临床处理

1. **一般治疗**　急性期注意休息,多饮水,勤排尿。有发热者给予易消化、高热量、富含维生素饮食。尿频、尿急和尿痛症状明显伴血尿者,可口服碳酸氢钠片碱化尿液、缓解症状和抑制细菌生长等。

2. **病因治疗**　反复出现的尿频、尿急和尿痛应积极寻找病因,及时去除诱发因素。对于尿路引流不畅、结石、尿路畸形、膀胱 - 输尿管反流等结构或功能异常引起的复杂性尿路感染要积极对因治疗;对于尿道周围的炎症(如结肠炎、阴道炎等)引起的尿频、尿急和尿痛亦可对因治疗;对于间质性膀胱炎引起的尿频没有特效疗法,可以通过免疫抑制剂缓解尿频症状。

3. **抗感染治疗**　95% 的尿频、尿急和尿痛诊断为尿路感染,所以抗感染治疗尤为重要。其治疗原则是:①选用致病菌敏感的抗生素;②抗生素在尿和肾内的浓度要高;③选用肾毒性小、副作用少的抗生素;④单一药物治疗失败、严重感染、混合感染、耐药菌株出现时应联合用药;⑤对于不同类型的尿路感染给予不同的治疗时间。

 误区解读

误区一:所有的尿频尿急和尿痛一定是尿路感染

不一定。在临床工作中,遇到"尿频、尿急和尿痛"而就诊的女性患者,检查多有膀胱区压痛,尿液检查发现白细胞升高,我们通常按"尿路感染"抗感染治疗,效果还是肯定的,但不是绝对的。有一部分绝经期患者症状非常顽固,特点是尿频、尿不尽、尿道口胀痛、下腹坠胀不适,严重时有排尿困难或尿失禁,患者非常焦虑,甚至不敢出门,对生活影响较大。尿常规、尿培养检查阴性,实际上这种情况并非尿路感染,而是由于膀胱尿道功能障碍所致。女性膀胱逼尿肌及尿道收缩功能随年龄增加而降低,绝经后雌激素水平下降,膀胱颈周围的致密弹力纤维组织变得疏松无力,使膀胱尿道黏膜萎缩,括约肌松弛,尿道关闭功能出现不同程度的障碍,从而导致症状反复出现。

误区二:尿路感染症状消失就可以停药了

不一定。根据尿路感染治疗原则——对不同类型的尿路感染给予不同治疗时间。对于轻症的急性膀胱炎,短疗程疗法选用磺胺类、喹诺酮类、半合成青霉素或头孢菌素类等抗生素中任意一种,连用 3 天,约 90% 的患者可治愈。对于妊娠妇女、老年患者、糖尿病患者、机体免疫力低下以及男性患者都不宜使用单剂量及短程疗法,应采用较长疗程。所以,尿路感染的患者还是要遵从医嘱,根据病情制定抗感染疗程,避免复发。

误区三:别人坐过的凳子立马坐会引起尿路感染

没有科学依据。我们知道尿路感染的途径有三种,即上行感染、血行感染和直接感染。没有说物体接触能传播细菌引起尿频、尿急和尿痛。

📋 小贴士

1. 多饮水,勤排尿,饮食宜清淡。饮食上应多加注意,患者忌辛辣油腻食物以及烟酒浓茶。宜多食水果蔬菜。坚持多饮水、勤排尿,有助于患者稀释尿液、冲洗尿道,降低致病微生物浓度。需要注意的是,患者一旦患有尿路感染,保持充足的水分是帮助缓解该病症状的关键,同时还应注意不要憋尿,避免细菌在尿路中繁殖。

2. 注意卫生清洁。患者应注意外阴清洁,养成定时清洗、勤换内裤的习惯。小便后应使用卫生纸擦拭外阴,建议遵循从前往后的顺序擦拭。同时还应注意会阴部的清洁,以减少尿道口的细菌滋生。

3. 与性生活有关的尿频、尿急和尿痛,应于性交后立即排尿,并口服常用量抗生素。

4. 及时前往医院就医。很多复发性患者会按照自己以往的经验用药,能够及时有效地控制病情。但如果用药效果不明显,仍感到不适,应立即前往医院就医。

(瞿迪洪)

第四节

一天多没解小便了该怎么办

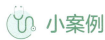 **小案例**

患者：医生，我这几天小便量很少，有点气急，胸口有点闷，心慌，不能平卧，您能不能帮我看看？

全科医生：哦，好的，大爷，根据您跟我说的这些症状，再加上您平时心脏就不好，我考虑是心脏功能衰竭引起，去年您不是也因为这个原因去上级医院住院治疗过，还是我帮您联系的床位。对不对？

患者：喔，对对对！我就想让您帮我看看，因为您看得比其他医生仔细。

全科医生：一会儿我看下您之前和最近的健康档案，再根据需要帮您检查检查，看看病情的轻重程度，最后我们一起商讨下一步方案。

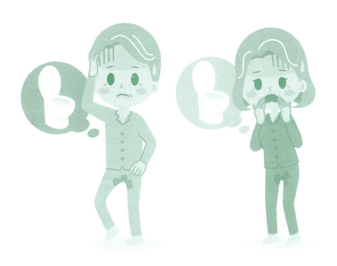

在日常的全科门诊中,总能碰到几个老年患者,说这几天小便量减少了,很是担心,那么,今天我们就来聊聊少尿那些事。

 ## 小课堂

一、什么是少尿

正常成人 24h 尿量约为 1 000~2 000ml,如 24h 尿量少于 400ml,或者每小时尿量少于 17ml 称为少尿。

二、引起少尿的常见原因有哪些

（一）肾前性

1. **有效血容量的减少**　多种原因引起的休克、重度脱水、大出血、肾病综合征和肝肾综合征,大量水分渗入组织间隙和浆膜腔,血容量减少,肾血流量减少。

2. **心脏排血功能下降**　各种原因所致的心功能不全、严重的心律失常、心肺复苏后体循环功能不稳定、血压下降所致肾血流减少。

3. **肾血管病变**　肾血管狭窄或炎症、肾病综合征、狼疮性肾炎、长期卧床不起所致的肾动脉栓塞或血栓形成、高血压危象、妊娠期高血压引起肾动脉持续痉挛、肾缺血导致急性肾衰。

（二）肾性

1. **肾小球病变**　重症急性肾炎、急进性肾炎和慢性肾炎因严重感染,血压持续增高或肾毒性药物作用引起肾功能急剧恶化。

2. **肾小管病变**　急性间质性肾炎包括药物性和感染性间质性肾炎;生物毒或重金属及化学毒所致的急性肾小管坏死;严重的肾盂肾炎并发肾乳头坏死。

（三）肾后性

1. **各种原因引起的机械性尿路梗阻**　如结石、血凝块、坏死组织阻塞输尿管、膀胱进出口或后尿道。

2. **尿路的外压**　如肿瘤、腹膜后淋巴瘤、特发性腹膜后纤维化、前列腺肥大。

3. **其他**　输尿管术后、结核或溃疡愈合瘢痕挛缩,肾严重下垂或游走肾所致的肾扭转,神经源性膀胱等。

三、少尿最常见的伴随症状有哪些

1. 少尿伴肾绞痛者,常提示肾动脉血栓形成或栓塞、肾结石。

2. 少尿伴心悸、气促、胸闷、不能平卧者,常提示心功能不全。

3. 少尿伴大量蛋白尿、水肿、高脂血症和低蛋白血症者,常提示肾病综合征。

4. 少尿伴有乏力、食欲减退、腹水和皮肤黄染者,常提示肝肾综合征。

5. 少尿伴血尿、蛋白尿、高血压和水肿者,常见于急性肾炎、急进性肾小球肾炎。

6. 少尿伴有发热、腰痛、尿频、尿急和尿痛者,常提示急性肾盂肾炎。

7. 少尿伴有排尿困难者,常提示前列腺肥大。

四、肾功能衰竭的少尿期饮食应该注意什么

1. 摄入足够的蛋白质和热量 蛋白质摄入量1.2~1.4g/(kg·d),以优质动物蛋白质为主,如鲜奶、蛋、鱼、瘦肉、牛肉等。指导患者补充各种必需氨基酸,不宜食用干豆类及豆制品、硬果类等非必需氨基酸高的食物。每天饮食中脂肪总量以50~60g为宜,其中植物油20~30ml。

2. 限制钠盐摄入 肾功能衰竭进入少尿期,要限制钠盐的摄入,一般每日不超过5g,防止高血压及心力衰竭。

3. 限制钾摄入 钾的摄入应根据病情(尿量、血清钾)而定,一般摄入量为2~2.5g/d,慎用蘑菇、豆类、莲子、花生、卷心菜、榨菜、咖啡、巧克力及香蕉等含钾高的食物,须谨防高钾血症。

4. 限制磷摄入 高磷可引起代谢性骨病,摄入量最好限制在600~1 200mg/d。几乎所有的食物都含磷,应避免食用蛋黄、全麦面包、动物内脏、黄豆、花生、坚果类、奶粉、乳酪、巧克力等。

5. 限制水的摄入 如果肾衰竭进入透析期间,要控制水分摄入,透析期间体重增长不宜超过原体重的4%,成人每日控制体重增加0.5kg为宜,饮水量一般为之前一天尿量再增加500ml。

6. 限制胆固醇摄入 患者这个时候往往伴有高脂血症,但限制胆固醇应有选择,因为许多含胆固醇的食物也是含优质蛋白质的主要食物。比如吃鸡蛋,我们可以选择食用蛋清,去蛋黄,这样既保证优质蛋白质的摄入量,又能减少胆固醇的摄入量。

7. 适当补充钙和其他维生素 疾病本身就是一个消耗性疾病,透析时水溶性维生素的丢失还会加速,所以要补充必要的维生素、锌剂、铁剂、钙剂。

知识拓展

一、少尿的临床检查

1. 病史 着重询问失水、失血、药物过敏中毒史、休克史、肾脏疾病史、心血管疾病史、排尿困难史、糖尿病史等。注意尿量的询问。

2. 体格检查 注意脱水情况，血压及末梢循环灌注情况，出血点、紫癜、皮疹等。下尿路梗阻着重检查前列腺、膀胱残余尿量以及肾脏的触诊等。

3. 实验室检查 应逐日记录尿量，尿常规、尿相对密度应反复多次检查，对诊断肾实质性损害和肾衰竭以及判断脱水有帮助。血常规红细胞压积有助于判断血容量，必要时锁骨下穿刺测中心静脉压对血容量的判断更可靠。血生化检查着重肾功能、酸碱平衡、电解质的检查，怀疑弥散性血管内凝血时应做弥散性血管内凝血（DIC）常规检查。

4. 影像学检查 B超、CT、MRI检查对确定结石、肿瘤、前列腺肥大、肾盂积水及结核等帮助大。

二、少尿的临床处理

1. 一般处理 卧床休息，适当饮食，肾功能不全者要低盐精蛋白饮食。

2. 对因治疗 肾前性给予扩容;肾性给予改善肾循环，去除诱发因素;肾后性一般请外科医生予解除梗阻等治疗。

3. 对症治疗 保持电解质平衡、营养支持等治疗。

4. 出入量监测 严格记录24h出入量。入量包括:静脉输入量、饮食摄入量。饮食摄入量包括患者喝的水、汤、吃的饭菜、导泻剂等。出量包括:尿量、透析液、呕吐物及粪便等。

？ 误区解读

误区:少尿患者多喝水一定是对的

不一定。引起少尿的原因主要分为肾前性、肾性和肾后性。如果少尿是因为肾后性的梗阻引起，喝再多水也无济于事，如果少尿是因为肾前性的心脏排血功能下降引起，那么喝大量的水，只会加重病情。有些情况多喝水有助于缓解病情，比如肾后性的尿路结石阻塞膀胱进出口，结石又较小，一般小于 0.6cm，多喝水可能会增加排出结石的机会。

 ## 小贴士

1. 少尿已引起明显水肿者，应进一步限制水及钠盐的进入量，一般每日不超过 3g。

2. 少尿水肿较重时，应限制体力活动，因休息时可减少能量消耗，增加肾血流量从而增加尿量。

3. 忌吃生冷瓜果，戒烟酒，忌吃肥腻、油炸食物等。

4. 多吃清淡、祛湿的蔬菜，如冬瓜、萝卜、芹菜、糖醋大蒜和姜片等。

5. 如伴有肾功能损害时，限制蛋白饮食，避免应用肾毒性药物。

（瞿迪洪）

尿量明显增多该怎么办

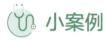 **小案例**

患者:医生,最近我晚上尿多,比较紧张,一天尿液总共有3 000~4 000ml,尿液颜色还是比较清的,我是不是得了什么毛病?

全科医生:尿量多不一定是疾病,有些是生理性的,比如最近天气炎热,喝的水多了,小便自然也就多了。当然,有些是病理性的,需要好好检查化验一下,先不要太紧张。

临床中,因小便增多来全科门诊就诊的虽相对比较少见,但仍应是全科医生和大众需要了解学习的症状。

 小课堂

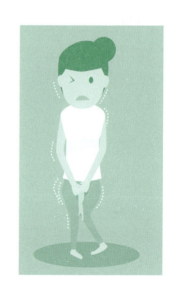

一、什么是多尿

正常成人24h尿量约为1 000~2 000ml,如24h尿量超过2 500ml称为多尿。

二、多尿有哪些原因

(一)暂时性多尿

天气炎热,短时内摄入过多水,饮料和含水分过多的食物;或使用利尿剂后,可出现短时间尿液增多。

（二）持续性多尿

1. 内分泌代谢障碍

（1）垂体性尿崩症：因下丘脑 - 垂体病变使抗利尿激素分泌减少或缺乏，肾远曲小管重吸收水分下降，排出低比重尿，量可达 5 000ml/d 以上。

（2）糖尿病：尿内含糖多引起溶质性利尿，尿量增多。

（3）原发性甲状旁腺功能亢进症：血液中过多的钙和尿中高浓度磷需要大量水分将其排出而形成多尿。

（4）原发性醛固酮增多症：引起血中高浓度钠，刺激渗透压感受器，摄入水分增多，排尿增多。

2. 肾脏疾病

（1）肾性尿崩症：肾远曲小管和集合管存在先天或获得性缺陷，对抗利尿激素反应性降低，水分重吸收减少而出现多尿。

（2）肾小管浓缩功能不全：见于慢性肾炎、慢性肾盂肾炎、肾小球硬化、肾小管酸中毒，药物、化学物品或重金属对肾小管的损害，也可见于急性肾衰竭多尿期等。

3. 精神因素 精神性多饮患者常自觉烦渴而大量饮水引起多尿。

三、多尿有哪些常见的伴随症状

1. 多尿伴有烦渴多饮，低比重尿，见于尿崩症。

2. 多尿伴有多饮多食和消瘦，见于糖尿病。

3. 多尿伴有高血压、低血钾和周期性瘫痪，见于原发性醛固酮增多症。

4. 多尿伴有酸中毒、骨痛和肌麻痹，见于肾小管性酸中毒。

5. 少尿数天后出现多尿，可见于急性肾小管坏死恢复期。

6. 多尿伴神经症状，可能为精神性多饮。

四、需与哪些疾病鉴别

（一）尿崩症

主要临床表现为口渴多饮、多尿、失水。尿色淡如水，若不及时补充水分，可出现严重失水、高钠血症，表现为极度软弱、发热、精神症状、谵妄，甚至死亡。

（二）糖尿病

典型表现为多饮、多食、多尿、体重下降。不典型表现多见于老年人，尤其多见老年肥胖者，表现多饮多尿，可不表现多食。

（三）尿路感染

是指各种病原微生物在尿路中生长、繁殖而引起的尿路感染性疾病。多见于育龄期妇女、老年人、免疫力低下及尿路畸形者。典型的尿路感染有尿频、尿急、尿痛等尿路刺激症状,伴有腰部不适、感染中毒症状等,结合尿液改变和尿液细胞学检查,有助于明确诊断。

五、多尿患者居家如何处理

主要以观察为主。具体包括以下几个方面:

1. 最近有没有饮水多或食物含水特别多,如果有,减少饮水或相关食物后观察尿量有没有减少。

2. 计算一下一天 24h 尿量总共有多少毫升。

3. 观察一下尿液颜色和性状,如有没有血尿、絮状物等。

4. 有没有腰痛、腰酸,尿频、尿急、尿痛等症状。

5. 最近有没有服用什么药物,如利尿剂等。

6. 有没有糖尿病、肾脏疾病病史。

如果不是一两天尿多,而是最近一段时间尿多,排除暂时性多尿,请及时到医院就诊。

知识拓展

一、多尿的临床检查

（一）问诊要点

1. 开始出现多尿的时间。

2. 24h 总尿量。

3. 有无烦渴多饮和全天水摄入量。

4. 是否服用利尿剂。

5. 同时伴有何种症状。

6. 有无慢性病史、用药史及疗效情况等。

（二）实验室检查

1. 尿常规检查　尿比重降低提示可能为尿崩症引起的多尿。

2. 尿糖及血糖测定　尿糖阳性,血糖升高,提示为糖尿病引起的多尿。血糖是诊断糖尿病的唯一标准。有明显"三多一少"症状者,只要一次异常血糖值即可诊断。无症状者诊断糖尿病需要两次异常血糖值。

3. 血抗利尿激素测定　血抗利尿激素含量降低,提示为尿崩症性多尿。

4. 血、尿渗透压　血渗透压正常或稍高,尿渗透压降低提示尿崩症的诊断。

5. **禁水 - 加压素试验**　该试验阳性可诊断尿崩症。

6. **尿酮体**　酮症或酮症酸中毒时尿酮体阳性。

7. **血清甲状旁腺激素检查、血钙测定**　血钙增高提示可能为甲状旁腺功能亢进症引起的多尿。血清甲状旁腺激素增高的同时常伴有高钙血症,是诊断甲状旁腺功能亢进症的重要依据。

（三）影像学检查

骨骼 X 线片可反映骨骼疾病的病理变化,有骨膜下皮质吸收、囊肿样变化、多发性骨折或畸形等表现,有助于甲状旁腺功能亢进症的诊断。

二、多尿的临床处理方法

首先明确多尿的病因,然后根据病因进行对症治疗。多尿易引起电解质紊乱,因此应注意保持电解质平衡,出入量监测。

❓ 误区解读

误区一:多尿就是得了糖尿病

不一定。不少人一直以"三多一少"(即多饮、多食、多尿和体重减轻)来判断自己是否得了糖尿病。以"三多一少"症状判断有无糖尿病是对糖尿病认识的一个典型误区。事实上,90% 的糖尿病患者早期没有这些症状,而仅表现出疲劳、乏力,或出现视物模糊、伤口久治不愈等非典型症状。而且很多原因都会引起多尿,所以尿量增多不一定就是得糖尿病了。

误区二:尿频及夜尿增多就是多尿

不是的。有不少老年男性患者都有前列腺增生。前列腺增生主要症状包括尿频、尿急、尿失禁以及夜尿增多等。尿频为早期症状,夜尿次数增加,但每次尿量不多。膀胱逼尿肌失代偿后,发生慢性尿潴留,膀胱的有效容量因而减少,排尿间隔时间更为缩短。所以说有些老年患者晚上夜尿增多,但实际上 24h 尿量并没有增多。

女性也比较容易出现尿频、夜尿增多,因为女性的尿道比较短,和肛门、阴道相邻,所以,如果不注意卫生,有些女性就可能会出现尿频、夜尿增多、尿急、尿痛等症状,容易患尿路感染。

误区三：多尿一定是泌尿系统疾病的表现

不一定。多尿并不一定就是泌尿系统疾病的表现。虽然尿液是从尿道里排出来的，但实际上全身很多系统的疾病都会引起尿量增多，不单单只是泌尿系统的疾病会引起多尿。

小贴士

1. 夏天天气炎热，饮水多，自然尿量也会多一些。

2. 有些老年男性患者夜尿增多，只是排尿次数多，实际上尿量并不多。

3. 尿量增多，可以及时到当地医院就诊，尿常规化验有助于明确尿液的成分，有助于初步判断尿液增多的病因。

（费鑫法）

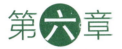

第六章

皮肤黏膜症状

　　皮肤黏膜是我们人体最能直观显示其状态的器官，因此当皮肤黏膜出现病变时，大家往往能第一时间发现问题，也常常因此产生困惑和不安。本章从皮肤黏膜最常见的出血、发紫、发黄几个问题入手，帮助大家正确地理解身体所处的状态，避免不必要的恐慌。

第一节
出现皮肤黏膜出血该怎么办

 小案例

张阿姨：医生，我家小孩腿上有一颗一颗红色的小疹子，是怎么一回事？

全科医生：让我看看，帮您检查一下。(检查发现所谓的"小皮疹"，压之不褪色，双下肢对称性分布，高出皮面。)张阿姨，您家小孙子这一颗一颗的不是您说的小皮疹，要考虑皮肤黏膜出血，直径在 3~5mm 左右，考虑是紫癜。从它出现的顺序看，考虑多半是过敏性紫癜，但是还是要排除另外一些可能出现的类似症状的疾病，比如说特发性血小板减少性紫癜，所以我要对您家小孙子转诊，到上级医院去进一步诊断与治疗。

张阿姨：哦，好的，好的！我们不懂的，以为这几颗小疹子不要紧的，听您这么一说，要紧的，您赶紧帮我们转诊到上级医院，我们再仔细去检查检查。

在日常的全科门诊中，还真能碰到一些皮肤黏膜出血的病患，那么我们今天就来聊聊皮肤黏膜出血的那些事。

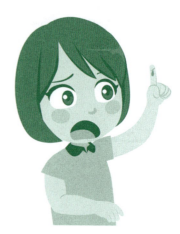 **小课堂**

一、什么是皮肤黏膜出血

皮肤黏膜出血是由于机体止血或凝血功能障碍所引起的，通常以全身性或局部性皮肤黏膜自发性出血或损伤后难以止血为临床特征。

二、皮肤黏膜出血最常见的原因有哪些

1. 血管壁功能异常　正常情况下在血管破损时,局部小血管即发生反射性收缩,使血流变慢,以利于初期止血;然后,在血小板释放的血管收缩素等血清素作用下,使毛细血管较持久收缩,发挥止血作用。当毛细血管壁存在先天性缺陷或受损伤时则不能正常地收缩发挥止血作用,而致皮肤黏膜出血。

2. 血小板异常　血小板在止血过程中起重要作用,在血管损伤处血小板相互黏附、聚集成白色血栓阻塞伤口。血小板膜磷脂在磷脂酶作用下释放花生四烯酸,随后转化为血栓烷 A2(TXA2),进一步促进血小板聚集,并有强烈的血管收缩作用,促进局部止血。当血小板数量或功能异常时,均可引起皮肤黏膜出血。

3. 凝血功能障碍　凝血过程较复杂,有许多凝血因子参与,任何一个凝血因子缺乏或功能不足均可引起凝血障碍,导致皮肤黏膜出血。

三、皮肤黏膜出血最常见的伴随症状有哪些

1. 四肢对称性紫癜伴关节痛以及腹痛、血尿者,常提示过敏性紫癜。
2. 紫癜伴有广泛性出血者,常提示血小板减少性紫癜、弥散性血管内凝血等。
3. 紫癜伴有黄疸者,常提示肝脏疾病。
4. 自幼有轻伤后出血不止,且有关节肿痛或畸形者,常提示血友病。

四、如何区分出血点

根据出血点面积大小,皮肤黏膜出血可分为:①瘀点:直径不超过 2mm;②紫癜:直径 3~5mm;③瘀斑:直径大于 5mm。

五、紫癜与充血性皮疹的区别是什么

紫癜是病理状态的皮肤黏膜出血,直径为 2~5mm,压之不褪色;而充血性皮疹压之则褪色或消失。

📖 知识拓展

一、皮肤黏膜出血的临床检查

（一）病史

皮肤黏膜出血临床上缺乏特异性诊断试验，所以要注重病史的采集，包括出血特征、出血诱因、有无相关基础疾病、家族史、饮食、营养状态、职业及环境等。

1. **出血特征** 包括出血发生的年龄、部位、持续时间、出血量、有否出生时脐带出血及迟发性出血等。

2. **出血诱因** 是否为自发性，与手术、创伤及接触或使用药物的关系等。

3. **相关基础疾病** 肝病、肾病、消化系统疾病、糖尿病及免疫性疾病等。

4. **家族史** 父系、母系及近亲家族有否类似疾病或出血史。

（二）体格检查

包括一般体征、出血体征以及相关疾病体征。

1. **一般体征** 体温、心率、呼吸、血压及末梢循环状况等。

2. **出血体征** 出血范围、部位、有无血肿等深部出血、伤口渗血、分布是否对称等。

3. **相关疾病体征** 贫血，肝、脾、淋巴结肿大，黄疸，蜘蛛痣，腹水，水肿等。

（三）实验室检查

包括血常规、尿常规、凝血功能、骨髓象、基因检测等。

二、皮肤黏膜出血的临床处理

1. **病因疗法** 防治基础疾病，避免再次接触、使用可加重的物质及药物。

2. **输新鲜血或血小板** 仅作为严重出血时的紧急治疗。

3. **糖皮质激素** 糖皮质激素有抑制抗原抗体反应、减轻炎症渗出、改善血管通透性等作用。

4. **静脉输注丙种球蛋白** ①对于一些出血严重的急症处理；②不能耐受糖皮质激素的患者；③脾切除术前准备；④合并妊娠或分娩前。

5. **免疫抑制剂** 对某些免疫因素相关的出血性疾病。

6. **脾切除术** ①常规糖皮质激素治疗无效，病程迁延6个月以上；②糖皮质激素维持量需大于30mg/d；③有糖皮质激素使用禁忌证。

7. **中医中药** 在血小板减少性紫癜的临床治疗上，中医注重整体观念，在望闻问切的基础上,对患者发病原因进行辨证,并根据不同的证型,个体化施治,取得较好的临床疗效。

误区解读

误区:皮肤黏膜出血就是得了白血病

不一定。皮肤黏膜出血的原因我们要考虑血管壁功能异常、血小板功能异常和凝血功能障碍,白血病引起的皮肤黏膜出血是血小板数量的减少,但不能用它来解释所有皮肤黏膜出血的原因。

小贴士

宜吃含铁丰富的食物,如鸡肝等;忌吃辛辣刺激的食物,如辣椒、花椒、生姜;忌吃腌制的食物,如咸蛋、咸鱼、咸鸡等。

(瞿迪洪)

嘴唇发紫是身体哪里出了问题

小案例

宝妈：医生，我家宝宝44天大，哭闹时嘴巴、鼻子周围会发紫，之前没有出现过，这两天才有，请问是怎么回事呢？

全科医生：嘴唇发紫大多是身体缺氧的表现，医学上叫作发绀，建议你带着宝宝去医院儿科做进一步检查，特别是心肺功能的检查，有许多先天性心脏病有类似症状。

宝妈：啊，原来嘴唇发紫的情况那么复杂！谢谢医生您及时地告诉我，我们马上带宝宝去上级医院检查。

在日常的全科门诊中，会碰到年轻妈妈抱着宝宝来询问哭闹后身体发紫的情况。如果遇到这样的情况，我们该怎么做呢？那么让我们一起来学习一下吧。

小课堂

一、什么是发绀

发绀又称紫绀，是指由于血液中还原血红蛋白增多使人皮肤和黏膜呈青紫色改变的一种表现。常发生在皮肤较薄、色素较少和毛细血管较丰富的部位，如口唇、指（趾）、甲床等。

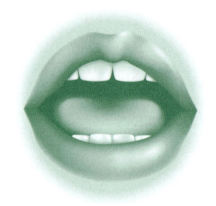

二、引起发绀最常见的原因有哪些

主要病因有血液中还原血红蛋白增加、血液中存在异常血红蛋白衍生物。

1. 血液中还原型血红蛋白增加,是发绀的主要原因,常见有中心性发绀、周围性发绀和混合性发绀(表 6-2-1)。

表 6-2-1　中心性发绀和周围性发绀的区别

项目	中心性发绀	周围性发绀
发绀部位	全身性,包括四肢、躯干和黏膜的皮肤	肢体的末端与下垂部位
发绀特点	受累的皮肤是温暖的	受累的皮肤是冰冷的,加温可使发绀消退
病因	由于心、肺疾病导致动脉血氧饱和度(SaO_2)降低引起	由于周围循环血流障碍所致

2. 血液中存在异常血红蛋白衍生物,较少见。常见原因为药物或化学物质中毒所致的高铁血红蛋白血症、硫化血红蛋白血症和先天性高铁血红蛋白血症(表 6-2-2)。

表 6-2-2　高铁血红蛋白血症、硫化血红蛋白血症、先天性高铁血红蛋白血症区别

项目	高铁血红蛋白血症	硫化血红蛋白血症	先天性高铁血红蛋白血症
发绀部位	全身性	全身性	全身性
发绀特点	急骤出现,暂时性,病情严重,经过氧疗青紫不减	持续时间长,可达几个月或更长时间,血液呈蓝褐色	先天性者自幼发病,持续性发绀多年
发绀原因	由于血红蛋白分子的二价铁被三价铁所取代,致使失去与氧结合的能力	硫化氢作用于血红蛋白,而生成硫化血红蛋白	先天原因引起的高铁血红蛋白症

三、发绀患者出现哪些伴随症状应急诊就医

1. 发绀伴呼吸困难　考虑重症心肺疾病、急性呼吸道梗阻、大量气胸。
2. 发绀伴杵状指(趾)　考虑发绀性先天性心血管病、肺心病、慢性肺病。
3. 发绀伴意识障碍　考虑呼吸衰竭、中毒、休克、急性肺部感染、急性心衰、药物或食物中毒。

四、引起发绀的常见疾病有哪些

1. **呼吸衰竭** 常见于支气管哮喘及慢性阻塞性肺疾病急性发作期,有典型缺氧表现,明显发绀。动脉血气分析表现为氧分压(PaO_2)显著降低,二氧化碳分压($PaCO_2$)显著升高。

2. **急性呼吸窘迫综合征** 临床上以脓毒症、创伤及休克最常见。表现为组织严重缺氧,一般给氧方法不能改善缺氧症状,发绀明显。

3. **先天性心脏病** 当出现发绀型先天性心脏病时可发生青紫,以中心性发绀明显,如法洛四联症等。

4. **急性左心衰** 常见有心血管疾病,发作时心脏搏出量减少,组织缺血缺氧,出现口唇发绀、末梢循环差。

5. **硝酸盐过量** 进食过量隔夜的煮熟青菜或盐腌不久的咸菜,造成高铁血红蛋白血症,临床上可见发绀,经吸氧改善不明显。

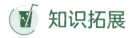 **知识拓展**

一、发绀的临床检查

(一)病史

发绀临床上缺乏特异性诊断试验,正确采集病史对鉴别发绀的病因非常重要。

1. 发绀出现的时间,包括年龄、频率、持续时间等。

2. 发绀发生速度的缓急。

3. 起病诱因是否为自发性,与活动、进食及接触或使用药物的关系等。

4. 既往病史是否有严重的肺部疾病、先天性心脏病史和慢性心脏病史。

(二)体格检查

包括一般体征、发绀体征以及心、肺或胸廓疾病的体征。

1. **一般体征** 体温、心率、呼吸、血压及末梢循环状况等。

2. **发绀体征** 发绀的部位、程度以及发绀分布是否对称等。

3. **心、肺或胸廓疾病的体征** 如心脏杂音、肺部啰音、胸廓畸形等。

(三)实验室检查

包括血常规、血气分析、胸部 X 线或 CT、肺功能检查、心电图、心脏彩超等。

二、发绀的临床处理

1. 病因治疗 明确病因,尽早对基础疾病进行治疗,改善心肺功能,改善全身及局部的微循环功能,改变生活饮食习惯;对先天性心血管畸形有手术指征又无禁忌证时,应尽早手术治疗。

2. 氧疗 对因肺失调和弥散功能障碍引起的生理性分流产生的缺氧和发绀,效果明显。

3. 高铁血红蛋白血症的治疗 氧疗效果不佳,常用的药物是亚甲蓝,大剂量维生素 C 也有一定作用。对病情危重者应予输新鲜血(200~400ml)或换血疗法。

 ## 误区解读

误区一:发绀都是缺氧引起的

不一定。假性发绀是皮肤异常色素沉着,如银质沉着症、金质沉着症所产生的蓝色。另外,艾迪森病、肝硬化等疾病有皮肤色素沉着增加。

误区二:缺氧都会表现为发绀

不一定。发绀是缺氧的表现,但缺氧并不一定都发绀。如重度贫血(血红蛋白 <60g/L)患者,即使有严重缺氧,也不出现发绀。

误区三:先天性心脏病都会发绀

不一定。非发绀型先天性心脏病,左右心间有异常通道时就会出现血液从左心向右心分流,肺血流量增多,但患儿不出现发绀,如:房间隔缺损、室间隔缺损等。

 ## 小贴士

居家护理

1. 心理护理 不能歧视,尤其是儿童患者,要帮助其保持稳定乐观的情绪,树立战胜疾病的信心。

2. 饮食 发绀患者宜规律健康饮食,保证合理营养,原则上给予高营养、高维生素、高蛋白、易消化的饮食。按病因区别对待,特别要控制心力衰竭患者钠盐的摄入。对婴幼儿应尽量母乳喂养,以增加患儿的免疫力。

3. 注意保暖 保暖可使血管扩张,促进血液循环。对外周血管病变的患者,寒冷天外出时戴手套和穿厚袜子,避免肢体外露。

4. 体位

(1)严重呼吸困难出现发绀时宜取半卧位,可使膈肌下降,有利于呼吸,同时血液滞留在下肢,减少回心血量,减轻肺淤血。

(2)对发绀型先天性心脏病患儿出现蹲踞时,不要让其改变体位。若为幼儿,可将其抱在怀中,抬高下肢或使双腿屈曲。

5. 宜适当运动,强身健体,预防上呼吸道感染引发肺部感染加重原有基础疾病,身体不适及时就医。

(蔡旭明)

第三节

皮肤发黄要不要紧

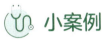 **小案例**

颜医生：戴阿姨，您今天是怎么了，看起来不开心啊？

戴女士：颜医生，(阿姨举着双手)您帮我看看这手心发黄是怎么回事？记得之前老家有个邻居一开始也是这样，后来说是肝癌，人很快就没了。我很担心啊。

颜医生：先别担心，皮肤发黄也要看具体情况的，不一定就是您担心的疾病。我看您眼白不黄，那您皮肤有没有痒和其他不舒服呢？

戴女士：皮肤不痒，其他不舒服也没有。之前身体一直好的，能吃能玩睡得也好。

皮肤发黄可能是食物引起，也可能是疾病原因，医学上称为"黄疸"。黄疸虽在肝病科、肝胆外科甚至急诊科多见，全科门诊也会遇到这类患者，面对这类患者，我们该如何为她答疑解惑、解决健康问题呢？下面一起来系统了解一下吧。

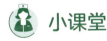 **小课堂**

一、什么是黄疸

黄疸是临床常见的症状与体征，其发生是由于血清中胆红素升高引起皮肤、黏膜和巩膜发黄。是肝胆疾病和溶血性疾病主要的症状。

二、黄疸的分类有哪些

根据黄疸发生的原因，可分为溶血性黄疸、肝细胞性黄疸、胆汁淤积性黄痘和先天性非溶血性黄疸。根据胆红素性质,黄疸可分为非结合胆红素升高为主的黄疸和结合胆红素升高为主的黄疸。

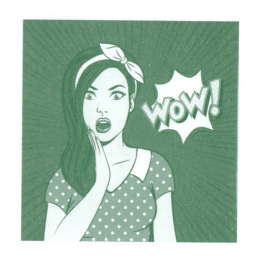

三、引起黄疸常见的疾病及临床表现有哪些

1. 溶血性黄疸 常见于先天性疾病如珠蛋白生成障碍性贫血、遗传性球形红细胞增多症,后天获得性疾病如新生儿溶血、自身免疫性溶血性贫血、不同血型输血后的溶血、蚕豆病、蛇毒、毒蕈、阵发性睡眠性血红蛋白尿等。黄疸特点一般为轻度,呈浅柠檬色,无皮肤瘙痒。急性溶血可有发热、寒战、头痛、呕吐、腰痛,并有酱油色或茶色尿。

2. 肝细胞性黄疸 常见于病毒性肝炎、肝硬化、中毒性肝炎、钩端螺旋体病、败血症等。黄疸特点为皮肤、黏膜浅黄色至深黄色,可伴有轻度皮肤瘙痒,同时,有乏力、食欲减退,严重者出血倾向、腹水、昏迷等。

3. 胆汁淤积性黄疸 肝内胆汁淤积常见于肝内泥沙样结石、癌栓、寄生虫病如华支睾吸虫病、病毒性肝炎、药物性胆汁淤积、原发性胆汁性肝硬化、妊娠期复发性黄疸等疾病。肝外胆汁淤积常由胆总管结石、狭窄,炎性水肿,肿瘤,蛔虫等疾病阻塞引起。其黄疸特点是皮肤一般呈暗黄色,严重者皮肤为深黄色甚至黄绿色,并有皮肤瘙痒、心动过缓、尿色深,大便颜色变浅或白陶土色。

4. 先天性非溶血性黄疸 常见于体质性肝功能不良性黄疸(黄疸一般较轻,呈波动性,肝功能检查正常)、杜 - 约综合征、克里格勒 - 纳贾尔综合征(新生儿多见,预后很差)、Rotor 综合征。

四、出现黄疸时不能忽视的疾病有哪些

除了引起黄疸常见的原因外,我们不能忽视的疾病有恶性肿瘤如胰腺癌、肝癌、胆管癌,上行性胆管炎、败血症、急性重型肝炎、艾滋病、妊娠急性脂肪肝、威尔逊氏综合征以及瑞氏综合征。

五、引起皮肤变黄的非疾病原因有哪些

1. 食物 长期食用含胡萝卜素高的蔬菜水果,如胡萝卜、南瓜、橘子汁、

空心菜、甘蓝菜、芒果等,出现的皮肤发黄。黄染特点是首先出现于手掌、足底、前额以及鼻部皮肤;一般不出现巩膜和口腔黏膜黄染;停止食用含胡萝卜素的蔬菜或果汁后,皮肤黄染逐渐消退。另外,血中胆红素正常有助于区别疾病引起的黄疸。

2. 药物　长期服用含有黄色素的药物,如呋喃唑酮、阿的平、氯丙嗪、甲睾酮、避孕药等,可使皮肤逐渐变黄。其黄染特点是首先出现于皮肤,严重者也可出现于巩膜;巩膜黄染的特点是角巩膜缘处黄染重,黄色深,离角巩膜缘越远黄染越轻,黄色越淡。

六、哪些药物会引起皮肤黄染

常见的可引起皮肤发黄的药物种类有非甾体类抗炎药、水杨酸类、青霉素类抗生素、麻醉药、抗抑郁药、抗癫痫药、抗疟疾药、抗结核药、心血管药、抗甲状腺药、口服避孕药、合成促同化激素类等。

七、黄疸患者居家如何处理

出现皮肤黄染,首先不要惊慌,先看看是不是食物或药物引起的。如果是食物引起的,大可放心。如果是药物或者其他原因,尤其出现了巩膜(眼白处)黄染,应就医寻找具体病因。

✓ 知识拓展

一、黄疸的临床检查

（一）体格检查

黄疸患者重点查体部位是腹部,需仔细检查肝脏有无肿大、变硬,右胸肋缘有无触痛;胆囊和脾脏有无肿大。其次检查有无提示恶性肿瘤的肿大淋巴结,有无提示瘙痒的皮肤脱皮,有无提示慢性肝病的红掌、蜘蛛痣、肌肉萎缩、睾丸萎缩和男性乳房发育等,有无扑翼样震颤等。

（二）辅助检查

1. 实验室检查　出现黄疸时,应进行肝功能和肝炎系列化验,重点是血清胆红素、甲肝、乙肝和丙肝。总胆红素和直接胆红素水平有助于区分胆红素升高的类型,检查尿胆红素、尿胆原以及肝功能也是必不可少的。

2. 影像学检查

（1）X 线检查:约 10% 的胆结石可通过腹部平片检查出来。

（2）超声检查：可检查胆囊结石、胆总管扩张、肝转移瘤和其他慢性肝病。

（3）CT：超声检查不理想时可采用 CT 检查，比如胰头肿大。

（4）经皮肝胆管造影、内镜逆行胆胰管造影（ERCP）、磁共振胆胰管造影术（MRCP）：对梗阻性黄疸有一定的诊断价值。

（5）肝核素扫描：对诊断肝硬化非常有效，尤其肝左叶硬化。

3. 特殊检查　①自身免疫性慢性活动型肝炎和原发性胆汁性肝硬化的自身抗体检查；②癌胚抗原鉴别有无继发性肝病，尤其来源于结肠和直肠的；③血清铁检查，尤其是转铁蛋白饱和度，有助于诊断血红蛋白沉着的患者；④甲胎蛋白检查，肝细胞癌的患者会升高，急性或慢性肝病（如肝硬化）的患者会轻度升高；⑤血浆铜蓝蛋白低的患者考虑 Wilson 综合征；⑥肝组织活检对诊断肝细胞癌有价值。

二、黄疸的临床处理

黄疸的治疗原则是积极明确原发病，针对病因治疗；同时，给予止痒、退黄等对症治疗。

 误区解读

误区一：皮肤发黄一定是黄疸

不一定。进食过量含有胡萝卜素的食物，比如胡萝卜、南瓜、西红柿、柑橘等，可引起皮肤黄染，但是胡萝卜素不会引起巩膜黄染，检查血清胆红素是正常的。

误区二：皮肤和巩膜没有黄染就不是黄疸

不是的。若患者血清胆红素浓度为 17.1~34.2μmol/L（1~2mg/dl）时，肉眼看不出黄疸，称隐性黄疸。如血清胆红素浓度高于 34.2μmol/L（2mg/dl）时，巩膜、皮肤、黏膜以及其他组织和体液出现黄染则为显性黄疸。

小贴士

了解黄疸的相关知识后，相信大家都知道皮肤发黄是否要紧了吧。这里，附上关于皮肤美白的几条小窍门。

1. 适度的有氧运动促进身体的新陈代谢，令肌肤红润有光泽。

2. 长期对着电脑的女性,用完电脑后应及时用清水洗脸。

3. 保持充足的睡眠,拒绝熬夜,让肝脏得到良好的休息。

4. 重视防晒,外出时一定要做好防晒措施,带好防晒伞。

5. 及时排解心理压力,平衡心态,受委屈时要学会倾诉。

(任菁菁　邱　艳)

第四节

皮肤痒痒是怎么了

 小案例

患者:医生,我的全身皮肤好痒,您看快挠出血了,还是止不住。

全科医生:您好,您身上痒多久了? 最近有吃什么药吗?

患者:今天开始痒的,前两天牙痛了,朋友说头孢管用,自己吃了头孢。

全科医生:那您以前吃过吗? 青霉素是否过敏?

患者:没吃过,不知道青霉素是不是过敏,以前不怎么生病,所以基本不吃药的,偶尔感冒也是不吃药的。

全科医生:好的,让我看看您的皮肤情况。(省略检查过程)根据您刚刚的描述和皮疹情况,考虑药物过敏。您以后用药如果用抗生素,要及时告诉医生过敏史,并避免使用类似的药物。一会儿我给你开点抗过敏的药。

患者:好的,谢谢医生!

全科医生:另外,这几天避免辛辣食物,温水洗澡,指甲剪短,尽可能不要去抓。

患者:好,我听您的,谢谢医生。

生活中,每个人都难免经历奇痒难耐的时刻,那么,对于瘙痒,你知道的疾病有哪些? 我们一起来看看吧。

 小课堂

一、什么是瘙痒

瘙痒是一种引起皮肤或黏膜搔抓欲望的不愉快感觉。瘙痒性皮肤病包括一组以瘙痒为突出表现的皮肤病，多数病因复杂，一般多认为与神经精神因素存在直接或者间接相关性，反复搔抓能造成"瘙痒 - 搔抓 - 瘙痒"的恶性循环。

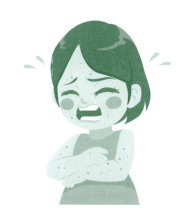

瘙痒症，是仅有皮肤瘙痒而无原发性皮损的皮肤病。瘙痒为本病特征性表现，可伴有皮肤烧灼感、蚁行感。一旦出现继发性皮损，需要与虫咬皮炎、慢性单纯性苔藓、痒疹等鉴别。

二、引起皮肤瘙痒的常见病因有哪些

1. **皮肤干燥**　是全身性瘙痒最常见的病因。老年人皮肤老化、皮脂分泌减少可引起皮肤干燥；频繁洗澡，或洗澡时水温过高，或使用碱性强的肥皂，是导致皮肤干燥的常见原因之一；空气过于干燥，也与皮肤干燥有关。

2. **皮肤疾病**　湿疹性皮炎、荨麻疹、银屑病、扁平苔藓、毛发红糠疹、瘢痕等皮肤问题均可引起瘙痒。

3. **神经系统疾病**　如臂桡侧瘙痒症、感觉异常性背痛、带状疱疹后神经痛、多发性硬化症等均可伴有瘙痒。

4. **全身性疾病及其他疾病**　干燥综合征、肾病、尿毒症、甲状腺功能亢进症或甲状腺功能减退症、糖尿病、淋巴瘤、白血病、胆汁淤积性肝病、获得性免疫缺陷综合征（HIV）等可引起全身瘙痒；阴道滴虫病、阴道真菌感染、淋病可出现外阴瘙痒；痔疮、肛裂可导致肛周瘙痒。

5. **内分泌障碍**　甲状腺疾病（尤其是 Graves 病患者）、糖尿病可出现皮肤瘙痒。在怀孕期间，一些女性会出现皮肤瘙痒，一般在产后消失。

6. **感染**　水痘 - 带状疱疹病毒、HIV 等病毒感染，蛲虫、疥疮等寄生虫感染均可引起瘙痒。

7. **精神因素**　精神紧张、焦虑、激动、恐惧、忧郁等可出现皮肤瘙痒。

8. **药物因素**　吗啡、血管紧张素转化酶抑制剂类降压药、镇痛剂、维生素 B、磺胺类药物、维 A 酸、多西环素等均可引起瘙痒。

9. **过敏因素**　接触致敏的植物、花粉等可引起局部皮肤瘙痒。

10. **刺激物**　使用碱性过强肥皂、清洁性化妆品、接触消毒剂、杀虫剂、去臭剂、染料等刺激物也易出现瘙痒。

11. **贴身衣物材质**　化纤毛织物易引起瘙痒。

12. **其他**　居住和工作环境卫生条件差也可以引起瘙痒。

▽ 知识拓展

一、瘙痒的辅助检查

1. 血常规　嗜酸性粒细胞升高提示过敏或寄生虫感染。

2. 免疫学检查　总 IgE 升高提示过敏反应。

3. 生化、肿瘤标志物等　胆红素或尿素氮升高等有助于明确全身性疾病如肝胆疾病引起的瘙痒。

4. 过敏原检测　对于过敏体质的患者有助于明确过敏原,进而避免接触,脱离过敏原。

二、瘙痒的临床治疗

对于瘙痒的处理,非药物和药物疗法均可能有益。局部治疗常用于局部瘙痒,全身性瘙痒患者常需要全身用药物。

（一）非药物性干预

1. 保持皮肤湿润　皮肤干燥可以引起或加重瘙痒,保湿润肤剂不仅能阻止水分丢失,还能修复受损的皮肤屏障,减弱外源性不良因素的刺激,从而减少疾病的发作次数和严重度。建议患者选用合适自己的保湿润肤剂,足量多次使用。

2. 洗浴　沐浴时应该使用温和的清洁剂,推荐使用低敏无刺激的洁肤用品,其 pH 值最好接近正常表皮 pH 值(约为 6)。建议洗浴温度在 32~37℃,洗浴时间 5~10min。沐浴后应该立即使用保湿润肤剂。

3. 凉爽的环境　暴露于热环境可能加重瘙痒症状。适宜居住温度18~22℃。轻质衣物、空调,都可能缓解症状。提供皮肤凉爽感觉的洗剂,如炉甘石洗剂或含有最多达 4% 浓度薄荷脑的洗剂,可以进一步缓解症状。

4. 避免皮肤刺激　避免各种机械、化学物质刺激,如搔抓、摩擦,毛织物、酸性物质、漂白剂等刺激,搔抓可能加剧瘙痒症状,导致不断的瘙痒 - 搔抓恶性循环;及时清除汗液对皮肤的刺激;避免饮酒和辛辣食物。

5. 减少压力　压力和其他精神性因素可能诱发或加重慢性瘙痒,减压可能有助于减轻症状。

（二）局部药物治疗

对于局部瘙痒患者,如局限性皮炎、慢性单纯性苔藓等,局部治疗最有帮助。

1. 低 pH 的清洁剂、润滑剂、止痒剂　如炉甘石洗剂、辣椒碱、含薄荷或者樟脑的乙醇制剂等,可以减少皮肤刺激和瘙痒感。

2. 外用表面麻醉剂　如利多卡因乳膏,有抵抗瘙痒作用。

3. 外用抗组胺药　如 5% 多塞平软膏。

4. 外用钙调磷酸酶抑制剂　外用钙调磷酸酶抑制剂用于多种炎症性皮肤病的治疗,以缓解瘙痒。包括 0.03% 和 0.1% 的他克莫司软膏和 1% 吡美莫司乳膏等。

5. 外用糖皮质激素　短期外用、局部涂擦可有效缓解瘙痒症状。按激素强度分为超强效、强效、中效、弱效四级,需根据患者的年龄、皮损性质、部位及病情程度选择不同剂型和强度的糖皮质激素制剂。

（三）全身性治疗

1. 抗组胺药　如西替利嗪、氯雷他定等二代抗组胺药和氯苯那敏、异丙嗪等第一代抗组胺药,可以缓解瘙痒。

2. 选择性 5- 羟色胺再摄取抑制剂　如帕罗西汀、舍曲林,一定程度上可缓解瘙痒。

3. 三环类抗抑郁药　多塞平、阿米替林可控制瘙痒。

4. 抗癫痫和抗焦虑药物　加巴喷丁、普瑞巴林对尿毒症性瘙痒有效。

5. 复合维生素 B、维生素 B_2、烟酸　尤其适用于冬季瘙痒的患者。

6. 中成药　常见的有防风通圣丸、肤痒颗粒、皮敏消胶囊、乌舌止痒丸、金蝉止痒胶囊。

7. 中药

（1）血虚风燥证:养血平肝,祛风止痒;主方,当归饮子加减。

（2）风热血热证:清热凉血,疏风止痒;主方,消风散加减。

（3）湿热内蕴证:清热利湿止痒;主方,龙胆泄肝汤加减。

（四）光照疗法

采用紫外线照射的光照疗法是治疗瘙痒的一种非药物性选择。

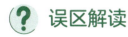

误区解读

误区一:针灸可以止痒

不一定。针灸的治疗方法不是绝对的,有研究显示,针灸可以抑制脊髓释放类阿片样物质,改善瘙痒症状。但荟萃分析指明对部分瘙痒并无显著有效性,并不作为一线治疗,不愿服用全身治疗药或者对针灸特别感兴趣的患者可考虑使用针灸疗法。

误区二：开水洗烫可以止痒

错。水的温度过高，可以暂时掩盖皮肤痒感，但并不能作为一种治疗方法，而且，高温容易破坏皮肤的保护屏障，不利于病情恢复，还能导致局部皮肤的烫伤、继发感染等更严重的后果，所以应该避免高温水洗烫，并及时就医。

误区三：激素能不用就不用

不一定。应根据皮肤状况遵循专业医生的意见，规范使用激素。无论是过于担心激素的副作用该用的时候不用，还是凡是皮肤痒了就用激素，都是不合适的。

误区四：皮肤瘙痒要忌口

不一定。并非所有的皮肤瘙痒都要忌口。湿疹、荨麻疹等过敏性疾病，有一部分是由高蛋白饮食诱发的，因此常需要忌口；但像老年人由于皮肤干燥引起的痒，不是过敏，只要鱼、虾、蛋、奶吃了没有不适，就可以吃，不需要忌口。

误区五：皮肤病都有传染性

不一定。大多数皮肤病是不会传染的，少数像皮肤癣菌感染、寄生虫（比如疥疮）等导致的皮肤瘙痒，是要做好个人卫生、甚至适当隔离的。

 小贴士

生活上如何防治瘙痒

1. 注意清淡饮食，多食新鲜蔬果，避免饮酒、辛辣刺激性食物。
2. 避免用搔抓、摩擦、热水烫洗的方式止痒。
3. 日常保湿，滋润皮肤；使用温和洗浴剂，温水洗浴。
4. 衣着松软，不要沐浴过勤。
5. 注意休息，避免熬夜，保持心情愉悦，有助于病情的恢复。
6. 积极控制糖尿病等基础疾病。
7. 不自行使用激素类药物，避免使用不当引起相关副作用。
8. 持续瘙痒或者出现溃疡、皮肤溃烂等情况，请及时就医。

（邱艳　张禹）

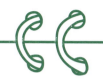

第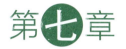章

神经系统症状

　　每个人一生中或多或少都会感受过头晕、麻木等不适，引起此类不适的原因也非常多，从睡眠不足、坐姿不正等小问题到身体疾病警示都有可能。遇到此类不适症状是否要去医院？会不会有严重的疾病？当你看完本章内容，相信会对这些常见不适症状做到心中有数，合理应对。

肢体麻木怎么办

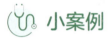 **小案例**

李大爷今年 70 岁,双下肢麻木 6 个月了,逐渐加重,一直没有重视,也没有去医院检查。今天在小区散步时突然跌倒,呼叫"120"送医院了。那么李大爷的下肢麻木可能是什么原因引起的呢? 去医院要做哪些检查、怎么治疗,平时如何预防呢? 让我们一起了解一下吧。

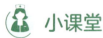 **小课堂**

一、什么是肢体麻木

肢体麻木,是患者感到的一种刺痛感或感觉缺失的异常感觉,是感觉障碍的一种。"麻"是指肌肉中自觉有如虫行感,按之不止;"木"指皮肤无痛痒感觉,按之不知。麻木可以发生在身体的任何部位,但常见于上肢、下肢、手指、足趾等肢体部位。除了大家熟知的脑卒中常可有肢体麻木作为先兆之外,麻木也是许多疾病的早期信号。

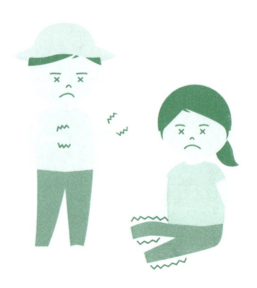

二、肢体麻木的临床表现有哪些

麻木见于多种部位，以指趾多见。主要表现为自觉局部有千万小虫爬行或掐之不觉如木厚之感，有时症状可自行缓解或消失，有时则终年累月麻木不止。若麻木日久则可能产生局部疼痛、怕凉等，一般无明显功能活动障碍。

三、肢体麻木有哪些常见原因

（一）脑卒中先兆

多见于 50 岁以上的中老年人，多半是有高血压病、糖尿病或动脉硬化病史，特点是突然半身无力而麻木。有的半身麻木及无力，仅数分钟就好转了。不少人相隔数小时或一两天会出现脑卒中。

（二）患者营养缺乏和代谢障碍性肢体麻木

长时间的胃肠功能紊乱，消化不良，或有严重营养缺乏的病史，或者长期饮酒等，导致患者体内 B 族维生素严重缺乏而引起肢体麻木。

（三）中毒性神经性麻木

可有长时间与有汞、砷、铅等重金属或有机磷农药等以及呋喃类、异烟肼等化学药品的接触史。这类物品可引起中毒性神经炎，该病初期即可出现肢体远端麻木感，多伴有疼痛、皮肤蚁行感。

末梢神经炎特点是末端神经麻木，犹如戴手套或穿袜子后感觉减退，多由缺乏维生素 B_1、药物或重金属中毒所致。

（四）特殊感染引起的神经炎性麻木

这是由于细菌分泌的神经毒素或病毒直接侵犯神经系统而引起肢体麻木。这类疾病主要有白喉性神经炎、麻风性神经炎等，表现为肢体麻木、肢体感觉丧失。

（五）急性多发性神经根炎性麻木

临床可表现为手脚麻木、肌肉萎缩、四肢无力等，病因尚不十分清楚。有人认为是病毒感染，也有人认为是自身免疫性疾病。患者可先表现为发热，类似上呼吸道感染症状，1~2 个月后出现肢体远端麻木，呈对称性，同时产生肢体无力，严重的还会出现瘫痪、呼吸困难。

（六）脊椎骨质增生性麻木

这种麻木在老年人中相当多见，其主要原因是骨质增生压迫了椎管内神经，有些患者还可伴有肢体疼痛等感觉。常见于神经根型颈椎病变或腰椎间盘突出症。

（七）脊髓病性麻木

当脊髓有炎症、肿瘤或外伤等情况时,可以表现为一侧肢体麻木而另一侧肢体无力,或者表现为身体下半截麻木无力。随病情加重而向上发展,进而出现肢体活动不灵等症状。

（八）动脉硬化性麻木

多见于动脉硬化的老年人,由于大脑组织特别是大脑皮层缺血,大脑的感觉和运动中枢发生功能性障碍,从而导致相应部位的肢体麻木。这类麻木的特点多为一侧上肢或下肢或半身麻木,一般持续几小时至数天,如不能及时治疗,会发展成"半身不遂"。

（九）糖尿病周围神经病变

指在排除其他原因的情况下,糖尿病患者出现与周围神经功能障碍相关的症状。临床呈对称性疼痛和感觉异常,下肢症状较上肢多见。只要身体任何部位经常出现麻木、酸痛、肿胀,就要及时检查血糖,老年人尤其注意。

（十）自主神经功能紊乱性麻木

这种麻木部位多不固定,呈游走性,时轻时重,患者常伴有焦虑、烦躁、失眠、多梦、记忆力减退、心慌气短和周身乏力等症状。

（十一）四肢分散性麻木

常见于单根神经受损伤或者被卡压造成,如尺神经、正中神经、桡神经、臂丛神经。

1. 尺神经受损　前臂和上臂的尺神经因外伤、压迫或患肿瘤时,可引起同侧的小指和无名指麻痛及部分手指活动障碍。在肘后部尺神经沟处较易受损伤或压迫。

2. 正中神经受损　前臂和上臂的正中神经因外伤、肿瘤、受压等引起掌面、大拇指、示指、中指麻痛。比如腕管综合征的表现就是腕管内正中神经受压。

3. 桡神经受损　在上臂外侧的中下段处桡神经较易受损伤,出现大拇指示指的背面麻痛及手指、手腕下垂。

4. 臂丛神经受损　在腋窝部或颈前部的病变或损伤,可引起尺、正中、桡神经全部或部分损害的混合症状。

四、麻木应鉴别的疾病有哪些

（一）神经瘤

肢体远侧常有麻痛是神经瘤表现出来的一种症状。神经瘤是指来自神经鞘组织的神经鞘瘤,多数位于肢体、腋窝,也可位于锁骨上、颈等部位。属良性肿瘤,生长缓慢,切除后一般不复发。位于肢体的肿物,呈梭形,其神经于支配的肢体远端常有麻木、疼痛、感觉过敏等症状,压迫瘤体也可引起麻痛。

（二）风湿病

常出现肢体僵硬感及活动障碍,一般晨起、开始活动时、或机体较长时间处于某一姿势后改变为另一姿势时,常感到关节、肢体、腰部等受累部位有僵硬感及疼痛等。

（三）肢体局部疾患

指引起个别肢体某处的局限性疼痛不适的局部疾患。

五、麻木患者居家如何处理

1. 改变生活方式　注意纠正不健康的生活方式:严格控制血压血糖,低盐低脂饮食,适量运动,戒烟等;注意腰部保暖:白天腰部可戴护腰带,加强腰背部的保护,同时有利于腰椎病的恢复;避免弯腰且用力的动作:平时不要做弯腰又用力的动作(如拖地板),急性发作期尽量卧床休息,疼痛期缓解后也要注意适当休息,不要过于劳累,以免加重疼痛;少提重物少弯腰:平时提重物时不要弯腰,应该先蹲下拿到重物,然后慢慢起身,尽量做到不弯腰,多卧床休息。糖尿病患者要加强足部护理如选择透气性良好、质软合脚的鞋袜,经常检查并取出鞋内异物,并注意每日洗脚水温不宜过高。

2. 适当食用高钙食物　平时适当选择一些含钙量高的食物,比如牛奶、奶制品、虾皮、海带、芝麻酱、豆制品等,多晒太阳,有利于钙的补充及吸收,注意营养均衡。

知识拓展

一、麻木的临床检查

（一）体格检查

四肢肌力和肌张力、四肢浅感觉和深感觉、病理反射等。

（二）辅助检查

1. 实验室检查　血常规、C 反应蛋白、血糖血脂、尿常规等。

2. 辅助检查　①X 线、CT、MRI 对可能有疾病的部位进行检查;②电生理检查,观察流经肌肉和神经的电流传导状态,如肌电图等。不管是什么原因引起的手脚麻木,都应该首先到医院进行检查,判断神经有无损害,受过何种刺激。若是神经方面的问题,还需要作肌电图检查。

二、麻木的临床处理

(一)脑梗死

脑卒中先兆就诊神经内科,进行药物治疗。治疗原则主要是抗血小板聚集、抗动脉硬化、改善脑循环、营养脑细胞等。抗血小板聚集药物,主要是阿司匹林、氯吡格雷等。调脂稳定斑块,主要是阿托伐他汀、瑞舒伐他汀、辛伐他汀、普伐他汀等。改善脑循环的药物相对比较多,如一些活血化瘀的中药制剂。营养脑细胞的药,如胞磷胆碱胶囊等。

(二)神经损伤

神经损伤引起的手脚麻木,要根据神经损伤的程度、性质、范围来选择采用药物治疗还是手术治疗。药物治疗通常要配合针灸、理疗同时进行,促其快速恢复。多数在损伤后半年左右会逐渐恢复。如患肿瘤、完全断裂或严重受压常需手术治疗。

(三)糖尿病周围神经病变

治疗主要是控制血糖,调理内分泌代谢,改善微循环,营养神经如甲钴胺片等。特别保护丧失感觉的双足,以减少皮肤损伤和截肢的风险。

(四)缺钙

若手麻伴随着腰酸、腿痛、腿抽筋等不适,其实这是体内缺钙的信号,要补钙。

❓ 误区解读

误区:年轻人突发肢体麻木不必担心脑卒中

错误。虽然脑血管疾病的主要患病人群是中老年人,但这不能说明年轻人就可高枕无忧。现在脑血管病呈现年轻化趋势,年轻人患脑卒中的危险因素除了高血压、酗酒、吸烟、夜生活过度、高脂饮食等,还有代谢异常、血液病、心脏病等因素。所以,对于年轻人突发肢体麻木,也需要考虑脑卒中可能。

📋 小贴士

在日常生活中,若出现手脚麻木需要注意的事项有:①注意按时休息:做到饮食有节,可以有效控制手脚麻木。②注意保暖防潮:风湿病手脚麻木患者应注意保暖防潮,因为身体过度受凉、受寒,或者严寒的气候会加重麻木的症状。③避免忧思恼怒,经常参加体育活动:手脚麻木患者要保持心情愉快,参加力所能及的体育项目,如跑步、保健操等,以增强体质。④糖尿病患者:要控制饮食,适当运动,严格控制血糖可以缓解麻木的症状,防止症状进一步的加重。⑤不要服用过量的维生素或者补品:麻木若为药物引起的,则需要改变用药的剂量或者换药。⑥注意保护好麻木部位免受碰撞伤、擦伤等伤害:由于麻木可以导致感觉减退,所以麻木的手足更容易受到意外伤害。因此,在日常生活中要避免麻木部位受到伤害。

(施胜铭)

第二节

起身就头晕是怎么回事

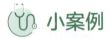 **小案例**

王大爷有"高血压病、2型糖尿病"十多年了,因为嘴馋,血糖控制得总不是很理想,但是血压一直控制得很好,保持在 120~130/60~70mmHg。近半年来王大爷总是在起床的时候感到头晕目眩、两眼发黑,王大爷自己以为是发生低血糖了,每次都吃块糖,在床边坐一会儿,也能恢复正常。

王大爷对自己近半年的变化并没有重视,直到有一次社区全科医生上门随访才和医生聊起自己的病情。考虑王大爷总是在起床的时候犯头晕,全科医生给王大爷测量了三次血压:坐位、卧位、立位血压分别是 120/66mmHg、126/70mmHg、92/56mmHg。据此全科医师考虑王大爷可能存在直立性低血压。

 小课堂

一、什么是头晕

患者通常所说的"头晕"是一种不确切的俗称,往往无法区分"头晕"和"眩晕"。头晕是一种难以描述的感觉,它指的是人感觉头重脚轻、站立或行走不稳,倾倒感或摇晃感,以及踩棉花样感,无自身或外界物体运动或旋转感。眩晕指人自身平衡觉和空间位相觉的自我感知错误,可以感到自己在旋转、摇摆或倾斜,或者感觉空间在周围移动。

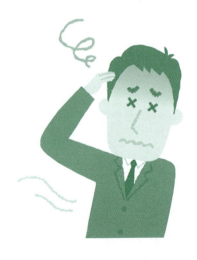

这些感觉时来时去,可能持续数秒、数小时或数日。当转头、改变体位、咳嗽或打喷嚏时,可能会感到症状加重。部分甚至感到行走困难,或存在恶心呕吐。但眩晕发作时患者多意识清醒。

二、哪些人容易出现头晕

头晕可由多种原因引发,正常人可出现头晕,大多数是因为体位变动导致,比如在荡秋千后、转圈后,坐电梯时或乘坐颠簸的车等。此外,有病理性原因的人也会出现头晕,具体包括:①周围前庭性病变梅尼埃病(俗称"美尼尔病",为最典型的内耳病)、前庭神经元炎、迷路炎、良性位置性眩晕(俗称耳石症,最常见);②中枢神经系病变:颈动脉狭窄、椎基底动脉狭窄性病变和小脑、脑干占位;③颈性眩晕:颈椎器质性损害及颈部软组织病变;④其他:视觉性原因、自主神经功能紊乱、高血压病、低血压病、贫血。此外,部分药物也可以引起头晕。

三、头晕可有哪些伴随症状

头晕伴随头痛、怕光、怕声或头痛前可见到闪光等先兆,提示偏头痛性眩晕;头晕伴有听力下降、耳鸣、耳胀满感,可见于梅尼埃病、自身免疫性内耳疾病、听神经瘤;头晕伴有复视、言语不清、吞咽困难、无力或麻木,提示椎基底动脉系统卒中;头晕伴随眼前发黑、晕厥,常见于血管迷走反射性病变、直立性低血压、心律失常;头晕伴有呼吸急促、心悸和发汗,提示惊恐发作。

四、引起头晕的常见药物有哪些

由于药理作用的不同,部分药物可以引起头晕,如镇静药物(地西泮、阿普唑仑等)、前庭抑制剂(茶苯海明、东莨菪碱等)、耳毒药(顺铂、奎宁等)、小脑毒性药(卡马西平、锂盐等),均能导致头晕;此外,药物导致的直立性低血压(服用降压药物)、低血糖(胰岛素、口服降糖药物)也可引起头晕。

五、什么情况下应当就医

大多数情况下,头晕为一过性,不用治疗也可恢复,所以只要不是非常严重的头晕,观察即可。但如果头晕尤其是眩晕,如伴有以下情况,则需要及时就医:新发或是严重的头痛,发热,看东西重影或视物模糊不清,言语或听力障碍,一侧上肢或下肢无力或单侧面部下垂,失去意识,麻木或刺痛感,胸痛,无法停止的呕吐等。

另外,当眩晕持续数分钟或者更长时间,同时伴有以下情况,也需要即刻就医：大于60岁的老年人；既往有卒中病史；有卒中的危险因素（高血压病、糖尿病、吸烟等）。

此外，如果头晕症状反复发生，即使没有上述情况仍需尽快就医。

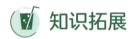
知识拓展

一、何为直立性低血压

直立性低血压又称体位性低血压，通常指由卧位转为直立位后收缩压下降≥20mmHg和（或）舒张压下降≥10mmHg，同时出现低血压症状，如大脑供血不足、自主神经功能失调等。主要表现在心脑血管神经系统对血压调节功能欠缺方面。在人体体位变化时，正常的血压改变会涉及心脑血管神经、体液方面的诸多联合调节，以达到血压的一个平衡过渡状态。在该调节过程中，任一环节出现罢工都会有导致直立性低血压发生的可能。

二、直立性低血压的分类有哪些

1. 据发病的原因，直立性低血压可分为①神经源性：由于自主神经功能衰退、主动脉窦和颈动脉窦压力感受器敏感性降低等神经病变，导致在体位变换时血压正常调节机制被打乱；②心血管源性：因年龄相关性心脏舒缩功能衰退、血管弹性功能降低、血容量不足等原因，当由卧位转为直立位时，血液过多的聚集在下肢，导致回心血量减少，进而引起低血压的发生。老年人群容易发生直立性低血压，常常同时有神经源性和心血管源性两个原因。

2. 据发病的时间，直立性低血压可分为①突发型：在直立的30s内血压即迅速下降40/20mmHg，常导致晕厥的发生；②经典型：发生于直立后30~180s，该类型较为常见；③延迟型：直立后血压值缓慢渐进地下降，一般在3~45min之间趋于稳定，是由于直立过程中的适应机制的逐步减退导致。

三、哪些人容易出现直立性低血压

直立性低血压是导致晕厥发病的第二大危险因素，常发病于老年人，约20%~30%的老年人存在不同程度的直立性低血压。直立性低血压患病率随年龄增加而增长，据统计，65岁以上老年人直立性低血压者约占15%，其中75岁以上的老年人可高达30%~50%。

随着年龄增长，大血管弹性纤维减少，交感神经反射增强，可使老年人血压升高。长期偏高的血压不仅损害老年人压力感受器的敏感度,还会影响血管和心室的顺应性,尤其是当体位突然发生变化或服降压药以后。在血压突然下降的同时,各组织器官缺血的危险性也大大增加。此外,老年人耐受血容量不足的能力较差,可能与其心室舒张期充盈障碍有关。

因此,任何急性病导致的失水过多,或口服液体不足,或服用降压药及利尿药以后,以及平时活动少和长期卧床的患者,站立后都容易引起直立性低血压。

四、如何早期识别直立性低血压的风险

2015 年,欧洲高血压协会年会上专家提出了识别直立性低血压危险因素的五个要点:65 岁以上、前一年发生跌倒事件、罹患高血压病、卒中或心绞痛史。后又有专家建议增加糖尿病这一风险因素。

由于直立性低血压常表现为无症状性的,而其存在会引起远期心脑血管疾病并发症及死亡的风险。因此,对于有上述风险因素的人群,建议对其测量卧、坐、立位不同体位的血压,以增加对直立性低血压的早期识别。

五、如何预防直立性低血压

一般直立性低血压无症状者不需治疗,主要在于预防,以减少直立性低血压的发生。具体做法包括:卧床时头位稍高于下肢 15°~20°,能促进肾上腺素的释放并刺激自主神经系统;穿有弹性的紧身裤和弹力长袜,能减少患者直立时静脉回流的淤积;从床上坐起或下地时,不应该突然或过快、用力猛起,应先活动双腿几秒钟再缓慢站起。每天做倾斜运动以刺激体位改变时维持血压的机制,决不能一直弯腰到地面或在弯腰后起立过快;延缓运动,起床1h 后再进行较剧烈的运动,如打扫卫生、跑步、早锻炼等;服药时取坐位,以防引起直立性低血压;避免能促进外周血管舒张的各种原因,如热水浴、运动等;饮食护理:少量多餐,食物以易消化、清淡为主,保证热量供应;排泄护理:患者常因便秘、上厕所蹲的时间过长,突然站立时可发生直立性低血压,因此,应给予患者含适量纤维素的饮食,以保证大便通畅。

六、蹲久了站起来时为何会头昏眼花

人在蹲位时,双腿处于缺血状态。当久蹲的人突然站起时,腿部回流大量血液,导致头部出现缺血缺氧,这时就会出现头晕、眼花的现象。待身体适应后,这种现象就会消失了。

七、高血压患者出现头晕该怎么办

首先要测量血压,明确是否存在血压过高或过低,高血压患者的头晕可能提示的是血压的不正常波动,还是需要尽量稳定血压。如头晕持续不缓解,或出现肢体活动受限、口角歪斜等情况,建议尽快医院就诊,因为脑梗死、脑出血等严重的疾病同样可出现头晕的症状。

 误区解读

误区一:低血压就是贫血

不是的。很多人容易把贫血和低血压弄混,认为低血压就是贫血。其实它们是两个不同的概念,之所以容易混淆是因为两者都会出现疲劳、头晕的情况。其实低血压容易引起头晕是因为血管压力偏低,不足以把血液输送到大脑,导致脑供血不足而头晕;而贫血容易引起头晕是因为血液中氧气的搬运工——红细胞少了,导致运往大脑的氧气不够而出现头晕。

误区二:头晕就是颈椎病或脑供血不足

不是的。生活中,人们习惯于把头晕和颈椎病或脑供血不足画上等号。其实头晕的病因多种多样,涉及临床科室包括神经内科、神经外科、耳鼻咽喉科、普通内科等多学科。国内外大量关于头晕流行病学的研究显示,40% 的头晕是由于外周前庭功能失调所致(如良性阵发性位置性眩晕、前庭神经炎、梅尼埃病等),10% 是由于中枢神经系统疾病所致(如偏头痛、脱髓鞘病变、听神经瘤、脑干或小脑血管病变等),15% 属于精神类疾病,25% 是由于其他原因(共济失调、晕厥)所致,而剩下的 10% 找不到确切病因。因此,我们可以看出,无论是颈椎病还是脑供血不足,都不是引起头晕的常见病因。

误区三:高血压患者的头晕不可能是低血压引起的

不一定。直立性低血压在大多数年龄段都会出现,但在老年人中出现的概率最大。在 65 岁及以上人群中发生率可达 15%。引起直立性低血压的原因包括:有效循环血量减少,如使用血管扩张剂等,导致血液重新分配,出现血容量相对不足;自主神经对血管调节功能下降,随着年龄增长,心脏顺应性下降、交感神经兴奋时血管反应性降低;某些药物的使用,如利尿剂、血管扩张药、中枢镇静剂、抗抑郁药等。因此,年龄越大,发生直立性低血压的概率越高。

小贴士

如果您因头晕或眩晕存在站立或行走困难,从而存在跌倒的风险,则您应尽量减少家中可能让您跌倒的因素,如去除松散的电线、杂物和打滑的地毯。此外,您尚需注意穿防滑鞋,走道没有物品阻挡且照明良好。

（刘　颖）

第三节

记忆力减退是怎么回事

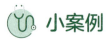 **小案例**

患者:医生,我父亲今年70岁了,以前记忆力很好,性格也很开朗,但近1年来明显感到沉默寡言,脾气也不好了,儿孙来家里看望,分不清谁是谁,也记不得早上吃了啥,有时自己出门后会迷路,想回家却找不到路了。这是怎么回事?

全科医生:老年人记忆力减退、认知功能下降在临床上很常见,从您讲述的情况看,您父亲像患了阿尔茨海默病。痴呆可以由许多原因引起,最常见的就是阿尔茨海默病。我先详细了解下您父亲的情况,并做进一步体格检查及辅助检查,了解到底是什么原因引起的记忆力减退,好吧?

痴呆是一类综合征,其诊断根据病史、一般体格检查及神经系统体格检

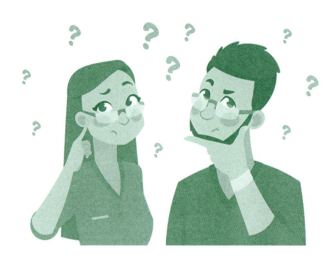

查、神经心理评估、实验室和影像学检查结果进行综合分析。主要分三个步骤进行:①首先明确是否为痴呆;②明确痴呆的病因;③明确痴呆的治疗方法。今天我们就来一起学习了解一下痴呆吧。

 ## 小课堂

一、什么是痴呆

痴呆在老年人中很常见,它是一种以获得性认知功能损害为核心,并导致患者日常生活能力、学习能力、工作能力和社会交往能力明显减退的综合征。患者的认知功能损害涉及记忆、学习、定向、理解、判断、计算、语言、视空间、分析及解决问题等能力,在病程某一阶段常伴有精神、行为和人格异常。

二、痴呆的病因有哪些

临床常见病因为阿尔茨海默病、血管性痴呆、额颞叶退行性病变和路易体痴呆等。

三、各类痴呆的临床表现是什么

(一) 阿尔茨海默病

起病隐匿,典型首发症状是近事记忆损害,时常仅被家庭成员注意到,如忘记平时少用的姓名、少用的词汇、新近与他人定的约会、物品放错地方后反复找寻以及反复问同一个问题。远期记忆相对保持,但准确性略差,有时心烦意乱、不安静。人格障碍如不爱清洁、不修边幅、易怒、自私多疑,常被人错认为老年性记忆减退。

随着记忆障碍加重,患者对时间和地点定向先后缺损,由于找词困难使讲话吞吞吐吐,可出现失语(语言的理解和表达均差,没有典型的命名性或表达性失语),持续性言语、命名、计算不能,迫使患者离开工作岗位,放弃家庭财务管理,掌握的知识技能出现衰退。失用和视觉空间定向障碍使患者容易迷路。额叶障碍将变得明显,表现为短、慢、曳足而行,歪曲姿势,宽基步态和起步困难,甚至发生癫痫。性格改变,活跃的变成沉默,易激惹。

晚期,患者忘记了如何使用常见物品和工具,只能完成平时习惯的动作,不能执行口头指令,有观念性和观念运动性失用。病程开始阶段保持的社交风范荡然无存,可出现做事轻率鲁莽,坐立不安或懒散淡漠,不讲个人卫生。出现精神病症状,包括焦虑、恐惧、幻觉或妄想,甚至出现妄想性精神病,常见嫉妒妄想(怀疑配偶不贞)和被窃妄想。患者变得以自我为中心,有些患者睡眠颠倒或饮食紊乱,可有强握反射、吸吮反射等额叶释放症状,可出现强直、运动徐缓。病程晚期可表现为肌阵挛、大小便失禁、痉挛状态、伸跖反应和偏瘫,终末期可表现为自闭、卧床不起等。病程 6~12 年。

（二）血管性痴呆

血管性痴呆多在 60 岁以后发病,有脑梗死史,呈阶梯式进展、波动病程,表现为认知功能显著受损达到痴呆标准,伴有局灶性神经系统受损的症状体征。但部分皮质下小血管病导致的痴呆可以表现为缓慢起病、持续进展、临床缺乏明确的脑梗死病史。

血管性痴呆的记忆障碍较轻,回忆功能受损,再认功能相对完整,可伴有信息处理过程减慢、情绪改变、执行功能障碍。性格相对保持完整是轻度到中度血管性痴呆患者一个典型的特征。也常伴随行为和心理综合征:沮丧、焦虑、情绪不稳定、不能自我控制和精神症状如妄想、抑郁,幻觉很少见。

（三）额颞叶退行性病变

1. 行为变异型额颞叶痴呆　是一种以人格、社会行为和认知功能进行性恶化为特征的临床综合征,约占额颞叶痴呆的 70%,临床表现为进行性加重的行为异常,人际沟通能力和(或)执行能力下降,伴情感反应缺失、自主神经功能减退等。

2. 进行性非流利性失语　其特征是句子的语法结构错误、流畅性受损,而词语理解能力保留。

3. 语义性痴呆　其特征为物体命名和语言理解障碍,而流畅性、复述和语法功能保留。患者言语流畅,但内容空洞,缺乏词汇,伴阅读障碍(可按发音读词,但不能阅读拼写不规则词)和书写障碍。重症和晚期患者视觉信息处理受损(面孔失认和物体失认)或其他非语言功能受损。

（四）路易体痴呆

临床表现为波动的认知功能、反复发作形象生动的视幻觉、自发的帕金森综合征。其他表现还有快速眼动睡眠期行为障碍、神经阻断剂的高度敏感性。

🥤 知识拓展

一、痴呆的辅助检查

简明精神状态量表(mini-mental state examination,MMSE)是临床最普及、

最常用的痴呆筛查量表。其他常用认知筛查和严重度评价工具有：蒙特利尔认知评估量表、总体衰退量表、临床痴呆量表等。

MMSE 现普遍用于筛查痴呆患者、判断认知损害的严重度并跟踪记录病情变化情况。MMSE 分析指标为患者总得分（满分 30 分），易受到文化程度影响，通常根据不同教育程度划界线，国内修订版本制定的界值：文盲≤17 分、小学（教育年限≤6 年）≤20 分、中学或以上≤24 分提示有认知功能损害。应进一步诊查。

诊断痴呆后为明确病因需进一步行辅助检查，包括体液检查、影像学检查、电生理检查和基因检测等。

1. 血液检测　首次就诊的认知障碍患者应进行以下血液学检测：全血细胞计数、肝肾功能、甲状腺功能、甲状旁腺功能、电解质、血糖、叶酸、维生素 B_{12}、同型半胱氨酸、红细胞沉降率、HIV、梅毒螺旋体抗体、重金属、药物或毒物检测、肿瘤标志物、副肿瘤抗体、免疫全套等。

2. 尿液检测　激素代谢产物、尿磷、尿钙、尿糖、尿液酸碱度、肌酐清除率、药物或毒物检测、重金属浓度检测、尿同型半胱氨酸等。

3. 脑脊液（cerebrospinal fluid，CSF）检测　细胞计数、蛋白质、葡萄糖、蛋白电泳分析、自身免疫性脑炎抗体、副肿瘤抗体等。

4. 头颅 CT　头颅 CT 扫描主要用于排除其他可治疗性疾病引起的痴呆，如肿瘤、血肿及脑积水等，对血管性痴呆的诊断辅助作用更为明显。

5. 头颅磁共振　通过头颅磁共振可以显示内侧颞叶、海马等关键部位的萎缩，可以用于炎症、肿瘤导致痴呆患者的诊断和鉴别。

6. 功能显像　功能影像学检查包括单光子发射计算机体层显像技术和正电子发射计算机体层显像技术，主要用于对结构影像学很难鉴别的诊断，可以增加临床诊断及结构影像的特异度。

7. 电生理检查　脑电图对于痴呆的诊断、鉴别诊断和预测具有一定价值，多种痴呆亚型均可出现全脑弥漫性慢波。

8. 基因检测　遗传因素在多种认知障碍疾病中发挥重要作用，在具有阳性家族史或精神分裂症患者中检测相关致病基因具有重要意义。

二、痴呆的治疗

1. 阿尔茨海默病

（1）胆碱能制剂：乙酰胆碱酯酶抑制剂疗效肯定，是目前临床应用比较多的一类药物，包括多奈哌齐、卡巴拉汀、加兰他敏和石杉碱甲等。

（2）美金刚：通过阻滞 N- 甲基 -D- 天冬氨酸盐受体部位的结合位点可以

防止或减轻兴奋毒性损害,用于控制中晚期患者精神和行为障碍。

（3）脑血流和脑代谢改善剂:本病患者的认知损害不仅与胆碱能神经元功能低下有关,也涉及脑灌注的减少和代谢降低。常用药物包括茴拉西坦类、麦角碱类、钙通道阻滞剂等。

（4）其他治疗方法:包括维生素 E、司来吉兰和银杏制剂等。

阿尔茨海默病的治疗药物种类繁多,但目前还没有确实能逆转认知缺损的药物。

除了药物治疗,照料也非常重要。病程早期,患者通常能继续保持其家居生活和待人接物、娱乐消遣及有限的职业活动。早期诊断使患者有时间处理好个人事务,并与医师及家庭成员商量将来的医疗安排。随着病程的发展,患者需要护理照顾,使用精神活性药物治疗,这时候,对患者必须给予保护、防止损伤和做出对家庭不明智的行动或决定。

2. **血管性痴呆**　目前尚无肯定的可以改变血管性痴呆的整个病程的治疗方法。脑梗死后坏死的脑细胞不可能逆转,但对供血不足的脑细胞的治疗以缓解症状、预防再损害仍是必要的。通常在促认知药物的基础上,联合使用积极改善脑细胞供氧、改善微循环、预防心脏血栓与再梗死的药物等。

3. **额颞叶退行性变**　目前对额颞叶退行性变尚无针对性治疗药物。美金刚可试用于行为异常型额颞叶痴呆患者。语义性痴呆和原发性进行性失语患者可进行语言康复训练。

4. **路易体痴呆**　推荐胆碱酯酶抑制剂治疗路易体痴呆的认知功能和部分精神症状;美金刚也可用于治疗路易体痴呆的认知功能和部分精神症状。

 ## 误区解读

误区一:老年痴呆是否等同于阿尔茨海默病

不等同。我们常常将老年痴呆和阿尔茨海默病混为一谈,其实,他们之间有很多不同,简单来说,痴呆是一个症状,可由很多病因引起,而阿尔茨海默病是一种疾病,是痴呆的其中一个病因。

误区二:人老了记性不好是正常的

不是的。有的老人记忆力下降是正常的,但有的人就要警惕阿尔茨海默病了。要及时去医院看病,早发现、早治疗才能早获益。

误区三:得了阿尔茨海默病也没有办法,反正是治不好的,不要那么麻烦了

错。阿尔茨海默病是一个渐进的老化过程,轻中度患者经过治疗会延缓疾病的进展,甚至可以通过治疗恢复部分功能。

误区四:阿尔茨海默病和其他病一样,去医院吃吃药、打打针就好了

错。阿尔茨海默病不仅需要去医院治疗,也需要患者和家属的积极配合,家庭护理非常重要。

误区五:我妈妈治疗 1 个月了,还是没有什么效果,那么服药到底有没有效果呢

药物是为了使患者的大脑功能退化延缓,结合相应的康复锻炼才能恢复部分功能,光吃药不锻炼认知功能也不行,治疗是个长期的过程。

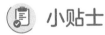 小贴士

痴呆如何预防

研究表明,痴呆可能和心脑血管疾病、高血压、2 型糖尿病、高脂血症、肥胖、吸烟饮酒、体力活动少等有关,故建议远离以下生活陋习:①抽烟、饮烈性酒;②吃东西狼吞虎咽;③吃饭吃很饱;④运动少、不控制体重;⑤使用铝制炊具和餐具等。

为预防痴呆以下锻炼大脑秘诀可尝试:①房间多挂照片,回忆快乐;②建立"记忆中心",准备一个橱柜或桌子,放上所有重要的东西,比如钥匙、门禁卡、病历、药物,巩固记忆,减少健忘;③闭着眼睛找灯开关,调动多种感官做同一件事可以锻炼自己的神经系统;④手里转核桃,刺激手上穴位;⑤学门乐器做大脑操;⑥常吃菠菜,不过吃前要焯一下;⑦学一门外语;⑧适量吃点鸡肉;⑨每天散步 20 分钟;⑩手指的各类运动可促进脑部血液循环,延缓脑神经细胞的老化,促进理解、记忆等功能。

为早发现早治疗痴呆,我们也需关注十大早期症状预警:①记忆力衰退,记不起眼前或短期内发生的事;②处理熟悉的事情出现困难;③语言表达产生

困难;④丧失时间观念与方向感,甚至会迷路;⑤判断力与警觉性降低;⑥理解力或安排事务的能力下降;⑦常把东西乱放在不适当的地方;⑧情绪发生剧变,动辄发怒;⑨个性改变;⑩失去活动力,无法照顾自己。

(吴林飞)

第四节

"一触即发"的面部疼痛是怎么回事

 小案例

邻居甲:你前些天面色憔悴,情绪低落,人也瘦了好多,发生了什么事?

邻居乙:唉,三叉神经痛的老毛病又犯了。这脸根本碰不得,轻轻一碰就痛得厉害,连洗脸、刷牙、吃饭,都会时不时地引发疼痛,可难受了!

全科医生:引起面部疼痛的因素有很多,例如:耳鼻咽喉感染、牙痛、颞下颌关节紊乱、脑神经疾病等,有时心脏疾病也会引起面部疼痛。邻居乙提到的三叉神经痛,便是这众多因素中的一种。由它引起的面部疼痛,常有一个特点——面部存在触发点,"一触即发"。

在下面的章节中,我们将为大家介绍三叉神经痛的相关知识,希望能够帮助大家认识这类疾病。

 小课堂

一、什么是三叉神经痛

三叉神经痛是一种脑神经疾病,1756年法国 Nicolas Andri 首先报道了三叉神经痛。这种疾病,多发生于成年及老年人。约有70%~80% 的病例发生在 40 岁以上。

为了帮助理解,我们先来认识一下三叉神经的基本解剖结构:三叉神经是面部最粗大的神经,它由三个分支汇合而成,控制着

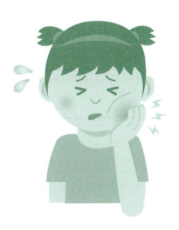

相应区域的感觉体验和肌肉运动。这三个分支分别为:眼支——控制着眼眶以上额部皮肤;上颌支——控制着嘴角到眼睑之间的面颊、鼻翼区域;下颌支——控制着耳朵前方、口舌、下牙槽和下颌之间的区域。

病患发作的时候,位于在三叉神经控制范围的部位,例如:面颊、上下颌及舌部,会产生剧烈的疼痛,让人无法忍受。

二、三叉神经痛与哪些因素有关

三叉神经痛的可能病因,目前医学界还在讨论中。多数专家认为,可能是三叉神经病变,以及三叉神经周边的血管、骨质畸形,对该神经造成压迫、牵拉及营养代谢障碍所导致。医学上将此类原因造成的三叉神经痛,称为原发性三叉神经痛。此外,某些疾病例如小脑的肿瘤、炎症、外伤等,也会引起类似疼痛,但往往没有上文说到的扳机点、触发点,医学上将这一类疼痛称为继发性三叉神经痛。

三、三叉神经痛会有哪些具体表现

"痛彻心扉"是三叉神经痛患者的共有感受。究竟有多痛呢? 现代医学书籍上使用了"剧烈电击、针刺、刀割或撕裂般疼痛"这样的词汇来描述这种疼痛。医学专家会利用"数字疼痛评分法"让患者来评估自己的疼痛程度。疼痛的程度从 0 到 10,0 代表不痛,10 代表最剧烈的疼痛。几乎每一位三叉神经痛患者都将经历的疼痛评估为 10——这是人们所能想到的最痛苦的程度。

除了特别痛以外,典型三叉神经痛的其他表现也很有特点。

1. **突发突止**　突然发作的疼痛常持续数秒或 1~2min,间歇期完全正常。

2. **一触即发**　患者的口角、鼻翼、颊部或舌部为敏感区,轻轻触碰就可能诱发,剧烈疼痛发作,因此这也被称为扳机点或触发点。很多患者在发作期间,因为惧怕触碰诱发疼痛,不敢洗脸、刷牙、进食甚至讲话,惶惶不可终日。

3. **周期性发作**　发作期可能几天、几周或几个月不等,缓解期如同正常人。但随着病程延长,疼痛的发作次数可能会逐渐增多,发作的时间也可能会延长,甚至变成持续发作。

四、我们应该如何应对三叉神经痛

三叉神经痛是一种漫长的疾病,如果出现类似表现,务必要寻求医生的帮助。

1. **明确诊断**　通常,根据典型的临床表现,医生能够初步判断是否为三叉神经痛。医生也会根据需要,建议患者进行神经电生理的检查,以及核磁共振、CT 检查。

2. **选择治疗方案**　某些药物对原发性三叉神经痛有确切的疗效,尤其适用于初发的原发性三叉神经痛患者。不过药物治疗对继发性三叉神经痛的疗效不确定。通常来说,典型的原发性三叉神经痛,想要自然恢复是几乎不可能的。药物治疗会使疼痛部分缓解、完全缓解与复发交替出现,因此,我们需要根据发作的频率来调整药物剂量。当药物治疗效果不佳,或者患者无法承受药物副作用时,可以考虑外科治疗。

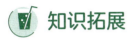 **知识拓展**

一、三叉神经痛患者为何需要做一些特殊的临床检查

有时,医生会采用神经电刺激检查,或是采用头颅 CT、磁共振,来分辨患者是否存在继发性因素导致的三叉神经痛。这些临床检查的结果,对于明确诊断和制定后续治疗方案非常重要。例如精确的头颅磁共振检查,能够帮助医生了解患者头颅是否存在颅内血管压迫,是否需要选择微血管减压手术。

二、三叉神经痛非手术治疗方法有哪些

通常来说,用于治疗三叉神经痛,常见的药物有卡马西平、奥卡西平等。此外,中医针灸也是一种比较常见的治疗三叉神经痛的方式。

三、三叉神经痛有哪些常见的手术治疗方式

三叉神经痛的外科治疗方法有多种,以下罗列部分常见治疗方法。

1. 三叉神经半月节射频消融、球囊压迫、甘油注射治疗。

2. 伽马刀治疗。

3. 微血管减压手术。

事实上由于每个病患的个体情况不同,具体的治疗方案也不尽相同,这需要患者与医生一起探讨决定。

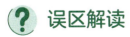 **误区解读**

误区:面部疼痛都是三叉神经痛引起的吗

三叉神经痛只是众多面部疼痛疾病中的一种情况,两者不能混为一谈。

耳鼻咽喉感染、牙痛、颞下颌关节紊乱、脑神经疾病等都会引起面部疼痛。在这些面部疼痛中，部分疼痛的症状与三叉神经痛有相似之处，我们要学会鉴别。例如由于三叉神经的下颌支是穿过下牙槽的，当三叉神经的这个分支引起疼痛时，有部分患者会将三叉神经痛误认为是牙痛。

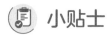 **小贴士**

怀疑患三叉神经痛，是否能自行服用止痛药

如上文所述，面部疼痛由很多种因素造成，机理各不相同，治疗方法也不尽相同。三叉神经痛需要特殊药物治疗，普通止痛药是无法缓解其疼痛的。因此，发现面部疼痛时，请尽快向医生寻求帮助，以明确诊断，避免贻误治疗时机。

（邢　冲）

第**八**章

运动系统症状

　　腰痛、脚痛是生活中的常见问题,在老年群体中尤其多见,这些问题大大影响了人们的生活质量。本章介绍了体位变化时腰痛、脚趾痛等几个常见问题的病因、临床诊治、误区解读、注意事项等,帮助大家正确认识和处理此类问题,做好日常保健工作。

第一节

拿什么拯救我的腰痛

 小案例

王大妈:张医生,快帮帮我吧!昨天就拖了拖地,我这个老腰又痛起来了。

张医生:王大妈,您先别着急,我先仔细了解一下您的情况,再给您做个检查,然后我们一起来看看接下来怎么样来治疗和管理您的腰痛。

据估计,多达 84% 的成人会在人生中的某个时候出现腰痛。绝大多数(>85%)在初级保健机构就诊的患者会出现非特异性腰痛,即腰痛没有可以明确识别的特定基础病因,而此类患者的腰痛发作都呈自限性(不需特别治疗,可以自行缓解)。那么我们就来一起认识一下腰痛。

 小课堂

一、什么是腰痛

腰痛是指肋缘以下、臀横纹以上及两侧腋中线之间区域内的疼痛与不适,可表现为一侧或两侧疼痛,有时疼痛可放射至腿部。

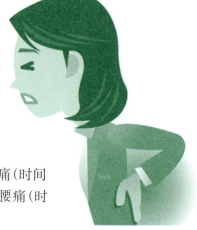

二、腰痛有哪些类型

按照发生时间不同,腰痛分为急性腰痛(时间小于 6 周)、亚急性腰痛(6~12 周)和慢性腰痛(时间持续 12 周以上)。

三、腰痛可能是什么原因引起的

引起腰痛的病因很多,大多数情况下属于非特异性腰痛,即找不到明确的疾病引起的腰痛。而这其中又以肌肉骨骼疼痛为主,这种腰痛多可在数周内自行缓解。

此外,引起腰痛的疾病包括腰部局部的问题,如腰椎间盘突出症、腰椎退行性疾病、腰椎滑脱症、椎体骨折、椎管狭窄和马尾综合征等;也包括全身性疾病,如脊柱感染、强直性脊柱炎、骨质疏松性压缩性骨折、腹主动脉瘤、肾脏/胃肠道/泌尿生殖系统疾病和肿瘤等。

四、哪些人易患腰痛

腰痛的危险因素包括:吸烟、肥胖、年龄大、女性、重体力劳动、久坐、工作压力大、受教育程度低和心理因素(如焦虑和抑郁)。一般存在以上情况的人容易发生腰痛。

五、什么情况下应该就医

大多数腰痛通常可以自行消退,但如果出现3~4周腰痛未见改善,或腰痛严重到无法处理简单的事务,则需要及时就医。此外,如果您的腰痛与以下情况一起存在,也需要及时就医:近期发生过跌倒或背部损伤,腿部麻木或无力,大便或小便无法控制,存在发热或原因不明的体重减轻等情况,正在使用泼尼松等类固醇药物,存在糖尿病或免疫功能低下,有癌症或骨质疏松病史。

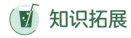 **知识拓展**

一、什么是腰椎间盘突出

我们的背部结构包括椎骨、脊髓和神经、椎间盘、肌肉、肌腱和韧带。椎间盘突出是指其中椎间盘这个结构的外壳被破开,漏出内部的胶状物质。这是一种累及背部的疾病,它可导致向下延伸至单腿或双腿的疼痛、麻木或麻刺感。

二、腰椎间盘突出会有哪些表现

通常情况下,如果突出的椎间盘没有压迫到神经的话,并不会出现不舒服。一旦其压迫到了神经,则可能有这些表现:腰痛;下肢放射痛,一般从下背部向臀部、大腿后方发生传导性疼痛,在喷嚏和咳嗽等情况下疼痛会加剧;严重者可会出现臀部麻木,大、小便障碍。

三、医生会给腰痛患者做哪些检查

医生会首先详细地询问病史、进行体格检查来初步判断病情,然后在此基础上,根据需要选择以下检查。

（一）腰椎 X 线平片

X 线平片是腰椎最基本的影像学检查,可反映腰椎生理曲度变化、畸形、失稳、椎体形态以及椎旁软组织等改变。

（二）腰椎 MRI 检查

MRI 在显示软组织方面具有独特优势,可区分椎间盘的髓核和纤维环、显示韧带。MRI 可直接从矢状位和冠状位显示椎管狭窄等情况。MRI 不产生电离辐射,安全性较高,可用于腰背痛的诊断、严重程度和恢复情况的评估、治疗目标的制定等。

（三）SPECT 检查

该检查可用于全身性骨骼显像,明确不易被发现的骨折、感染、骨肿瘤以及肿瘤分期。

（四）骨密度检查

可用于确定患者有无骨质疏松的情况,以排除骨质疏松性腰背痛。

 误区解读

误区一:腰痛等于肾不好

错误! 西医中的腰痛和中国人传统上理解的"腰不好"并不是一回事。通常中国人所说的"腰不好",指的是泌尿生殖系统功能下降。但西医中的腰痛包含有腰部肌肉、腰椎以及肾脏等器官的问题,因此两者并不能等同。

误区二:腰椎间盘突出症必须绝对卧床休息

错误! 曾经严格卧床是应对腰椎间盘突出症的主要治疗方法之一,但现在越来越多的临床研究发现,对腰椎间盘突出症患者来说,严格卧床休息与适当保持日常活动对该病的影响并没有区别。相反,适当保持日常活动更有利于恢复。

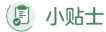 **小贴士**

对于有腰痛的危险因素或已经发生过腰痛的人可以通过以下方式来预防。

一、加强锻炼

即使发生腰痛也不建议一直卧床休息。如果身体没有特别的不适，除了刚开始腰痛的一两天需要减少活动，之后需慢慢恢复日常的活动量。2~3周后，可以逐步开始有氧锻炼和肌肉锻炼。

二、注意坐姿、避免久坐

经常坐着时，特别是用电脑的时候，要注意坐姿，每隔一个小时起来活动一下，选择可调节座椅、靠背的椅子，椅背要选直的。还可以在脚下放一个凳子，坐的时候让膝盖高于髋部。长时间坐着或者开车的时候，可以在腰部放一个小枕头或者卷起来的毛巾。

三、戒烟

吸烟也是导致腰痛的危险因素。香烟中的尼古丁可引起血管收缩。椎间盘血管收缩，可能导致养分供给不充分，引起病变。

四、控制体重

肥胖也是导致腰痛的危险因素，如果有超重或肥胖的问题，应该开始减肥。

（刘　颖）

第二节

脚趾好痛是怎么了

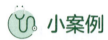 **小案例**

患者:孙医生,您快帮忙看看,我脚趾那里好痛,痛了好几天了,之前也痛,痛几天就会好。这一次一周了,不仅没好,还厉害了,您看看这里都红了,不敢走路,一走路就疼,不走也疼。

孙医生:您好,先别急,您脱了袜子我看看。您不是说很痛吗,怎么还穿着袜子来啊?

患者:是啊,特别痛。来看病,觉得不穿整齐不好,所以就穿了。

(省略查体和后续问诊过程)

孙医生:目前看来,您这个应该属于痛风发作,之前疼痛就没到医院看过呀,接下来我给你些药物治疗。另外,需要完善一些检查评估下目前状态,以后要规范管理起来了。

临床上,全科医生经常会遇到关节痛来就诊的患者,遇到这些患者,医生该怎么做呢,患者自己又可以做什么呢? 接下来我们一起学习一下吧。

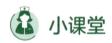 **小课堂**

一、什么是关节痛

关节痛是关节疾病最常见的症状,根据病程和病因不同,可分为急性关节痛和慢性关节痛。急性关节痛以关节及其周围组织的炎性反应为主,慢性关节痛以关节囊肥厚及骨质增生为主。

二、关节痛常见原因有哪些

引起关节疼痛的原因很多,常见的有外伤、感染细菌直接侵入关节内、变态反应和自身免疫性、退行性关节病(又称增生性关节炎或肥大性关节炎)、代谢性骨病、骨关节肿瘤。

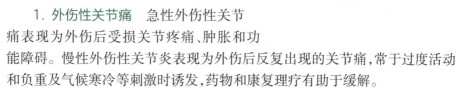

三、关节痛常见的类型及临床表现有哪些

1. 外伤性关节痛 急性外伤性关节痛表现为外伤后受损关节疼痛、肿胀和功能障碍。慢性外伤性关节炎表现为外伤后反复出现的关节痛,常于过度活动和负重及气候寒冷等刺激时诱发,药物和康复理疗有助于缓解。

2. 化脓性关节炎 表现为起病急,全身中毒症状明显,早期有畏寒、高热、寒战,体温可高达39℃以上。病变关节红肿热痛,伴活动障碍,被动活动即引起剧烈疼痛,因而患者不愿活动患肢。位置深的关节则红肿不明显。

3. 结核性关节炎 儿童和青壮年多见。脊柱最常见,髋关节和膝关节次之。早期症状和体征不明显,活动期表现为结核病全身中毒症状,如乏力、低热、盗汗、食欲下降。病变关节肿胀疼痛,疼痛程度较化脓性关节炎轻,活动后疼痛加重。晚期可有关节畸形和功能障碍。

4. 风湿性关节炎 表现为起病急,常发生于链球菌感染后,以膝、踝、肩和髋关节多见。病变关节表现红肿热痛,为游走性,肿胀时间短、消失快,常1~6周内自然消肿,不遗留关节僵直和畸形。

5. 类风湿关节炎 多以手中指指间关节首先出现疼痛,继而出现其他指间关节和腕关节的肿胀疼痛。也可累及踝关节、膝关节和髋关节,常为对称性。病变关节活动受到限制,多表现为晨僵(即有僵硬感,早晨比较明显)。可伴全身发热,晚期常出现关节畸形。

6. 退行性关节炎 早期表现为步行、久站和天气变化时病变关节疼痛,休息可缓解。掌指关节和指间关节受累,除关节痛外,还伴手指僵硬肿胀,活动不便。膝关节受累,常伴关节腔积液,皮温升高,关节边缘压痛。晚期病变关节疼痛加重,持续并向他处放射,关节有摩擦感,活动有响声。关节周围肌肉挛缩常表现为屈曲畸形,伴跛行。

7. 痛风 饮酒、劳累或高嘌呤饮食后常诱发痛风发作,表现为关节急性剧痛,常于夜间痛醒。以第 1 跖趾关节、拇趾关节多见,踝关节、手关节、膝关节、腕关节和肘关节也可受累。局部皮肤红肿伴皮温高。病变多呈自限性,1~2 周内自行消退,但经常复发。晚期可出现关节畸形,皮肤破溃,经久不愈,可见白色乳酪样分泌物流出。

四、关节痛常见的伴随症状有哪些

1. 关节痛伴高热畏寒,局部红肿热痛,提示化脓性关节炎。
2. 关节痛伴低热、乏力、盗汗、消瘦、食欲下降,提示结核性关节炎。
3. 全身小关节对称性疼痛,伴晨僵和关节畸形,提示类风湿关节炎。
4. 关节痛呈游走性,伴心肌炎、风湿性舞蹈症,提示风湿热。
5. 关节痛伴血尿酸升高,同时有局部红肿热痛,提示痛风。
6. 关节痛伴皮肤红斑、光过敏、低热和多器官损害,提示系统性红斑狼疮。
7. 关节痛伴皮肤紫癜、腹痛腹泻,提示关节受累型过敏性紫癜。

五、关节痛患者居家如何处理

1. 对于急性外伤引起的关节痛,较轻者应关节制动,并外用膏药、药物等治疗,较重者医院就诊。
2. 对于慢性外伤、细菌感染、变态反应等引起的关节痛,建议医院就诊。
3. 对于代谢性骨病引起的关节痛,如维生素 D 缺乏所致的关节痛,补充维生素 D,同时多晒太阳。若为消化不良或其他原因引起的代谢性骨病,建议医院就诊。

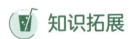 知识拓展

一、关节痛的临床检查

关节痛患者除体格检查外,还应行类风湿因子、红细胞沉降率、抗链球菌溶血素 O 试验、免疫球蛋白和补体等检查,还可行 X 线、CT 或 MRI 直观观察关节部位的疾病变化情况。

二、关节痛的临床处理

作为全科医生,接诊关节痛的患者后,应明确关节痛的原因,并进行病因治疗,如痛风引起的关节痛,缓解急性期症状的同时,应在稳定期规范管理血

尿酸等。除药物治疗外,还应根据患者病因进行健康宣教。

 误区解读

误区一:关节痛就是类风湿关节炎

不一定。引起关节疼痛的原因很多,不仅包括风湿性原因,还有外伤、代谢异常、药物等多种原因。

误区二:关节痛不是病

错误。关节痛并非小事,尤其老年关节痛患者应引起重视,因为中老年人的膝关节痛大多是由膝关节骨关节炎(也称为退行性关节炎或老年性关节炎,也是民间常说的"老寒腿",俗称"长骨刺")导致,除关节痛外,还会造成功能障碍,严重影响老年人的生活质量。

误区三:关节痛是老年人才得的病

不一定。即便民间所说的"老寒腿"也开始出现年轻化趋势,容易受害的年轻人群特点包括:①时尚族,年轻人长时间电脑办公、玩手机、平板电脑等,容易出现手腕、手指关节劳损,诱发腱鞘炎;年轻女性长期穿短裙和高跟鞋,不利于膝关节的保养,成为关节炎的易患人群。②久坐族,久坐办公室的上班族,不喜运动的宅男宅女,常年伏案工作,出门以车代步,容易较早地出现颈、肩、腰、腕等关节受损。③运动过量族,随着大众对健康的认识,越来越多的人喜欢运动,然而,不科学的运动方法或运动过量,都会导致关节损伤,长期下去会出现关节退化性关节炎,以及"30岁年龄,60岁关节"的现象。

误区四:吃药对骨刺没用

错误。虽然药物不能根除"骨刺",但是口服或局部使用非甾体抗炎药等药物对于改善膝关节骨关节炎患者症状有效。

 小贴士

骨关节病所致关节痛日常如何预防

对于骨关节病引起的关节痛,平时应注意病变关节的保暖,并注意按摩和热敷,避免病变关节的过度劳累,如尽量不做劳损膝关节的下蹲运动,身体肥胖者应减肥,体育锻炼应适度,避免过量。

对于关节有益的运动有散步、游泳、抗阻力训练、非负重的关节屈伸运动等,应避免的运动有爬楼梯、爬山、下蹲起立等。

(邱　艳)

第三节
中老年人关节疼痛怎么办

 小案例

老年患者:我一直有腿痛的毛病,但在最近感觉腿痛得厉害,实在放心不下去医院检查,结果医生告诉我说是得了膝关节炎,我想问一下这是什么病,能治好吗?

······

全科医生:老爷爷,您好,根据您讲述的症状,膝关节的体格检查,血化验和影像学检查(X线、磁共振)等,确实考虑膝关节炎,是常见的一种骨关节炎疾病。下面我介绍一下骨关节炎这个疾病的相关知识。

 小课堂

一、什么是骨关节炎

骨关节炎是一种主要以关节软骨的退行性病变、破坏和继发性骨质增生为特征的慢性关节病,累及关节软骨或整个关节,包括软骨下骨、关节囊、滑膜和关节周围肌肉。通俗地说就是随年龄增长,受累关节退行性改变,即关节软骨等构成关节的组织提前老化。常说的骨关节病、退行性骨关节炎、老年性关节炎和增生性关

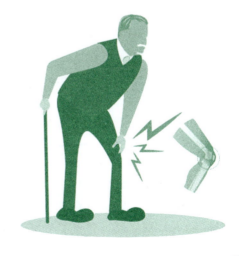

节炎等都是指这种病。

二、骨关节炎的分类与病因

按病因分为原发性与继发性,临床上按有无症状分为症状性关节炎和 X 线关节炎,后者无症状,仅有影像学改变。

原发性关节炎病因迄今尚未完全明了,继发性关节炎一般认为与增龄、肥胖、关节负载增加、劳损、累积性微小创伤、软骨营养、代谢异常、关节先天性异常和关节畸形等因素有关。

三、哪些人容易发生骨关节炎

与年龄紧密相关,随着年龄增长患病率逐渐增加,超过 65 岁可达到 58%~68%,故好发于中老年人。随着人均寿命的增加,患病率越来越高。女性发病多于男性,尤其是女性在绝经后明显增加,可能与关节软骨中雌激素受体有关。患病率还与种族及遗传因素有关,并且还有城乡差异,农村患病率高于城市。

四、哪些关节易发

好发于使用较多的手指间关节或负重较大的关节,以下肢负重关节如膝关节、髋关节、脊柱等部位多累及。

五、骨关节炎有哪些症状

1. 关节疼痛与肿胀　特点为早期隐匿发作,持续钝痛,多发生于关节活动以后,如上下楼梯后出现疼痛,休息可缓解。病变进展可出现休息时也产生疼痛,即休息痛,影响睡眠。负重时关节疼痛加重,关节积液时出现骨关节肿大。

2. 关节功能障碍、活动受限　早期出现晨僵和黏着感,晨僵时间较短暂,一般不超过 15 分钟。黏着感指关节静止一段时间后,开始活动时感到僵硬,如黏住一般,多见于下肢关节,活动后可改善。病变进展时出现关节功能明显障碍,关节活动障碍,活动范围明显缩小。

3. 骨质增生、关节畸形　关节摩擦,关节活动时出现异常响声。病情严重时可有肌肉的萎缩和关节的畸形。

六、出现哪些早期症状应该就诊

如出现关节疼痛,常发于晨间,活动后疼痛反而减轻,但活动过多,疼痛又可加重。另一症状是关节僵硬,常出现在早晨起床时或白天关节长时间保持一定体位后。检查受累关节可见关节肿胀、压痛,活动时有摩擦感或咔嗒声。出现上述情况,建议去医院检查。

七、骨关节炎有什么危害

骨关节炎是一种严重影响患者生活质量的关节退行性疾病,因关节疼痛,导致关节活动受限,甚至睡眠障碍。已成为老年人主要致残性疾病之一,给患者、家庭和社会造成巨大的经济负担。

 知识拓展

一、辅助检查

1. X 线检查 X 线检查仍然是目前临床诊断骨关节炎的主要方法。在 X 线上可表现为受累关节非对称性关节间隙变窄;软骨下骨硬化和 / 或囊性变,关节边缘骨赘形成等。其中骨赘生成、关节间隙变窄、软骨下骨硬化是诊断骨关节炎的重要指征。

2. MRI 比 X 线更加敏感,可更早发现骨关节炎的一些特殊表现。对明确早期诊断、鉴别诊断、分期、严重程度及确定治疗方法很有价值。可表现为关节软骨厚度变薄、骨赘生成、软骨缺损、骨髓水肿、囊性变、关节积液等。

3. 实验室检查 是鉴别和排除其他关节炎,如痛风性关节炎、化脓性关节炎、结核性关节炎、风湿性或类风湿性关节炎、强直性脊柱炎、大骨节病等。常规化验有血常规、C 反应蛋白、红细胞沉降率、蛋白电泳、免疫复合物、类风湿因子、抗核抗体等。

二、诊断

负重的关节疼痛、肿胀、活动障碍,以及关节畸形,影像学检查出现关节软骨退行性变和骨赘生成等改变,在排除其他关节炎后,即可诊断。

三、治疗

目的是减轻疼痛,改善关节功能,提高生活质量。

(一)骨关节炎的非药物治疗

1. 健康教育 治疗常需要患者积极配合,因此对患者的教育是治疗中的重要环节。内容包括如何加强体育锻炼,控制体重,缓解紧张压力,健康睡眠及健康生活等。

2. 体育锻炼 是治疗所有骨关节炎的核心治疗方法,包括肌肉锻炼和有氧训练。

3. 减肥　控制体重能减轻对关节的负担,延缓关节老化。

4. 低温疗法及热疗　是治疗有效辅助手段,低温减轻关节炎症,缓解肌肉痉挛并缓解疼痛,冰块或冰袋治疗时间应控制在 20 分钟以内,当使用区域出现麻木时应停止使用。热敷同样可以缓解疼痛,减轻肌肉痉挛,也应严格控制在 20 分钟以内。低温疗法与热疗联合治疗优于单一使用。

（二）骨关节炎的治疗药物

1. 非甾体类消炎镇痛药　用于减轻或者控制疼痛症状,如布洛芬缓释胶囊、双氯芬酸钠肠溶片、洛索洛松钠、美洛昔康、塞来昔布等,能很好地起到消炎止痛作用。常见副作用为消化道反应,应在评估患者风险因素后使用。

2. 保护软骨、营养软骨的药物　如硫酸氨基葡萄糖胶囊,主要是修复和营养关节软骨,具有缓解症状和改善功能的作用。安全方便,无胃肠道的刺激,一般用于关节炎早期,对于晚期者效果并不理想。

3. 玻璃酸钠　通过关节腔注射玻璃酸钠起到营养软骨、改善局部循环、润滑关节的作用。

4. 局部外用的膏药　如吲哚美辛巴布膏及一些中药膏药,起到活血化瘀、舒筋活络的作用。

（三）手术治疗

对于晚期患者,如关节活动明显受限或畸形,在全身情况能够耐受手术情况下,可以进行人工关节置换术。合并关节积液时可进行关节腔穿刺抽液治疗。

 误区解读

误区一:患骨关节炎除了吃药治疗还有什么办法

骨关节炎是关节的退行性病变,与增龄相关,病变的发生发展不可避免,我们能做的事是延缓关节病变的恶化。治疗需采取综合措施,仅靠药物是不够的,还需生活中注意保暖,避免辛辣刺激的食物,多注意休息,避免过度劳累。肥胖患者应该控制体重,减轻关节的负荷,下肢关节有病变时可以用拐杖或者手杖,进行理疗以及适当的体育锻炼,保持关节的活动范围等。总之,综合干预措施胜于单一药物治疗。

误区二:得了骨关节炎要卧床休息吗

骨关节炎在急性期的时候,建议适当休息。但在慢性期的时候,建议患者适当运动。如果完全制动,关节周围的肌肉会发生失用性萎缩与失用性脱钙,导致骨关节炎患者生活质量进一步下降,从而加重疾病进展。所以对于骨关节炎除急性期外,适当活动是主要原则,而不是严格卧床。

误区三:得了骨关节炎如何进行体育锻炼

患者进行合理的运动锻炼有必要,可以促进关节软骨吸收营养,增强全身和局部肌肉力量。但把握好锻炼尺度也很关键,包括关节活动范围锻炼、肌肉锻炼和耐力锻炼。运动方式如步行、骑自行车、游泳等。患者应尽量减少或避免以下活动:爬山、上下楼梯、蹲起、提重物、久站、超出关节承受能力的长距离行走等,特别是不宜进行剧烈运动。总之,选择一种适合自己的方式,循序渐进,持之以恒,劳逸结合,在休息和运动中达到平衡才对疾病最好。

误区四:骨关节炎患者在饮食方面有什么注意事项

1. 多吃含硫的食物　如芦笋、鸡蛋、大蒜、洋葱、芽甘蓝、卷心菜等,因为骨骼、软骨和结缔组织的修补与重建都需要以硫为原料。

2. 多吃含组氨酸的食物　如稻米、小麦和黑麦,组氨酸有利于清除机体过剩的金属。多食用富含胡萝卜素、黄酮类、维生素 C 和维生素 E 的食物。

3. 禁服铁或含铁复合维生素　因为铁与疼痛、肿胀和关节损伤有关。茄属蔬菜,如西红柿、土豆、茄子、辣椒等及烟草中的生物碱能使关节症状加重。

📋 小贴士

骨关节炎为关节软骨的退行性改变,是一种中老年人常见病,能够引起关节疼痛、关节活动范围受限、关节功能降低,从而严重影响中老年人的身体健康和生活质量,该病需要药物、外科手段及康复等方面综合治疗,以减轻关节疼痛,改善关节功能,从而提高患者生活质量。

骨关节炎虽然随着年龄增大不可避免,但如能做好以下预防与保健,可延缓关节老化。老年人应避免剧烈运动,以散步、太极拳等缓运动为主,不过量运动并防止急慢性损伤。当关节疼痛、僵硬、肿胀时应减量甚至停止运动。同时应注意保暖,控制体重,减少关节的负重以及过度的大幅度活动,对防治该病均有好处。关节病变较重的老年人应扶手杖行走,减轻关节负担。

(吴伟东)

第四节

手腕一用力就痛是怎么了

小案例

患者:王医生,我两个手腕疼的连毛巾都挤不动了,你快帮我看看是怎么回事啊?

全科医生:李阿姨,您这手腕痛了多久了?

患者:我以前在工厂流水线的时候两个手腕就经常痛。职业病嘛,也没办法,退休了就好多了。最近家里添了个娃娃,我天天洗一堆的尿布,这两个手腕就越来越痛了。

全科医生:李阿姨,您别急,您这情况啊,有可能是腕管综合征,下面我来仔细检查明确一下。

腕管综合征是成年人中的常见疾病,中老年女性更是高危人群,让我们一起来了解下这个疾病吧。

小课堂

一、什么是腕管综合征

腕管综合征是正中神经穿过腕管时受到挤压引起的单发性神经疾病。常表现为正中神经分布区域的疼痛和感觉异常,如腕前部疼痛,拇指、示指、中指区域的麻木无力,甚至肌肉无力等。

二、腕管综合征的危险因素有哪些

腕管综合征的危险因素包括遗传、肥胖、女性、妊娠,以及存在如糖尿病、

类风湿关节炎、手骨关节炎、甲状腺功能减退、正中神经单神经病等易共患的疾病,使用芳香酶抑制剂如阿那曲唑等,工作中需要反复使用或压迫手部和腕部、使用振动工具等。

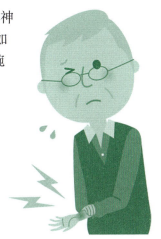

三、腕管综合征的临床表现有哪些

典型腕管综合征的临床表现为正中神经支配区(手第 1、2、3 指及第 4 指桡侧)疼痛、麻木或麻刺感。部分患者不适感可局限在腕部,也可累及全手。其症状大多由屈曲/伸展腕关节或抬臂诱发,如挤毛巾、开车、打字等,夜间症状可加重。部分患者可通过上肢姿势改变、甩手、温水冲洗等缓解不适症状。

四、腕管综合征患者居家应注意什么

肥胖的患者应注意控制体重。患有糖尿病、类风湿关节炎、手骨关节炎、甲状腺功能减退、正中神经单神经病等易共患疾病的患者需积极治疗相关疾病,控制病情发展。从事手部或手腕部负荷较重,或使用振动工具工作的患者应尽量回避相关工作,如无法回避,应注意工作中定时休息,放松手部。

 知识拓展

一、腕管综合征的检查

1. **体格检查** 包括腕管压力试验,反向 Phalen 试验,鱼际肌、拇外展肌力减退或拇短展肌徒手肌力测定,两点辨别觉试验,Semmes-Weinstein 单丝试验,腕管综合征 - 缓解试验,拇指、示指或中指针刺感觉缺失试验,ULNT-C 标准,Tethered 腕管正中神经压迫试验,音叉振动觉试验,Scratch collapse 试验,Luthy 征,Pinwheel 试验等。

2. **电诊断检查** 包括神经传导测试和肌电图,其敏感性和特异性较高,是腕管综合征的标准评估方法之一。

3. **影像学检查** 如超声、核磁共振等,其检查有助于评估怀疑腕部结构异常,如存在肿瘤、畸形或其他关节疾病的患者,不常规用于腕管综合征的诊断。

二、腕管综合征的治疗

根据患者临床症状的急性程度和严重程度,以及电诊断检查所见神经源性损伤程度采取不同的治疗方法。患者临床症状轻微时,初始可采用非手术治疗。如夜间用夹板将患者手腕固定在中立位,或注射糖皮质激素。不愿意注射的患者可改为口服糖皮质激素治疗,但其疗效不如注射。若患者初始非手术治疗失败,或者有持续神经损伤证据且病因不可逆,则应选择手术治疗。常用手术方式包括开放性腕管松解减压术和内镜下腕管松解减压术。

 ## 误区解读

误区一:腕管综合征是可以不管的小毛病

腕管综合征如果处理不当,病情可能会演变加重,导致手部运动功能受损,乃至鱼际隆起萎缩、固定性感觉丧失、手部肌肉无力等,进而难以从事正常的日常活动。因此当出现腕管综合征相关症状时应及时就诊。

误区二:我可以通过锻炼改善腕管综合征吗

不确定。有研究表明瑜伽、腕部活动等可以控制腕管综合征患者的疼痛,但相关的证据并不确切。

 ## 小贴士

当出现腕管综合征的相关症状又不方便就医时,可尝试以下方式缓解症状:①让手部得到充分休息;②适当进行手部抓握训练;③不要让手部长时间过冷。如果自行治疗数日后症状没有好转或加重应及时就医。

(殷　培)

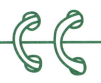

第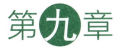章

难以解释的躯体症状

　　有时,我们的身体会出现一些难以解释的不适症状,如乏力、消瘦、水肿等,让人一时难以判断到底是身体的哪个系统出了问题。这时不妨来翻阅本章,或许能帮助大家识别和处理身体出现的状况,做好日常身体管理。

第一节

全身没劲怎么办

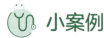 **小案例**

一位36岁的男性,乏力、面色苍白半个月。半个月前无明显诱因出现进行性面色苍白、乏力,不能胜任工作,稍动则心慌、气短,除了进食和睡眠稍差,其他基本正常。该患者乏力原因是什么,又该如何处理呢?

近年来,随着经济的快速发展,人们生活节奏加快,乏力的人群越来越多,哪些乏力需要看医生,哪些乏力不需要看医生呢?让我们一起了解下吧。

 小课堂

一、什么是乏力

乏力是临床上最常见的主诉症状之一,属非特异性疲惫感觉。表现为自觉疲劳、肢体软弱无力。生理状态下,乏力在进食或休息后可缓解,而病理性乏力则不能自行恢复正常。

二、乏力常见的原因有哪些

1. **生理性** 见于睡眠不足、过度疲劳、应激状态、妊娠等。睡眠不足可以使人感到乏

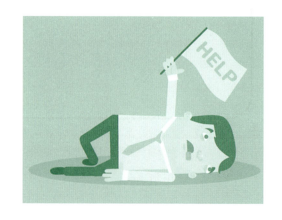

力,长期服用安眠药,也会感到软弱无力。体力劳动者饮食太清淡易致疲劳,低钠、低钾、低碘等均可致乏力。饥饿的人因缺乏蛋白质和缺钾也感乏力。

2. 药物性　酒精、镇静药、安眠药、抗抑郁类药、消炎镇痛类药及其他药物等。

3. 中毒

(1) 重金属中毒:砷、汞、镉、铅等有毒金属通过各种途径污染食品,沿食物链进入人体后,给人体健康带来严重危害。慢性中毒表现为疲劳、乏力,心悸、惊厥;急性中毒的症状是口腔有金属味,口、咽、食管有烧灼感,恶心、剧烈呕吐、腹泻、体温和血压下降,重症患者烦躁不安,四肢疼痛。

(2) 药物中毒:指用药剂量超过极量而引起的中毒;有些可因药物对胃肠道的刺激腐蚀作用出现恶心、呕吐致低钾等引起乏力,有些通过抑制神经系统、多器官系统功能紊乱致乏力嗜睡等。

(3) 一氧化碳中毒:含碳物质燃烧不完全时的产物经呼吸道吸入引起中毒。一氧化碳与血红蛋白结合,形成碳氧血红蛋白,使血红蛋白丧失携氧的能力和作用,造成组织窒息。对全身的组织细胞均有毒性作用,尤其对大脑皮质的影响最为严重。轻者有头痛、无力、眩晕、劳动时呼吸困难等。

4. 疾病

(1) 精神性疾病:①慢性焦虑(广泛性焦虑):一种常见的神经症,表现为情绪症状。在没有明显诱因的情况下,患者经常出现与现实情境不符的过分担心、紧张害怕,这种紧张害怕常常没有明确的对象和内容,患者感觉自己一直处于一种紧张不安、提心吊胆、恐惧、害怕、忧虑的内心体验中。②自主神经症状:头晕、胸闷、心慌、呼吸急促、口干、尿频、尿急、出汗、震颤等躯体方面的症状。③运动性不安:坐立不安,坐卧不宁,烦躁,很难静下心来。

(2) 感染性疾病:如结核病、感染性心内膜炎、病毒性肝炎等。感染性疾病患者常有乏力感觉。

(3) 内分泌代谢性疾病:如甲状腺功能亢进、甲状腺功能减退、糖尿病等。很多内分泌疾病都有乏力的表现。糖尿病是最常导致乏力的疾病。乏力是甲状腺功能减退症患者的初始症状,也是甲状腺功能亢进症患者的常见症状。产后大出血引起休克而致的希恩综合征,主要表现就是易疲乏、闭经、消瘦,这是因为脑垂体前叶功能减退所致。脑垂体前叶功能亢进所致的肢端肥大症患者也常感疲乏和四肢无力。

(4) 血液系统疾病:贫血、白血病等。贫血后患者血液携氧能力下降的程度,血容量下降的程度,发生贫血的速度和血液、循环、呼吸等系统的代偿和耐受能力均会影响贫血的临床表现。最早出现的症状有头晕、乏力、困倦;而最常见、最突出的体征是面色苍白。

（5）呼吸系统疾病：哮喘、慢性阻塞性肺疾病等。支气管哮喘临床上表现为反复发作的喘息、呼气性呼吸困难、胸闷和咳嗽等症状。多在夜间和／或清晨发作加剧。若长期通气障碍会影响血氧饱和度，长期缺氧会导致乏力。慢性阻塞性肺疾病临床上以咳嗽、白痰或黄痰、呼吸困难、活动后加重、疲劳乏力或体重减轻等为主要表现。轻者咳嗽、白痰，重者喘、走不了路，甚者躺在床上吸氧，依赖呼吸机。

（6）消化系统疾病：脂肪肝、肝硬化、胃肠炎等。脂肪肝患者，因为肝脏过度的脂肪沉积，从而会导致肝功能的受损，肝功能受损之后，患者就容易出现疲劳、乏力的感觉。胃肠炎频繁吐泻因血钾低而致全身无力。

（7）泌尿系统疾病：肾功能不全等。肾功能不全的患者体内有大量毒素蓄积，如肌酐、尿素氮及一些酚类等毒素，减少胃肠蠕动，影响胃肠的消化吸收功能，毒素刺激引起恶心、呕吐等，使营养物质流失。慢性肾功能不全多由慢性肾炎长期发展而来。慢性肾炎以蛋白尿、血尿为主要表现。人体蛋白的长期大量流失，引起营养不良。肾功能不全时促红素生成素分泌减少，加上营养吸收不良和慢性失血，多伴有不同程度的贫血，引起人体氧气供应不足，引起乏力、头晕等不适。

（8）心血管系统疾病：先天性心脏病、冠心病等。先天性心脏病容易引起脏器的供血不足而导致缺氧，引起乏力症状。心衰患者经常会使用利尿剂，导致低钾、出现乏力。血管紧张素转化酶抑制剂、血管紧张素受体拮抗剂、醛固酮受体拮抗剂等药物广泛应用于心脏病患者，易致高钾血症，也可出现疲软乏力情况。

（9）神经系统疾病：多发性硬化、重症肌无力、痴呆等。最明显的疲乏无力见于重症肌无力患者。重症肌无力是一种由神经 - 肌肉接头处传递功能障碍所引起的自身免疫性疾病，临床主要表现为部分或全身骨骼肌无力和易疲劳，活动后症状加重，经休息后症状减轻。

（10）肿瘤：淋巴瘤等。很多恶性肿瘤早期常出现乏力症状。

🥤 知识拓展

一、乏力的临床检查

（一）体格检查

注意体温、营养状况，皮肤黏膜有无黄染；是否有肝掌、蜘蛛痣，淋巴结是否肿大;甲状腺是否肿大、有无杂音,心肺功能是否正常,肝、牌是否肿大;有无压痛、叩痛,四肢有无水肿,下肢有无静脉曲张等。

（二）辅助检查

1. 实验室检查　血常规、肝肾功能电解质、甲功、肿瘤标志物等。根据病史、症状和体征,选择适当的化验检查。

2. 影像学检查　心电图、X 光、超声、CT、MRI 等检查对了解心、脑、肺、肾、肝等脏器功能及结构有重要价值。

二、乏力的临床处理

（一）一般处理

注意休息,早睡早起,饮食规律,戒烟戒酒。

（二）病因治疗

根据病因,应当给予针对性治疗。病因治疗可快速纠正乏力。对于多种感染性疾病,应明确感染源,给予抗感染等特异性治疗;对于内分泌缺陷患者如甲状腺功能减退症、垂体前叶功能减退症,给予甲状腺激素或合并加用其他激素替代治疗;对于甲亢,需药物治疗;对于慢性病患者,应加强慢性病管理;对于电解质代谢紊乱,调节体内电解质平衡;对于药物引起的乏力,停服该药物即可,无法停药者改用其他药物;对于贫血患者,查明贫血病因,纠正贫血;对于肿瘤患者,明确原发肿瘤病灶,手术或放化疗同时治疗,注意某些部位肿瘤会出现副癌综合征,导致激素分泌紊乱、电解质紊乱,可出现乏力等表现。

三、慢性疲劳综合征

慢性疲劳综合征是身体出现慢性疲劳症状的一种病症,具体是指长期(连续 6 个月以上)原因不明的显著疲劳感觉或身体不适。

（一）临床表现

1. 心理方面的症状　多数表现为心情抑郁,焦虑不安或急躁、易怒,记忆力下降,注意力不集中等。

2. 身体方面的症状　多数为身体消瘦;容颜早衰,面色无华,过早出现面部皱纹或色素斑;肢体皮肤粗糙,干涩,脱屑较多;毛发脱落,蓬垢,易断,失光。

3. 运动系统方面的症状　全身疲惫,四肢乏力,周身不适,活动迟缓;有时可能出现类似感冒的症状,肌痛、关节痛等。

4. 消化系统方面的症状　主要表现为食欲减退,无饥饿感,大便性状多有改变。

5. 神经系统方面的症状 初期常有头晕、失眠、心慌、易怒等;后期则表现为睡眠不足、多梦等。

6. 泌尿生殖系统方面的症状 可以出现尿频、尿急等泌尿系统症状,男子可出现遗精、阳痿、早泄、性欲减退;女子出现月经不调或提前闭经、性冷淡等。可能发生不孕不育症。

7. 感官系统方面的症状 眼睛疼痛,视物模糊,对光敏感等;耳鸣,听力下降等。

(二)诊断

根据美国疾病预防与控制中心的标准,判断自己是否患慢性疲劳综合征,须符合以下两项标准:

1. 排除其他疾病的情况下疲劳持续 6 个月或者以上。

2. 至少具备以下症状中的四项:①短期记忆力减退或者注意力不能集中;②咽痛;③淋巴结痛;④肌肉酸痛;⑤不伴有红肿的关节疼痛;⑥新发头痛;⑦睡眠后精力不能恢复;⑧体力或脑力劳动后连续 24h 身体不适。

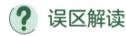 **误区解读**

误区一:疲劳乏力不是病,不需要去医院

错误。疲劳乏力的原因很多,若是睡眠不足、睡眠质量差、过度疲劳、嗜酒、感冒、服用安眠药或其他药物后等引起,可自己通过改变生活方式等改善乏力症状。但某些情况下如肿瘤、严重感染、重度贫血、中毒等情况致反复疲劳乏力,早诊断早治疗可显著改善预后,应去医院治疗。

误区二:乏力不会危及生命

不一定。对于高龄患者,疾病表现常常不典型,可能仅仅有明显乏力纳差表现,却有可能为严重疾病如重症感染等引起,可危及生命。另外,重症肌无力和严重低钾性周期性麻痹若危及呼吸肌可导致死亡;重度电解质紊乱也可危及生命。

小贴士

乏力患者应养成良好的生活习惯,注意休息、均衡饮食,平时多吃水果、

蔬菜。戒烟戒酒,避免情绪烦躁,减少忧思,保持心态平和,减少工作生活压力,生命在于运动,所以可以少量运动,如进行瑜伽锻炼、散步等,调整睡眠状态,提高睡眠质量。提高自身免疫力。

（施胜铭）

最近瘦了好多有没有问题

 小案例

患者:张医生,您好。我昨天称体重发现瘦了很多,还经常发脾气,家里人看到我说"你是不是更年期啦"。您看我现在还这么年轻,怎么会更年期呢。可是,我有时候就是控制不住自己,有时候自己也觉得会不会就是更年期啦,不然怎么会这样呢? 我工作、生活压力又不大,也没有烦恼。一开始也没上心,但是昨天称体重发现这几个月瘦了十几斤,有点担心,想来咨询一下。

张医生:您好,王女士。请问您有没有其他不舒服,比如心慌的感觉呢?

患者:张医生,你不说还想不起来,会的,有时候就觉得心慌,而且还比较容易饿。

(问诊过程略。)

张医生:这样啊,根据你目前简单的情况了解,我大致有个方向了,但是我需要给你做个查体,然后做一些检查来明确。

临床上,全科医生经常会遇到消瘦的患者来咨询或就诊,遇到这些患者,医生该怎么做呢,患者自己又可以怎样做呢? 接下来我们一起学习下吧。

 小课堂

一、什么是消瘦

消瘦是指由于各种原因引起体重下降,低于正常下限的一种状态。通常认为,体重低于标准体重的 10% 即为消瘦,目前国内外多采用体质量指数(Body Mass Index,BMI)衡量体重是否适中,计算公式为:BMI= 体重(kg)/ 身高 ^{2}(m^2),

成年人标准 BMI 为 18.5~23.9kg/m²，BMI<18.5kg/m² 为消瘦。

比如：一位体重 48kg 的女性，身高 165cm，BMI 为 17.6kg/m²，即为消瘦。此外，若最近 6~12 个月内体重在原有基础上下降 5% 以上也应警惕。

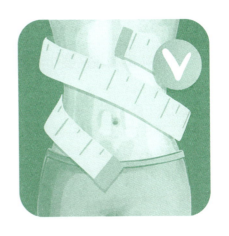

二、消瘦常见原因有哪些

多种原因使人体营养物质摄入减少或消耗增加，则会引起消瘦。引起消瘦的常见原因有：营养物质（包括糖类、蛋白质和脂肪）摄入不足、营养物质消化吸收障碍、营养物质利用障碍、营养物质消耗增加、减肥以及体质性消瘦。

三、引起消瘦常见的疾病及临床表现有哪些

1. **消化系统疾病**　即口腔、食管、胃肠、肝、胆、胰腺的各种疾病，比如口腔炎、咽后壁脓肿、急性扁桃体炎、舌癌、食管癌、贲门癌、食管损伤、慢性萎缩性胃炎、重症胃炎、胃淀粉样变、胰腺炎、胆囊炎、肝硬化、胃溃疡、胃切除术后、倾倒综合征、胃泌素瘤、皮革胃、各种肠道疾病、短肠综合征、胰腺/胆囊/肝脏的炎症或肿瘤等。除了消瘦，一般都有食欲缺乏、恶心呕吐、腹胀、腹痛、腹泻等表现。

2. **神经系统疾病**　包括神经性厌食、延髓性麻痹、重症肌无力等，表现为厌食、吞咽困难、恶心呕吐等。

3. **内分泌疾病**　1 型糖尿病可有多饮、多尿、多食和消瘦；甲状腺功能亢进症可有畏热多汗、性情急躁、震颤多动、心慌、突眼和甲状腺肿大；肾上腺皮质功能减退症可伴皮肤黏膜色素沉着、乏力、低血压及厌食、腹泻等；希恩综合征可伴有性功能减退、闭经、厌食、恶心呕吐、毛发脱落等。

4. **慢性消耗性疾病**　结核病可有低热、盗汗、乏力、咯血等，肿瘤因部位不同临床表现也不同，慢性感染也因感染部位不同表现不同。

5. **精神卫生疾病**　如抑郁症多有情绪低落、不自信、思维缓慢、睡眠障碍、食欲缺乏等。

四、体重减轻有哪些危害

体重减轻患者容易出现疲倦体力差；抵抗力低，耐寒抗病能力弱，易患多

种疾病;营养不良和智力降低;月经紊乱和闭经;肠胃疾病;骨质疏松。

五、体重减轻需要小心哪些疾病

1. 慢性心力衰竭　既往有心脏疾病的居民,若长期存在胸闷、呼吸困难、运动耐力下降等,应考虑慢性心力衰竭。

2. 恶性疾病　胃癌、胰腺癌、盲肠癌、恶性淋巴瘤、骨髓瘤等,体重减轻可能是唯一的症状,缺乏主要症状和体征的消瘦必须把隐匿的恶性肿瘤视为最常见的原因,食欲缺乏和代谢增加是重要的因素。

3. 慢性感染　不太常见,但需考虑到结核病,尤其不发达国家的患者,某些感染性心内膜炎发展缓慢,全身虚弱、消瘦和发热是其主要特征,其他需考虑的疾病有布鲁杆菌病、原虫病、全身性真菌感染、HIV 病毒感染(高风险人群重点考虑)。

六、体重减轻需要警惕哪些疾病

1. 药物依赖　包括酒精和麻醉药,特别是酒精,体重减轻伴不相称的营养状况时,需考虑到药物依赖的可能。

2. 吸收不良状态　各种胃肠道疾病如吸收不良状态、胃溃疡、肠内寄生虫 / 感染等。

3. 其他　慢性肾衰竭、结缔组织病(如系统性红斑狼疮)、痴呆、原发性肾上腺皮质功能减退症和垂体功能减退症等。

七、消瘦患者居家如何处理

对于消瘦的患者,首先需要明确是否有控制饮食、焦虑、情绪低落、长期服用容易引起体重下降的药物等原因。如果明确是饮食问题引起的,建议改善不良饮食习惯,避免挑食、少食,改为均衡饮食;如果患者没有故意节食或营养不良(计划性的饮食限制,如减肥)的情况,近期体重减轻最常见的原因是应激和焦虑,需要关注自己的生活和工作是否发生重大变化,进而导致自己出现体重减轻、容易心慌等,此时需改善情绪,调整自己心理,保证充足睡眠,配合适当运动;若是有长期服用容易引起体重下降的药物,如二甲双胍、优甲乐等,建议就医,请医生综合判断是否停药或换药。

如果没有上述节食、过度劳累等情况,考虑疾病导致的消瘦,建议医院就诊,排除诸如发热和贫血等健康问题。

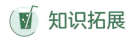 **知识拓展**

一、消瘦的临床检查

1. **体格检查**　仔细全面的体格检查是必须的,应特别注意检查的是生命体征、甲状腺和甲状腺功能亢进症的体征,腹部查体有无包块、触痛等。

2. **辅助检查**　体重减轻的辅助检查包括血常规(需关注血红蛋白、红细胞计数、白细胞计数)、血沉、甲状腺功能、随机血糖、肝肾功能、胸片、尿常规等;胃肠镜、腹部超声或 CT 等也需要考虑。

二、消瘦的临床处理

作为全科医生,面对消瘦患者应明确体重下降的具体原因,积极治疗原发病,如心衰、糖尿病、甲状腺功能亢进症、肿瘤等;同时,防治并发症,如消瘦的中老年人要预防骨质疏松,消瘦的青年人要预防肠胃疾病,消瘦的女性要预防月经紊乱和闭经,消瘦的儿童要预防营养不良和智力发育问题。

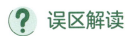 **误区解读**

误区一:消瘦就意味着长肿瘤了

不一定。虽然很多肿瘤患者尤其中晚期患者会表现为体重减轻,但并不是只有肿瘤才会出现体重减轻。刻意减肥、运动、情绪原因、过度劳累、睡眠不足都会引起体重下降。此外,其他系统疾病比如甲状腺功能亢进症、结核病、药物因素等都会导致体重下降。

误区二:消瘦患者应该大补

错误。消瘦原因很多,需要明确原因后对因治疗。而且,大补不适合所有消瘦患者,即便因营养不良导致的消瘦,也需要均衡饮食,循序渐进地进补。

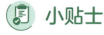 **小贴士**

消瘦患者如何进行饮食指导

消瘦患者如何增肥呢？同减肥一样，增肥也是一个循序渐进的过程，可以分为三个阶段进行：第一阶段，观察治疗阶段，一般为 3~7 天，增加食物宜较慢，可先添加含蛋白质较多、脂肪较少的食物，另加淀粉质以补充热能，供给各种维生素；第二阶段，调整充实阶段，一般为 1~2 周，该阶段可增加脂肪的补充，建议先用少量植物油；第三阶段，巩固治疗阶段，1 周时间。需要说明的是，整个调整过程进度可进可退，反复数次。

（邱　艳）

第三节
小腿肿了消不下去怎么办

 ## 小案例

刘先生:李医生,您好。您帮我看看,我两个小腿肿了好几个月了,之前没来看,因为晚上睡一觉第二天会好起来。但是最近几天肿得比以前厉害了,而且第二天消不下去了。听邻居说出现水肿是肾脏有问题,我身体一直挺好的,没有小便不正常的情况,没有这方面的问题呀。不会是什么不好的毛病吧,我好担心。

李医生:您好,刘先生,首先别太担心。我再询问一些相关问题,然后我们一起看看是什么问题,再决定下一步怎么办。

临床中,尤其全科门诊、肾内科门诊,经常遇到两小腿水肿来就诊的,此外,还有颜面部水肿、脚踝水肿的。让我们一起来学习下水肿的相关知识吧。

 ## 小课堂

一、什么是水肿

水肿由于血管外的组织间隙中过多液体积聚导致,是临床常见症状之一,也是很多患者就诊的原因。通俗地说,就好像是水管内的水渗透水管外积聚。

二、水肿的分类有哪些

1. 根据水肿范围,可分为全身性水肿、局限性水肿和积液。其中,全身性水肿指液体在组织

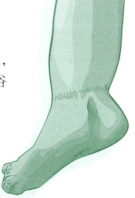

间隙呈弥漫性分布,如心源性水肿、肾源性水肿、肝源性水肿等,往往同时有胸腔积液、腹水和心包腔积液等。局部性水肿指液体积聚在局部组织间隙,如血栓性静脉炎、炎症水肿。积液指液体积聚在体腔内,如胸腔积水、腹腔积水。一般情况下,水肿不包括脑水肿、肺水肿。

2. 根据水肿有无凹陷,可分为凹陷性水肿和非凹陷性水肿。其中,凹陷性水肿指体液积聚于皮下组织间隙,手指按压后组织下陷。而非凹陷性水肿指体液积聚于皮下组织间隙,指压后组织下陷不明显或没有凹痕。

3. 根据水肿的皮肤特点,可分为隐性水肿和显性水肿。其中,隐性水肿即全身组织间隙水潴留 <5kg,临床上表现为体重增加,而无水肿。而显性水肿指全身组织间隙水潴留 >5kg,皮肤肿胀、弹性差、皱纹变浅、用手指按压有凹陷。

4. 根据水肿的临床检查,可分为轻度水肿、中度水肿和重度水肿。轻度水肿,仅见于眼睑、眶下软组织、胫骨前、踝部皮下组织水肿,手指按压后组织轻度下陷,平复较快。中度水肿,全身组织均见明显水肿,手指按压后凹陷明显,平复缓慢。重度水肿即全身组织严重水肿,身体低位皮肤紧绷发亮,或有液体渗出,浆膜腔可见积液,外阴也可见严重水肿。

三、全身性水肿的发病原因及特点有哪些

前面了解到全身性水肿多见于心源性水肿、肝源性水肿、肾源性水肿等,那么我们一起看看每个病因对应的常见疾病及其临床特点。

1. 心源性水肿 常见于右心衰竭及缩窄性心包疾病(缩窄性心包炎、心包积液 / 积血、心肌硬化等)。特点是首先发生于低垂部位的下肢,然后逐渐遍及全身,严重时可出现腹水或胸腔积液。能起床活动者,最早出现于脚踝内侧,行走活动后明显,休息后减轻或消失,经常卧床者以腰背部明显。颜面部一般不出现水肿。水肿为对称性、凹陷性,形成的速度较慢。患者不能平卧是心源性水肿的一大特点。

2. 肝源性水肿 多见于肝硬化或晚期肝病,主要表现为腹水,也可先出现脚踝水肿,逐渐向上蔓延,而头、面部及上肢常无水肿。肝源性水肿的腹水比较明显是其特点。

3. 肾源性水肿 一般分为肾炎性水肿和肾病性水肿两类。见于各种肾小球肾炎、肾病综合征和肾功能不全。

(1) 肾炎性水肿:多见于肾小球肾炎,其特点是最早出现在组织疏松的部位比如眼睑、面部,晨起时更明显,常常同时伴有高血压。

(2) 肾病性水肿:常见于肾病综合征。由于重力的作用,水肿最早出现在

位置低的部位比如下肢,常从踝部开始。下午、晚上重,晨起轻。卧床的患者背部、臀部也会出现明显的水肿。肾病性水肿往往较重,常常伴有腹水、胸腔积液,而且出现的顺序为皮下水肿、腹水、胸腔积液,顺序不会颠倒,这是和肝源性水肿最大的不同。

4. 内分泌代谢疾病所致水肿　甲状腺功能减退引起的水肿为非凹陷性,多见于颜面部和小腿前,不受体位影响,水肿处皮肤增厚、粗糙、苍白、温度减低。部分甲亢患者可出现凹陷性水肿或胫前黏液性水肿。原发性醛固酮增多症、库欣综合征引起的水肿表现为下肢及面部轻度水肿。腺垂体功能减退症引起的水肿表现为面部黏液性水肿,伴上肢水肿。部分糖尿病患者也会出现水肿。

5. 营养不良性水肿　也称低蛋白性水肿,可见于慢性消耗性疾病长期营养缺乏、蛋白丢失性胃肠病、重度烧伤等引起的低蛋白血症或维生素 B_1 缺乏症,水肿常从足部开始,逐渐蔓延至全身。水肿发生前常有体重减轻是其特点。

6. 妊娠性水肿　大多数女性在怀孕后期会出现不同程度的水肿,多数生完孩子后自行消退。

7. 经前期紧张综合征　未绝经的女性在月经前 7~14 天出现眼睑、下肢水肿,一般自行消退。

8. 特发性水肿　表现为足、踝、胫骨前凹陷性水肿,多在立位活动后或下午出现,晚上睡一觉后水肿消失,个别患者晨起出现眼睑、颜面浮肿。水肿多为轻中度,往往呈周期性。

9. 其他原因　结缔组织病如硬皮病、系统性红斑狼疮、皮肌炎等,变态反应性水肿、药物性水肿、功能性水肿如高温环境引起的水肿、肥胖性水肿、老年性水肿、旅行者水肿、久坐导致的水肿。

四、局限性水肿常见于哪些疾病

局限性水肿常见于蜂窝织炎、疖、痈、丹毒、高温及化学灼伤引起的炎症性水肿,非特异性淋巴管炎、淋巴结切除后、丝虫病等引起的淋巴回流障碍性水肿,静脉曲张、静脉血栓、血栓性静脉炎、上腔静脉阻塞综合征、下腔静脉阻塞综合征引起的静脉回流障碍性水肿,血管神经性水肿,神经源性水肿及局部黏液性水肿。

五、水肿常见的伴随症状有哪些

根据水肿的分类不同,其临床特点不同,伴随的其他症状也不同。

1. 若水肿伴胸闷、气促、发绀、心悸、不能平卧、颈静脉怒张,常提示为心源性水肿。
2. 若水肿伴有腹胀、腹痛、肝大、黄疸、肝功能异常,多见于肝源性水肿。
3. 若水肿伴消瘦、体重明显减轻,常见于营养不良性水肿。
4. 若水肿伴脸厚面宽、反应迟钝、眉毛头发稀疏、舌肥大,多为黏液性水肿。
5. 若水肿伴血尿、蛋白尿,常为肾源性水肿。

六、可引起水肿的药物有哪些

药物性水肿是指临床上应用某些药物而引起的体液平衡紊乱,体液潴留于组织间隙而出现全身或局部肿胀。主要表现为下肢或面部水肿,严重者甚至出现全身水肿。临床上药源性水肿特点是水肿在用药后发生,停药后不久消失。引起水肿常见的药物见表9-3-1。

表9-3-1　引起水肿的常见药物种类及代表性药物

药物种类	代表性药物
皮质激素类药物	地塞米松、泼尼松等
降压药	
α受体阻断剂	哌唑嗪
血管扩张剂	肼屈嗪
钙通道阻滞剂(尤其是二氢吡啶类钙通道阻滞剂)	硝苯地平 氨氯地平 维拉帕米等
降糖药	
噻唑烷二酮类	吡格列酮 罗格列酮
胰岛素	
非甾体抗炎药	吲哚美辛、保泰松 罗非西布
免疫抑制剂	西罗莫司
生长激素	重组人生长激素注射液
抗肿瘤药	伊马替尼、索拉非尼、达沙替尼、帕尼单抗、来那度胺等
中药	甘草、人参等

七、水肿患者居家如何处理

如果出现水肿,首先不要紧张,也不要乱吃利尿消肿药物,应先观察出现水肿的部位。如出现对称性的眼睑及下肢水肿,可先到肾内科就诊;如果是单侧肢体水肿,要排除由于静脉梗阻或回流不畅造成的局限性水肿,应到血管外科就诊;如全身水肿并有喘憋、腹胀等症状,而且有心力衰竭、肺心病和肝硬化病史,请到相应科室就诊。

此外,生活中要限制钠盐摄入,是治疗大多数水肿的基本措施。水肿较重时应卧床休息,低盐饮食的同时限制水的饮用,这里说的水不仅指我们的日常饮用水,还包括粥、水果、蔬菜等含水的食物。对于血管问题引起的水肿,避免久站久坐,适当抬高下肢有助于血液回流。

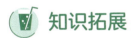 **知识拓展**

一、水肿的临床检查

针对水肿患者,应进行系统全面的查体,着重检查心脏、肾脏、腹部、双下肢等。此外,对水肿者应进行尿常规、肝肾功能检查、甲状腺功能、肾小球滤过率、肝肾超声、心脏超声等检查,如检测结果正常的话,应积极寻找其他可能的原因。

二、水肿的临床处理

1. 治疗引起水肿的基础疾病　水肿只是临床中常见的一个表现,把引起水肿的疾病控制住了,水肿自然就能好转。因此,通过各种化验检查明确引起水肿的原因非常重要。

2. 利尿消肿　严重的水肿会引起各种不适,甚至影响心肺等重要器官的功能。因此,在治疗基础疾病的同时,若水肿明显可应用小剂量的利尿剂。但长期应用利尿剂会引起体内钾、钠、氯等电解质的紊乱,因此对于肾脏病患者来说,利尿剂只能作为对症治疗的一种药物短期应用。另外,尿毒症患者由于肾脏产生尿液的功能很差,利尿剂往往不能起到很好的效果,此时则可能需要通过透析清除体内过多的水分。

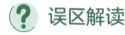

误区解读

误区一：水肿就是肾脏出问题了

不一定。临床上很多疾病都可以引起水肿，不同部位的水肿病因也不一样。出现水肿可能是肾脏的问题，也可能是心脏、肝脏、营养不良、下肢血管的问题。而且，肾脏的疾病也不一定都会出现水肿。

误区二：水肿患者是不是自己服用几颗利尿剂就可以了

不是的。如果一个人出现了水肿，不要盲目吃利尿药，因为引起水肿原因不同，治疗方法也不同。即便最终明确病因，需要服用利尿药，也需要密切监测电解质，预防血钾偏低的可能，因为低血钾会造成心律失常，严重者危及生命。

误区三：是不是每个水肿的患者都应该限盐（低盐）饮食

不是的。一般来说，因为水钠潴留引起的水肿，比如心源性、肾源性、部分内分泌疾病引起的水肿应该限制食盐的摄入。血管、药物、特发性、功能性水肿等不需要限制盐的摄入。

误区四：所有钙离子通道阻滞剂引起的水肿，患者都应该停药

不一定。钙离子通道阻滞剂尤其是二氢吡啶类常见的一个不良反应就是下肢水肿。那么，如果出现了水肿，应不应该停药呢？临床发现加用小剂量利尿药可以减轻或消除水肿的症状，同时，可以更好地控制血压。当然，也有少数水肿严重的患者需要改服其他降压药物。

小贴士

水是生命的重要组成部分，人体含水量约为体重的 60%~70%，婴儿的含水量在 70% 以上。作为人类的食物，许多动植物中含有大量的水。以每 100g 食物中含水量计算，比如 100g 馒头含 43.9g 水分，记为馒头（43.9g）。下面介绍常见食物中的水分：米饭（70.9g）、豆腐（82.8g）、茄子（93.4g）、大白菜（94.6g）、苹果（85.9g）、桃（86.4g）、鲜枣（67.4g）、葡萄（88.7g）、柑橘（86.9g）、西瓜（93.3g）、糖炒栗子（46.6g）、炒花生仁（1.8g）、猪肉（46.8g）、牛肉（72.8g）、牛奶

（89.8g）、鸡蛋（74.1g）、鲫鱼（75.4g）。

尽管这里没有详细列举所有食物所含的水分，一般来说，生鲜的蔬菜水果含水量很高，鲜果为 70%~94%，鲜菜为 80%~97%，鲜瘦肉为 45%~77%，鲜蛋为 67%~75%。经过加工的食品，含水量会降低，如奶粉为 3%~5%，脱水蔬菜为 6%~9%，饼干为 2.5%~4.5%，面包为 32%~36%。因此，对于需要限制饮水的患者，可以参照计算。

（邱 艳）

第四节

快速发胖怎么办

 小案例

刘小姐：王医生，我最近5个月体重增加了10kg，我好像也没比以前吃得多啊，这也胖得太快了，会不会是有什么毛病啊？

全科医生：刘小姐，您除了体重迅速增加，还有其他方面的问题吗？

刘小姐：其实我最近月经也不是太规律，时来时不来，一开始家里人还以为我是不是怀孕了，后来看看也不是。唉，现在胖得我都不敢出门了，家里人也天天念叨叫我减肥。那我又没多吃，还能怎么减嘛。

全科医生：刘小姐，您的情况我大致知道了，我给您仔细地评估检查一下，再来看看怎么办好吗？

刘小姐：王医生，拜托您了。

肥胖是我们日常生活中的常见问题，如果短时间内体重迅速增加，要注意排查有没有身体疾病。接下来让我们一起了解下肥胖吧。

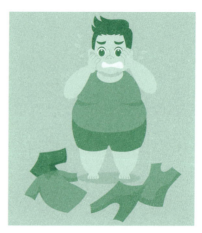

 小课堂

一、什么是肥胖

肥胖是指机体脂肪总含量过多和／或局部含量增多及分布异常，是由遗传和环境等多种因素共同作用而导致的慢性代谢性疾病。通过测量BMI和腰围，我们可以判断是否存在肥胖（表 9-4-1）。

表 9-4-1　中国成人肥胖的诊断标准

分类	BMI/kg·m^{-2}	腰围 /cm	
		男性	女性
体重正常	18.5~23.9	—	—
超重	24.0~27.9	—	—
肥胖	≥28	—	—
向心性肥胖前期	—	85~89.9	80~84.9
向心性肥胖	—	≥90	≥85

注：体重指数（BMI）＝体重（kg）÷身高（m）^{2}

二、肥胖的常见类型有哪些

按发病机制及病因，肥胖症可分为单纯性和继发性两大类。单纯性肥胖症（原发性肥胖），无明显疾病因素；继发性肥胖症是由于身体神经、内分泌、代谢紊乱造成。依据脂肪积聚部位，肥胖可分为向心性肥胖（腹型肥胖）和周围型肥胖（皮下脂肪型肥胖）。向心性肥胖患者脂肪主要蓄积于腹部，呈现"梨形"肥胖，而周围型肥胖患者脂肪积聚于股部、臀部，呈现"苹果形"肥胖。

三、肥胖有哪些危害

肥胖症患者易合并血脂异常、脂肪肝、高血压、糖耐量异常或糖尿病、阻塞性睡眠呼吸暂停、胆囊疾病、胃食管反流病、高尿酸血症和痛风、骨关节病、静脉血栓、生育功能受损等疾病及社会心理问题。同时，肥胖症患者女性乳腺癌、子宫内膜癌，男性前列腺癌、结肠和直肠癌等发病率增高。肥胖症患者如果进行麻醉或手术，其并发症也比一般人增多。

四、引起肥胖的常见疾病及临床表现有哪些

1. 库欣综合征　向心性肥胖，主要表现为满月脸、多血质、紫纹、痤疮、四肢相对较瘦，常继发糖代谢异常、高血压、骨质疏松等。可通过测定血尿皮质醇水平、皮质醇节律及行小剂量地塞米松抑制试验等加以鉴别。

2. 甲状腺功能减退症　常伴有基础代谢率显著降低、体重增加、黏液性水肿等。临床表现为怕冷、水肿、乏力、嗜睡、记忆力下降、大便秘结等症状。测定甲状腺功能有助鉴别。

3. 下丘脑 / 垂体性肥胖　以面、颈及躯干部位肥胖为主，皮肤细嫩、手指

尖细,常伴智力下降、甲状腺及肾上腺皮质功能不全、性腺发育不良等。可检查视野、视力,行颅脑垂体(鞍区)磁共振检查,靶腺激素测定及相关内分泌功能试验以明确诊断。

4. 胰岛相关型肥胖　因胰岛素分泌过多,脂肪合成过度造成肥胖。如 2 型糖尿病早期、胰岛 β 细胞瘤、功能性自发性低血糖症等。临床表现为交感神经兴奋症状,如饥饿感、心悸、出汗、头晕、乏力、手抖等,或神经缺糖症状,如精神行为异常、抽搐、意识改变等。可行血糖、胰岛素、C 肽、延长口服葡萄糖耐量试验(OGTT),72h 饥饿试验,胰腺薄层 CT 扫描等明确诊断。

5. 性腺功能减退症　如女性多囊卵巢综合征、男性阳痿不育等。临床表现为性功能减退、月经稀发 / 闭经、不育、男性乳房发育等。可完善垂体促性腺激素、性激素、妇科 B 超、睾丸 B 超等明确诊断。

6. 药物　长期摄入一些药物也会引起肥胖,如三环类抗抑郁药、选择性 5-HT 再摄取抑制剂等抗精神、神经类药物,糖皮质激素,胰岛素,磺酰脲类降糖药,避孕药等。

7. 常染色体遗传性疾病　一些常染色体遗传性疾病也会以肥胖为主要表现,如 Laurence-Moon-Biedl 综合征、Prader-Willi 综合征等。

五、肥胖患者居家如何处理

1. 饮食方式改善　尽量采用蒸、煮、炖的烹调方法,低能量、低脂肪、适量蛋白质、含复杂糖类(如谷类)饮食,增加摄入新鲜蔬菜和水果,避免进食油炸食物,避免加餐、饮用含糖饮料,限制热量摄入。同时应注意控制食盐摄入,戒烟限酒。

2. 运动锻炼　结合自己的年龄、兴趣爱好、身体承受能力,制定相应的运动计划。运动量和强度应当逐渐递增,最终目标应为每周运动 150min 以上,每周运动 3~5 天。建议中等强度的运动(运动时有点用力,心跳和呼吸加快但不急促,或者在运动中能说出完整句子但不能唱歌),如快走、打太极拳、骑车、乒乓球、羽毛球等。每周另外进行 2~3 次抗阻运动(两次锻炼间隔≥48h),如哑铃、弹力带、俯卧撑等,锻炼肌肉力量和耐力。日常也要注意养成健康的生活习惯,如增加日常身体活动,减少静坐时间等。

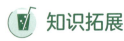 知识拓展

一、肥胖症的检查

采用 BMI、腰围测量法进行基本筛查,若有肥胖及超重,则进一步行空腹

血糖、随机血糖、OGTT（空腹血糖和糖负荷后 2h 血糖）筛查糖尿病，并监测血压和血脂。如有相应临床症状，则进一步排查甲状腺功能、血尿皮质醇水平、性激素、胰腺 B 超或 CT、头颅 MRI 等。

二、肥胖症的临床处理

1. 积极寻找诱因，并去除相关因素。

2. 指导患者进行饮食方式改善和运动锻炼。

3. 行为方式干预　通过包含营养师、护士、医生、体育运动教练、心理咨询师等在内的多学科团队有效地落实行为干预，增加患者治疗的依从性。

4. 药物　美国 FDA 批准的治疗肥胖症药物包括纳曲酮、氯卡色林、芬特明 / 托吡酯、奥利司他、利拉鲁肽。我国国家药监局批准的药物为奥利司他。

5. 代谢手术治疗　对于严重肥胖症患者可以切实有效地减轻体重，但术后可能出现贫血、骨质疏松等营养相关性并发症，需长期补充维生素、微量元素及钙剂。

 误区解读

误区一：只要不吃饭就可以快速减肥

减肥讲究"三分练七分吃"，饮食控制确实是减肥的重要环节，但并非意味着不吃饭。应在制造一定热量缺口（消耗量 > 摄入量）的前提下，科学调整每日摄入食物的营养比例，避免用极低能量膳食（即能量总摄入 <600kcal/d 的膳食）。极低能量膳食会造成肌肉组织大量流失，新陈代谢失调，甚至引发各种疾病。

误区二：我天生易胖，喝凉水都胖，没办法了

由于基因和新陈代谢的差别，人的胖瘦确实天生有不同。但由于水是 0kcal，不存在"喝凉水都胖"的人。吃不胖的体质，除了先天的优势，主要还是因为肌肉含量比较高和良好的生活饮食习惯。因此绝大多数人，只要改变不良的饮食和生活习惯，加强锻炼，增加肌肉，都可以改善易胖体质。

误区三：我是向心性肥胖，只减肚子上的脂肪可以吗

脂肪是全身性的，除非局部抽脂，否则没办法局部减少脂肪，只有老老实实地全身减脂，局部才能跟着减脂。不过我们可以通过局部锻炼改变脂肪

和肌肉的比例,进而改善视觉效果,局部肌肉强化了,对脂肪的牵拉作用增强了,视觉效果可以瘦一些。

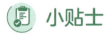 **小贴士**

节食的营养计算方法

1. 可利用手机各类饮食、减肥软件估算每日摄入的总热量,肥胖男性能量摄入建议为 1 500~1 800kcal/d,肥胖女性建议为 1 200~1 500kcal/d,或在目前能量摄入水平基础上减少 500~700kcal/d。

2. 食物搭配方面,蛋白质、碳水化合物和脂肪提供的能量比应分别占总能量的 15%~20%、50%~55% 和 30% 以下。在有限的脂肪摄入中,尽量保证必需脂肪酸的摄入,同时要使多不饱和脂肪酸、单不饱和脂肪酸和饱和脂肪酸的比例维持在 1∶1∶1。另外应保证丰富的维生素、矿物质和膳食纤维摄入,推荐每日膳食纤维摄入量达到 14g/1 000kcal。

3. 若节食期间难以保证营养均衡,可考虑适当补充复合维生素或肠内营养剂(特医食品)等。

(殷　培)

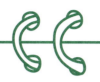

第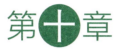章

日常外伤

　　日常生活中或多或少,总会遇到些割伤扭伤乃至骨折、蚊虫叮咬、烫伤冻伤等问题。当发生这些外伤时,你是置之不理,还是用撒石灰、涂牙膏等土办法应付? 你知道正确的处理方法吗? 其实,这些伤口,无论大小、深浅,都需要进行及时科学的处理,若处理不当,伤口可能会感染、化脓甚至截肢,威胁生命。通过本章的学习,你可以学会如何应对处理生活中的外伤。

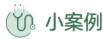

第一节

割伤了怎么办

 小案例

小张:医生,两天前发生了这么一件事。我有个工友在工厂做工的时候被机器切断了大拇指,大家立刻就把他送医院去了,当然大拇指也带上了,而且还特意找了些冰块,把大拇指直接放进去低温保存。去了医院后,大拇指倒是接上了,医生却说我们保存拇指的方式有些不妥。我想问问,我们明明是照着微信公众号的文章做的,到底是哪里不对了?

全科医生:你们反应很快,最后结果也不错。但是在拇指的保存上确实有些不妥。生活中难免不小心被割伤,有些工作可能会遇到更危险的情况,下面我就来仔细介绍一下切割伤的处理。

小课堂

一、什么是切割伤

切割伤是人体皮肤、皮下或深层组织被玻璃、刀刃等锐器或机器划割造成的损伤,严重者可造成肢体离断。生活中被玻璃或刀等锐器割伤,工作中注意力不集中、违反操作规程、机器故障等都是造成切割伤的原因。切割伤多发生于四肢,其中又以手的切割伤最多见。

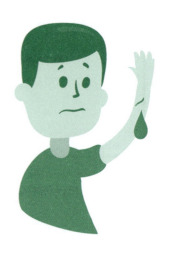

二、切割伤有哪些表现

伤口深度、大小不同造成的损伤不同。切割伤伤口大多比较整齐,轻者仅表现为皮肤小而浅的裂伤,或局限性的皮肤缺损;重者可出现大面积皮肤缺损及肌肉、肌腱、神经、骨等组织损伤,甚至肢体的断离,出血量大者可出现休克。

三、切割伤的家庭处理方法

(一)短浅的切割伤

短浅的切割伤,先洗干净双手,用无菌纱布按住伤口 5~15 分钟止血(未出血可跳过),用生理盐水或肥皂水冲洗受伤部位,接着用碘伏消毒伤口,如有伤口处红肿可涂抹莫匹罗星或红霉素 / 金霉素软膏,接着贴好创口贴或纱布即可。每日更换创口贴或纱布 1~2 次,直到伤口愈合。

(二)严重的切割伤

1. 如果割伤较宽、较长,切口不整齐,伤口贯穿皮肤全层,应立即进行止血、包扎(方法同上述),简单处理后立即到医院就诊。

2. 若有不完全离断的肢体,可将相连组织进行简单归位,并用无菌或清洁敷料加压包扎止血,然后立即送医。

3. 完全离断的肢体,如受伤地离医院近,可将其用干燥的无菌或清洁敷料包好,不做任何处置,和患者一起送往医院;如离医院较远,可用干燥的无菌或清洁敷料包好,放于无孔塑料袋内,置于加盖的容器中,塑料袋外加冰块保存,一起带至医院。切记不要将断肢与冰块直接接触,以免冻伤断肢,也不要将断肢浸泡在任何液体中。

(三)切割伤伴发感染

如果出现发热,伤口周围发红、肿胀、皮温升高、疼痛加重或流脓等问题,则提示可能发生了伤口感染,需要及时到医院处理。

🥤 知识拓展

切割伤的临床处理方法

(一)出血量大伴休克者

立即建立静脉通道,给予积极抗休克治疗;多处受伤者,优先处理危及生命的创伤。

（二）生命体征稳定者

1. **冲洗及清创**　采用生理盐水或聚维酮碘冲洗伤口并去除所有异物。如果存在不能完全看到底部的伤口，且伤口是由碎玻璃导致，或伤口中伴有其他游离异物，需进行 X 线摄影进一步明确伤口情况。对于污染伤口，需清创去除永久失活的组织。

2. **止血**　可用绷带或清洁敷料进行加压包扎止血。严重出血时可用止血钳止血，但要在可视情况下钳夹，避免盲目钳夹，以免损伤过多的血管；如果用止血带止血，应每小时放松一次，每次约 10~15min，以免引起肢体坏死；尽量不使用橡胶管式止血带，以避免加重局部损伤。必要时，应由外科医生进行肢体远端的动脉结扎或电凝止血。

3. **缝合**　根据受伤的时间、污染的机制和程度、伤口的程度决定是否缝合伤口。对于清洁利器导致的伤口，在损伤后 12~18h 内均可进行一期缝合。对于错过一期缝合安全期的无并发症的伤口，可在初始伤口清洗和清创后，至少等待 4~5 日，进行延迟一期缝合。对于不能充分冲洗的深部伤口，污染的伤口，小的不影响美观的动物咬伤，有脓腔的伤口或是受伤后很久才来就诊的伤口，可采取二期缝合。

4. **包扎**　伤口处理完毕后，用无菌或清洁敷料对伤口处进行包扎。

5. **抗感染**　伤口较深或污染者，应给予破伤风抗毒素预防破伤风的发生。感染症状明显者，积极抗感染治疗。

误区解读

误区一：割伤手要打破伤风疫苗吗

看情况。如果以前注射过破伤风疫苗，全程免疫后的作用持续时间可达到 5 年；在全程免疫后进行加强免疫，其作用持续时间可达 10 年。在全程免疫最后一次注射后 5 年内受伤，任何伤口均不需接种破伤风疫苗或者注射免疫球蛋白，注射后超过 5 年但不足 10 年者，清洁的伤口无需额外注射，污染的伤口则需接种疫苗。10 年以上，或者免疫接种不完全，则任何伤口都需要接种疫苗，视情况注射免疫球蛋白。

误区二：我的伤口需要缝合吗

看情况。如果您的割伤并未贯穿皮肤全层，则不需要缝合。如果您的割伤较宽、切口不整齐或贯穿皮肤全层，则很有可能需要缝合。具体还需经医生评估。

 ## 小贴士

生活中注意安全,当心玻璃、刀刃等锐器的伤害。工作中注意力集中,按规章操作,及时排除机器故障。

(殷 培)

第二节

一运动就扭伤怎么办

 小案例

小王:医生,我刚才打羽毛球的时候没注意,扭伤了脚,疼得厉害,快来帮我看看啊。

全科医生进行体格检查,发现小王左脚踝皮肤完整,无瘀血瘀斑,有轻度肿胀,活动受限,无明显压痛,无关节反常运动。

全科医生:您先把左脚翘在椅子上,拿这个冰包在伤到的地方冰敷。左脚不要乱动,休息一会儿。

过了十分钟。

小王:医生,您神了! 我脚没那么痛了! 您快给我说说是怎么办到的。我等下是不是就可以回家了?

全科医生:您先别急,下面我就来完整介绍一下扭伤了怎么办。

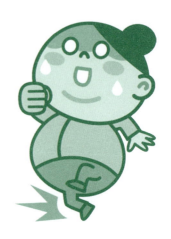 **小课堂**

一、什么是扭伤

扭伤是指四肢关节或躯体的软组织,如肌肉、肌腱、韧带过度扭曲、牵拉所引起的损伤或撕裂,通常无骨折、关节脱位和皮肤破损等,多发于腰、踝、膝、肩、腕、肘和髋等部位。

二、什么情况下容易扭伤

扭伤多由剧烈运动、负重姿势不当或不慎跌倒等原因引起。在此类活动中,如不小心失去平衡,在异常外力的作用下就容易发生关节扭伤。

三、扭伤有哪些表现

主要表现为损伤部位肿胀、疼痛和关节活动受限。有时伴有受伤关节周围大面积皮下青紫、瘀斑;有时可能伤及附近韧带,出现韧带部位压痛,也可以伴有骨折、软骨损伤等。

四、扭伤的家庭处理方法

急性扭伤处理应按国际公认的 PRICE 原则处理,包括保护(Protection)、休息(Rest)、冰敷(Icing)、压迫(Compression)和抬高(Elevation)五个部分。

1. 保护　扭伤后扭伤部位限制运动,必要时采用弹力绷带、石膏、支具等保护,避免关节受到进一步伤害。

2. 休息　让受伤部位静止休息,必要时可卧床休息,以减少进一步损伤。

3. 冰敷　一旦发生扭伤,应立即冰敷。前 48h 可每 3~4h 进行一次 15min 冷敷,让受伤部位温度降低,减轻炎症反应和肌肉痉挛,缓解疼痛,抑制肿胀,减少局部出血。注意不要让冰块直接接触皮肤,可用毛巾包裹隔离,避免冻伤皮肤。48h 后可改为热敷或理疗,以改善血液和淋巴液循环,促进淤血和渗出液的吸收,使得组织尽快愈合。

4. 压迫　如出血严重形成血肿,直接压迫或加压包扎止血。

5. 抬高　抬高患肢可缓解疼痛,减轻肿胀。

🥤 知识拓展

一、扭伤的临床检查

1. X 线　可进一步明确扭伤是否合并关节脱位或骨折。

2. CT 或 MRI　此类检查有助于鉴别腰部扭伤、脊柱或脊髓疾病。

二、关节扭伤程度的临床判断

以扭伤最常发生的踝关节为例,通常根据踝关节损伤的轻、中、重分为 3 级:

1级:韧带存在拉伤,仅在微观上有韧带纤维的损伤,疼痛轻微。

2级:部分韧带纤维断裂,中等程度的疼痛和肿胀,活动度受限,可能存在关节不稳。

3级:韧带完全断裂,存在明显的肿胀和疼痛,关节不稳定。

三、扭伤的临床处理方法

1. **基础处理** 刚扭伤时按上述 PRICE 原则处理。

2. **固定** 韧带部分损伤或松弛者,采用石膏固定,或用宽胶布、绷带固定 2~3 周。韧带完全断裂合并踝关节不稳定者或有小的撕脱性骨折者,采用石膏固定 4~6 周。

3. **药物** 根据病情可使用消炎镇痛类或活血化瘀类药物。

4. **其他辅助治疗** 可以采用超声波或者激光等理疗手段来控制肿胀和炎症。

5. **手术** 若有骨折片进入关节,可切开复位固定骨折片,或直接修复断裂的韧带,术后用石膏固定 3~4 周。对反复损伤韧带松弛、关节不稳定者,经保守治疗无效,可行手术治疗。

四、就诊后的康复治疗方案

1. **第一阶段** 第 1 周休息,保护踝关节,减轻肿胀。待肿痛好转,可以进行一些功能训练。

2. **第二阶段** 第 2~3 周,急性期后,逐渐恢复关节活动,做些伸展和肌力训练可以帮助患肢恢复活动度和相关肌肉力量,为恢复正常行走及运动打下基础。

3. **第三阶段** 接下来几周至几个月内,逐渐开始恢复运动,从不需要扭转受伤关节的运动开始,最终恢复体育运动。

 误区解读

误区一:可以用红花油 / 药酒按摩吗

看时间。在损伤的急性期(48h 内),用红花油 / 药酒等活血化瘀的药物按摩,会促使受伤的软组织中的血管扩张,血流加快,加重局部的组织液渗出,使扭伤处肿胀加重。在急性期过后(48h 后),扭伤部位进入血肿吸收和组织修复期,这时可使用红花油 / 药酒等活血化瘀药物涂抹按摩。

误区二：扭伤了就是要静养，不能运动

不是的。过多的休息不仅不利于扭伤部位恢复，反而带来关节活动障碍、肌肉萎缩、本体感觉缺失等更多问题。不用手术的关节扭伤，在过了48h急性期以后，就可以逐渐进行关节活动锻炼，以更好地恢复扭伤处关节功能。

误区三：能动就是单纯扭伤，没有骨折

不一定。如果扭伤部位发生撕脱骨折或是一些当时没有移位的骨折，有些人受伤部位还可以继续活动。因此，一旦出现关节扭伤，不可大意，如果扭伤处按照本文提示处理后还有不适，应及时到医院就诊，排除隐患。

误区四：扭伤后可以热敷吗

不可以。刚扭伤就热敷会使扭伤处血流加快，周围软组织肿胀加重，甚至可能造成神经受压，使得疼痛加剧。此时正确的处理措施是冷敷，可就近找合适的材料，如用毛巾包裹冰袋、雪糕，敷在受伤部位，可以防止局部组织过度肿胀并减轻疼痛感。

 ## 小贴士

运动时要加强运动保护，穿合适的鞋子，避免过大、鞋跟过高；剧烈运动时适当采用护腰、护膝、护踝等护具。运动前应充分做好热身活动，保持肌肉的力量和柔韧性。劳动时掌握正确的劳动姿势，如抬扛重物时，尽量让胸腰部挺直，髋膝部屈曲，起身应以下肢用力为主，站稳后再迈步；搬提重物时应取半蹲位，使物体尽量贴近身体。下雨下雪天在湿滑路面上注意小心行走。

（任菁菁　殷　培）

231

第三节

摔倒骨折了怎么办

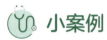 **小案例**

王大妈:张医生,你还记得我吗,我之前老是找您看病。

张医生:王大妈,我记得呢,好几个月没看见您啦,出去玩了吗?

王大妈:别提了,我之前走路没看好,被台阶绊倒摔了一跤。爬起来脚就肿了,走路一瘸一拐的,疼倒是还能忍。我以为是扭伤,就在家躺了一天养养。结果第二天我儿子回来看我,觉得不好,带我去医院,这才发现脚骨折了。这不,在家养了好几个月也没法出门。这几天好点了,我特意来找您,想问问您这骨折没骨折到底怎么判断处理呀,回头万一再摔了我也心里有个数。

张医生:骨折是我们日常生活中可能遇到的急症之一,尤其在老年人中更是常见,下面我们就来介绍一下骨折的表现和处理。

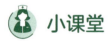 **小课堂**

一、什么是骨折

骨折是指创伤或骨骼疾病所致骨的完整性破坏和连续性中断。

二、哪些人容易发生骨折

多见于儿童、绝经后妇女及老年人。儿童骨骼对外力的承受能力较差,因而容易骨折。绝经后妇女及老年人则多因为骨质疏松或骨骼某些部位长期过度负荷导致骨折。此外如车祸、高处坠落等暴力因素导致的骨折也较为常见。

三、常见的骨折类型有哪些

1. 根据骨折部位皮肤、筋膜和骨膜的完整性,可分为皮肤、筋膜、骨膜均完整,骨折端不与外界相通的闭合性骨折;皮肤、筋膜、骨膜破裂,骨折端跟外界相通的开放性骨折。需注意,除了我们可以肉眼看见的骨头外露,耻骨骨折引起的膀胱或尿道破裂,尾骨骨折引起的直肠破裂,也属于开放性骨折。

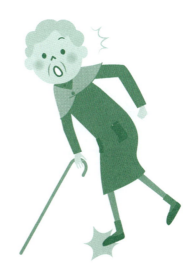

2. 根据骨折部位完整性和连续性的情况,可分为部分中断的不完全性骨折和完全中断的完全性骨折。不完全性骨折包括青枝骨折、裂缝骨折等,完全骨折包括横形骨折、斜形骨折、螺旋形骨折及粉碎性骨折等。

3. 根据骨折端稳定程度分类,骨折端不易移位的骨折如裂缝骨折、青枝骨折、嵌插骨折、压缩性骨折等为稳定性骨折;骨折端易发生移位的骨折如斜形骨折、粉碎性骨折等为不稳定性骨折。

4. 根据骨折前骨结构是否正常,可分为:①骨结构正常,因暴力引起的外伤性骨折;②骨折前已有骨结构薄弱,在通常不会引起正常骨骼骨折的轻微外力作用下造成的病理性骨折。

四、骨折有哪些表现

多数骨折只引起骨折部位的局部症状,特定部位或多发性的骨折常合并有全身表现。

(一)局部症状

1. 一般表现

(1)疼痛:骨折部位有强烈的疼痛,活动或触摸时疼痛加重。

(2)肿胀:骨折部位的血肿,以及软组织损伤所致水肿,使得骨折部位出现肿胀。

(3)瘀斑:骨折部位出血形成皮下瘀斑,可表现为紫色、青色或黄色。

(4)功能障碍:局部疼痛和肿胀,可使骨折部位活动受限,如肢体完全性骨折,可致受伤肢体活动功能完全丧失。

2. 特有体征

(1)畸形:骨折端移位使患肢外形发生畸形,可表现为肢体骨骼缩短、成角或旋转。

（2）异常活动：骨折部位肢体呈现出平时无法做到的活动。

（3）骨擦音或骨擦感：骨折后骨折的两端相互摩擦时可产生骨擦音或骨擦感。

需注意，虽然以上三项表现为骨折特有的体征，但是没有上述表现的患者也不能完全排除骨折的可能。特殊类型的骨折，如嵌插骨折、裂缝骨折等可以没有上述表现。

（二）全身表现

1. 发热　开放性骨折伤口感染可导致患者发热。闭合性骨折如伴有大量内出血，血肿吸收时患者亦可出现发热。

2. 低血压或休克　骨折部位的大量出血，可导致低血压甚至休克。如骨盆骨折、股骨骨折或者多发性骨折时，出血量可达 2 000ml 以上。脊柱骨折导致脊髓损伤时，可引起外周血管扩张，进而发生低血压。

3. 脂肪栓塞综合征　骨折后骨髓被破坏，脂肪滴进入破裂的静脉窦内，可能引起肺、脑等关键部位的脂肪栓塞，出现呼吸困难、脑功能障碍等症状，甚至造成死亡。

4. 重要内脏器官损伤　上胸壁的肋骨骨折可能造成肺部损伤，引起血胸、气胸等，下胸部的肋骨骨折可能引起肝脾破裂。骨盆骨折可能引起膀胱和尿道损伤。骶尾骨骨折可能引起直肠损伤。

5. 周围组织损伤　骨折可能造成重要血管损伤，如股骨髁上骨折可致腘动脉损伤，胫骨上段骨折可致胫前或胫后动脉损伤，肱骨髁上骨折易造成肱动脉损伤；骨折也可造成周围神经损伤，如肱骨中下骨折可引起桡神经损伤；还可能由脊柱骨折引发脊髓损伤，造成截瘫等后果。

6. 骨 - 筋膜室综合征　由骨、骨间膜、肌间隔和深筋膜形成的骨筋膜室内肌肉和神经因骨折后的血肿和组织水肿导致室内压力增高，肌肉缺血、缺氧，甚至出现肌挛缩、坏疽等表现。

五、骨折的家庭处理方法

如果怀疑家中有人发生骨折，无论有无办法确诊，均需按骨折进行固定处理。现场对骨折部位进行固定，可以避免骨折端在搬运过程中对其周围重要组织如血管、神经、内脏等的损伤，并减少骨折端的活动以减轻疼痛。固定物可就地取材，采用如木板、树枝等进行，如果周围找不到合适的固定物，也可以将患肢与健肢捆绑在一起进行固定。

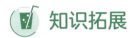 **知识拓展**

一、骨折的临床检查

（一）X 线检查

凡疑为骨折者常规进行 X 线平片检查，以显示骨折的有无。明确骨折者，X 线检查可帮助了解骨折的类型和骨折端移位情况。X 线摄片应包括正、侧位片，必须包括邻近关节，有时需加摄斜位、切线位或健侧相应部位的 X 线片。

（二）CT 和 MRI 检查

对复杂解剖部位如骨盆、骶髂关节、胸廓、脊柱部位的骨折，CT 检查较 X 线平片更为清楚明确。而 MRI 检查则可发现脊椎隐匿性骨折，明确脊髓损伤程度和髓管内血肿。

二、骨折的临床处理方法

1. 清创包扎 开放性创口，在清创后复位，无菌敷料加压包扎压迫止血。大血管损伤加压包扎不能止血时，应采用止血带止血。

2. 复位 将移位的骨折端恢复正常或近乎正常的解剖关系，重建骨的支架作用。如骨折端通过复位，恢复了正常的解剖关系，对位、对线完全良好时，称解剖复位；如复位后虽未恢复解剖关系，但骨折愈合后对肢体功能无明显影响，称功能复位。复位的方法分为手法复位和切开复位。

3. 固定 将骨折维持在复位后位置，使其在良好对位情况下达到牢固愈合。骨折的固定分两种：外固定如小夹板、石膏绷带、支具、骨外固定器和持续牵引等；内固定有金属内固定物如接骨板、髓内钉或带锁髓内钉和加压钢板等。

4. 康复治疗 早期合理的功能锻炼和康复治疗，可促进患肢血液循环，消除肿胀、减少肌萎缩、保持肌肉力量，也可防止骨质疏松、关节僵硬和促进骨折愈合。

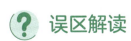 **误区解读**

误区一：骨折了就是要躺着不动静养

不正确。长期卧床不动可导致褥疮、肌肉失用性萎缩等问题，适当的运动是让受伤肢体尽快恢复原有功能的重要措施。骨折以外的肢体始终可以正常进行活动锻炼。受伤部位伤后 1~2 周内,关节不做活动,附近肌肉做舒张收缩运动,以利于血液循环,促进肿胀消退,防止肌肉萎缩,避免关节僵硬。2~3 周后患肢关节可在他人帮助下逐渐活动,动作应缓慢,活动范围、强度慢慢增大。骨折愈合后可正常锻炼,以使关节恢复原有活动功能。

误区二:骨折好了之后受伤的部位也不能过度活动

不正确。骨折愈合后骨结构恢复,可正常进行活动,并不会轻易断掉。

误区三:骨折后要喝骨头汤补钙

没必要。食品中牛奶为钙的主要来源,其他包括小鱼干、蛋黄、黄豆及其豆制品、深绿色蔬菜等,骨头汤其实营养价值并不高。骨折后的营养应以膳食平衡、荤素搭配为主,可额外适当补充高蛋白食物,如牛奶、蛋、瘦肉、鱼等,也可适当加强上述含钙丰富的食物,以增强营养。

📋 小贴士

大家平时要适当运动锻炼,增强身体的平衡和协调能力,避免摔倒。工作、生活、交通方面都要注意安全。绝经期妇女和老年人要适当补充钙及维生素 D,预防骨质疏松。监护人要注意对儿童的看护,以防意外伤害。

(殷　培)

第四节

被动物咬伤了怎么办

 小案例

李先生：医生，我刚刚在公园里散步，腿被蚊子叮了一口，起了很大的包，又肿又痒，怎么办？

王女士：医生，我在小区里遛娃时，突然窜出来一条狗，我的腿被狗咬出血了，应该怎么办？

全科医生：生活当中，我们被动物咬伤的情况经常发生，特别是炎热的夏季，穿着都比较清凉，被猫狗等动物咬伤、蚊虫叮咬等情况屡见不鲜。在门诊工作以及网络咨询中，也经常会碰到被不同的动物咬伤或者蚊虫叮咬来就诊的。下面我们就来看看被不同的动物咬伤，应该怎么来处理。

 小课堂

一、狗咬伤

我们都知道狗是人类的朋友，但它毕竟是动物，当被侵犯或感受到危险时，还是会做出咬人的行为。被狗咬伤，我们最担心的是会不会得狂犬病。狂犬病是一种主要通过患狂犬病的动物咬伤而感染的病毒性疾病。目前还没有针对狂犬病的有效治疗方法，绝大多数病例都

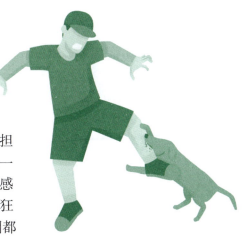

会死亡。也就是说得了狂犬病,病死率几乎 100%。

二、蛇咬伤

俗话说"春雷响,蛇出洞",随着雷雨天气的到来,蛇类的活动也日益频繁,而夏天也是蛇类活动的旺季。特别是在我国南方,人们田间劳作或野外游玩时,蛇咬伤也是屡屡发生。

有毒的蛇只是蛇类的一小部分,但是被毒蛇咬伤的后果却十分严重。毒蛇的毒素成分主要有三种,分别是神经毒素、肌肉毒素和凝血毒素,这些毒素会直接攻击生物的神经系统、肌肉系统、凝血系统,导致呼吸系统障碍、肌肉麻痹、肌肉坏死、凝血障碍、出血等,最终可能导致死亡。普通人很难区分有毒蛇、无毒蛇,一旦被蛇咬伤,现场处理就显得非常重要。

三、蜂蛰伤

蜂类昆虫的尾部有刺,可刺入皮肤,并排出毒液而使机体产生反应,如烧伤似的疼痛感、红肿、水疱、瘀血点、水肿;还可能产生严重的反应如怕冷、发热、头晕、头疼、恶心、呕吐、心悸,甚至昏迷、休克。

四、蚊虫叮咬

几乎每个人都有被蚊虫叮咬的经历,特别是炎热的夏天来临时,很多人都难逃蚊子的"临幸"。被蚊子叮咬后,最常见的症状是皮肤瘙痒,甚至剧痒无比,人们往往忍不住去抓挠,希望能够缓解瘙痒。抓挠虽然能稍稍缓解瘙痒,但是对皮肤的抓挠又造成了新的刺激,越痒越挠,越挠越痒,恶性循环。

我们的祖先给我们留下了各种偏方,民间也有许多土方,许多人被蚊子咬伤后,会按偏方、土方选择涂抹口水、牙膏、植物汁液等方式治疗,殊不知,这样的"治疗"方式多半无效,还可能给身体造成更大的损伤。

蜱虫是一种需要从别的动物身上吸血才能存活繁衍的虫子,它们会寄生在野生动物或鸟类身上。蜱虫可以传播一些严重疾病,有些甚至是致命的,常见的有莱姆病、出血热等。蜱虫在吸饱血之后会与人体分离并脱落。吸饱血的蜱虫更大并呈球状。因此,如果身上或家中发现一只吸饱血的蜱虫,那么疾病传播风险很可能较高。

Ⓥ 知识拓展

一、哪些动物易感染狂犬病病毒

狂犬病主要的易感动物包括犬科、猫科以及翼手目动物,比如蝙蝠,而禽类、鱼类、昆虫、蜥蜴、龟和蛇等不感染和传播狂犬病病毒,所以对这类动物咬伤是不需要注射狂犬病疫苗的。全球范围内,人的狂犬病99%由犬咬伤传播,特别是亚洲、非洲等狂犬病流行区,犬科动物是引起人间狂犬病的最主要原因。

二、被狗咬伤了应该怎么做

1. 充分冲洗伤口,用肥皂水(或其他弱碱性清洗剂)和一定压力的流动清水,交替清洗咬伤的每处伤口至少15min。咬伤后立即清洗伤口很重要,有利于伤口清洁、减少可能存在的狂犬病毒量。彻底冲洗后用稀碘伏或苯扎氯铵消毒涂擦伤口。

2. 尽快去医院,由医生对伤口做进一步的处理,比如清创、组织修复、缝合、伤口引流,注射破伤风抗毒素等。

3. 及时打狂犬病疫苗,世界通行的有2种打疫苗的程序。5针法程序:第0、3、7、14、28天各接种1剂,共接种5剂;"2-1-1"4针法程序:第0天接种2剂(左右上臂三角肌各接种1剂),第7天和第21天各接种1剂,共接种4剂。如果受伤情况比较严重,还要打狂犬病免疫球蛋白。

4. 10日观察法,简单来说,就是被狗、猫等动物咬伤之后,一边按计划打疫苗,一边观察咬人动物的健康状态。10日后如果动物没有死亡,可以不用打剩下的狂犬病疫苗。但如果是被非家养的动物咬伤,或者做不到持续观察咬人动物的健康状况,还是建议按照计划接种疫苗。世界卫生组织及美国疾病预防控制中心均推荐10日观察法。

三、被蛇咬伤后应该怎么正确急救

1. 保持镇静并离开蛇的领地范围,不要快跑,减少走动,以免加速毒液扩散。

2. 记住蛇的样子或在安全距离拍照,不要试图去抓蛇;蛇在刚死亡时可能仍具有完好的扑咬反射,可继续引起咬伤,所以不要直接用手触碰蛇。

3. 去除蛇咬伤肢体的首饰或紧身衣物。

4. 咬伤部位放置在心脏水平以下。

5. 用纸板、树枝等硬物做成夹板固定被咬伤的肢体。

6. 禁止饮酒，以免加速血液循环、促进毒液吸收。

7. 不要切开伤口、用嘴吸吮、伤口冰敷、使用止血带，这些措施帮助不大，还会带来伤害。

8. 及时送医或拨打急救电话。

9. 注射抗蛇毒血清。

四、被蜂类蜇伤应该怎么办

1. 清洗　用肥皂水清洗被蜇咬的部位。

2. 取出毒刺　如果蜂类的毒刺留在皮肤里，可以试着用镊子取出，但不要挤压蜇伤处。

3. 冷敷　冷敷可以减轻疼痛和肿胀，可选用冰袋、冷的湿毛巾。

4. 服止痛药　疼痛明显，可以吃止痛药，比如布洛芬。

5. 服止痒药　瘙痒明显，可以口服抗组胺药，比如西替利嗪。

6. 密切观察　一般来说，蜂类蜇伤只会引起局部皮肤的不适，但极少数时候也可能导致严重的过敏反应。

7. 及时就医　如出现严重的红肿、皮疹、发热，甚至呼吸困难，一定要及时就医。

五、被蚊子叮咬应该怎么缓解症状

如症状轻微，可不必处理。对于难以忍受的瘙痒，或曾因蚊虫叮咬发生较严重反应者，可采取以下措施：

1. 叮咬后应立即用肥皂和水冲洗。

2. 局部水肿可用冰袋冷敷缓解。

3. 外用炉甘石溶液或含有激素的软膏，比如丁酸氢化可的松乳膏、0.1%糠酸莫米松乳膏。

4. 使用止痒药，比如氯雷他定、西替利嗪。

六、被蜱虫叮咬应该怎么办

1. 如果可以，使用小钳子或小镊子尽可能贴近皮肤表面夹住蜱虫。如果没有小钳子，在拔下蜱虫时应使用纸或布保护手指。

2. 保持稳定的力道，轻柔而牢靠地将蜱虫直接向上拔出，不要猛拉或扭转。

3. 不要挤压、碾压或刺穿蜱虫身体，因为其体液可能含有感染因子。

4. 移除蜱虫后彻底消毒皮肤并用肥皂和清水洗手。

5. 在移除蜱虫和清洁皮肤后,被咬的人应观察叮咬部位是否出现游走性红斑,观察至咬伤后 30 天。

6. 蜱虫通常需要附着 2~3 日后才会传播莱姆病病原体,因此在该时间段内移除蜱虫常可预防感染。

7. 如果出现发热、叮咬部位肿痛、破溃及红斑等症状,要及时就诊,以免错过最佳治疗时机。

 ## 误区解读

误区一:被狗咬伤赶紧用嘴吸伤口

口腔细菌较多,用嘴去接触创口非常容易造成感染。

误区二:以前打过狂犬疫苗,再被狗咬就不用打了

虽然不是每次狗咬伤都需要注射狂犬疫苗,但也不要认为接种过一次便会终生免疫。这个疫苗是有时效性的,记住上一次注射狂犬疫苗的时间,让医生来确定是否需要再次注射。

误区三:被蛇咬了,赶紧跑

要避免奔跑,防止加速蛇毒在血液中的传播。

误区四:要用嘴吸掉伤口的毒液

口腔中任何一个小伤口(溃疡或龋齿等)都可能使毒液进入自己的体内,为了安全起见,任何时候都不建议用嘴吸毒液。

误区五:止血带包扎伤口的近心端

止血带有特别的结构和专业的使用,普通群众如果没有掌握正确的操作方法,很可能弊大于利,世界卫生组织也不赞同使用止血带包扎。

误区六:被蜂蜇伤只是局部皮肤的反应,自己在家处理就可以了

这是认识上的误区。要让医生来判断是否需要进一步的处理,比如是否继发感染,是否有全身过敏反应的症状(全身性荨麻疹、呼吸困难、血压下降等),以免耽误治疗时机导致严重后果。

误区七:蚊子咬了,挠一挠真舒服

蚊子叮咬,不要抓挠,以免皮肤破损继发感染,可以轻拍或轻捏皮肤。

误区八:涂点花露水、风油精

蚊子叮咬避免使用花露水、风油精,主要成分包括酒精、薄荷醇、樟脑、冰片等,主要通过酒精蒸发、薄荷醇产生冰冰凉凉的感觉。其中,酒精的易燃性强,还非常容易透过皮肤被吸收,大面积涂抹可能导致孩子酒精中毒。

误区九:被蜱虫咬了,赶紧把它拍死

由于蜱虫身上携带多种病毒、细菌等,被蜱虫咬了不要用手拍打或直接拔出,以免增加感染疾病的风险。

小贴士

一、如何预防被狗咬伤

1. 如果养宠物狗,挑选性格温顺的。
2. 与陌生的狗保持距离。
3. 别让幼儿和不熟悉的狗独处。
4. 别去逗弄正在进食或者在给幼崽喂奶的狗。
5. 如果狗表现出攻击性,尽量冷静,慢慢离开,避免和狗直视。

二、怎样避免被蛇咬伤

1. 避免在草丛、土堆等蛇出没的场所坐卧,禁止用手伸入鼠洞和树洞内。
2. 蛇喜湿热,故下雨前后在田间、沟边、草丛湿地等处时,应特别保护好手足,穿好鞋袜,扎紧裤腿。手中可持一小木棍或树枝,把蛇赶走。
3. 在野外宿营时,应检查有无蛇潜入帐篷。
4. 夜间活动需带手电筒,避免误踩到蛇,如遇见毒蛇,应远道绕过。
5. 对于死蛇或蛇的头部已与身体断开的情况,仍要保持警惕,做好防护工作。因为蛇头即使已被切下,在一段时间内,都有咬伤人的可能。

三、如何预防蜂蛰伤

1. 外出时穿上鞋子、长袖衣服和长裤。

2. 当发现有蜂类昆虫时,保持镇静,并慢慢退后。

3. 不要追逐蜂群,更不要刺激蜂巢。

四、如何预防蚊虫叮咬

1. 避免去森林和草丛茂盛、落叶堆积的灌木丛。

2. 城市居民要注意宠物或其他动物皮肤表面是否有蜱虫。

3. 如果要去野外的话,穿长袖长裤,并且扎紧裤腿,佩戴帽子和其他护具,减少裸露部位。

4. 在暴露的皮肤上使用避蚊胺(DEET)等驱虫剂。

（张　禹）

烧烫伤了怎么办

 ## 小案例

一日门诊，来了一位20岁出头的小姑娘，一只脚穿着拖鞋，一只脚穿着运动鞋，一瘸一拐走进诊室，痛苦地说："医生，我不小心踢倒了热水瓶，脚被烫伤了，快帮我看看。"我低头一看，穿着拖鞋的脚包着纱布，轻轻打开纱布，脚背少了一大块皮，姑娘低着头，难为情地说："当时烫得很痛，起了水疱，我知道需要流动的冷水冲洗，就把水龙头开到最大，脚放在下面冲洗，没想到把水疱的皮冲破了，现在更痛了。"

全科医生：烧（烫）伤是生活中很常见的意外伤害，现场的及时正确处理很重要。正确的处理可以帮助减轻疼痛、降低后续损伤，错误的处理不仅无益，还会加重伤害。

 ## 小课堂

烧伤是主要由热力或其他急性暴露引起的皮肤或其他器官组织的创伤。当皮肤或其他组织的部分或全部细胞受到热、冷、电、辐射或腐蚀性化学物质破坏时，则发生烧伤。儿童以烫伤最为常见，成人以火焰烧伤最为常见。

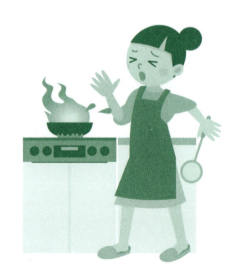

🥤 知识拓展

如何判断烧伤的面积、严重程度

一、伤口的症状和体征取决于烧伤深度

1. Ⅰ度烧伤 烧伤皮肤呈红色,轻压出现明显和广泛的苍白,伴疼痛和触痛。一般不产生小囊和水疱。

2. 浅Ⅱ度烧伤 烧伤皮肤压之发白,伴疼痛及压痛。24h 内出现小囊和水疱。小囊和水疱底部呈粉红色,然后出现纤维渗出。

3. 深Ⅱ度烧伤 烧伤皮肤呈白色、红色或红白相间。与浅Ⅱ度烧伤相比,深Ⅱ度烧伤皮肤压之少见发白,不伴疼痛和压痛。针刺感常被解释为压迫性而非尖锐性,小囊和水疱可能出现。这类烧伤通常较干燥。

4. Ⅲ度烧伤 即全层烧伤,烧伤皮肤可以苍白柔软、发黑焦痂、棕色坚硬,或由于红细胞沉积于皮下而呈现鲜红色。苍白色全层烧伤除了皮肤受压不变白之外类似正常皮肤。全层烧伤常无痛觉或痛觉减退。毛发可以轻易从毛囊中拔出。通常不出现小囊和水疱。有时需要几天时间才能区别全层烧伤和深Ⅱ度烧伤。

二、美国烧伤协会轻度烧伤定义

1. 0~50 岁患者Ⅱ度烧伤面积小于总体表面积的 10%。

2. <10 岁或 >50 岁患者Ⅱ度烧伤面积小于总体表面积的 5%。

3. 任何没有其他损伤的患者Ⅲ度烧伤小于总体表面积的 2%。

要考虑为轻度烧伤,通常还必须符合以下标准:

1. 单纯烧伤(即无可疑吸入伤或高压电击伤)。

2. 不累及面部、手、会阴部或足部。

3. 未跨越大关节。

4. 无环形烧伤。

❓ 误区解读

误区一:烫伤的水疱可以挤破吗

不要自行挤压患处、撕破水疱。因为你手上有细菌,不能像医生那样进

行无菌操作,挤压或撕破水疱后更易引起创面感染。

误区二:烫伤后可以自己涂蛋清或药膏吗

不要用蛋清、黄油或药膏涂抹患处,以免引起感染。

误区三:可以用冰块直接敷在烫伤的部位吗

应避免直接使用冰块或冰水冷却创面,因为这样会加剧疼痛、加深烧伤。

误区四:衣服粘在皮肤上,可以直接脱掉吗

切勿强力撕脱燃烧的衣裤,应迅速熄灭火焰脱离火场。热液浸渍的衣裤,可以用冷水冲淋后剪开取下,但切勿强力撕脱以免引起二次损伤。

误区五:烫伤后需要举高受伤的部位吗

抬高烧伤肢体,尽可能高于心脏水平。

误区六:皮肤烫破了应该怎么保护创面

覆盖烧伤创面,可以使用透气湿润的无菌绷带、洁净的湿布或湿毛巾。

误区七:可以涂有颜色的药水吗

切忌在创面上涂抹有颜色的药物,如红汞、龙胆紫等,以免影响医生对创面烧伤深度的判断。

误区八:可以涂牙膏、油膏吗

慎用牙膏、油膏等,否则会导致清创困难或热量不能及时散发。至于往创面上撒盐、酱油、食醋、牛奶,就更没有道理了。使用以上介绍的降温疗法是最直接、最可行、最奏效的止痛办法。如果是手烧伤,降温的同时,一定要把戒指之类的配饰取下来,否则肿大后可能造成手指坏死。

误区九:需要打破伤风针吗

烧伤患者是否并发破伤风,不在于烧伤面积的大小,而在于烧伤深度、受伤的情况,凡有深度烧伤或受伤时污染严重者必须采取注射破伤风疫苗的预防措施。

小贴士

被烧伤或烫伤了应该怎么办

1. **降温** 在去除所有衣物、珠宝(如戒指)和非黏附性的碎屑后,烧伤创面可用常温或冷自来水进行降温以减轻疼痛并限制组织损伤。可用流动或静止的凉水冷却创面直至疼痛消除,但时间不得长于5min,以免伤口浸渍。也可用湿纱布或毛巾覆盖创面,以在不浸渍创面的前提下减轻疼痛,可在敷料覆盖前使用长达30min。

2. **疼痛治疗** 可以服用对乙酰氨基酚、布洛芬缓解疼痛。建议使用前详细阅读说明书中的注意事项和不良反应,或者咨询专业医生。

3. **用无菌纱布覆盖创面** 不宜使用棉或其他可与患处开放性伤口发生粘连的敷料,且覆盖不宜过紧。纱布覆盖可以保持伤口清洁,减少疼痛,保护皮肤水疱。

4. 及时就诊。

(张 禹)

冻伤了怎么办

 小案例

某冬日上午,一年轻女孩前来就诊:"医生,我的腿又痛又痒,皮肤发红,是怎么回事啊?"

全科医生:这么冷的天,穿着短裙,膝盖以下暴露在低温的环境中,小腿都被冻伤了,所以才会出现冻伤后的痛痒、发红的症状。

冻伤常发生于极其寒冷的环境中,尤其是在海拔较高的地方,低温会加重冻伤的程度。四肢远端和裸露的皮肤是最常被冻伤的部位。爱美的女士,在低温环境下穿着单薄,裸露脚踝、腿部等部位,也是冻伤常见的原因。

 小课堂

什么是冻伤

冻伤是指由于低温寒冷侵袭所引起的损伤。冻伤可分为全身性冻伤(冻僵)和局部性冻伤。冻僵又称意外低温,是寒冷环境引起体温过低所导致的神经系统和心血管损伤为主的严重全身性疾病。严重的冻伤,比如液氮冻伤,可能会深达皮下组织、肌肉,甚至连骨骼都被冻伤,有可能会造成不可逆的损伤,愈后仍然遗留伤残和功能障碍。

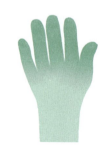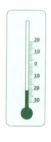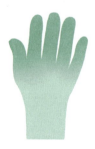

局部冻伤多发生于身体暴

露部位,如足、手、耳、颜面等。当你在寒冷的温度下外出时,如果没有做好足够的保暖措施,冻伤就会发生。就像温度下降时水会变成冰一样,四肢末端、裸露在外的耳朵、鼻子都可能会冻伤。在严寒天气中,冻伤可在短短5min内发生。

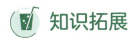 **知识拓展**

一、冻伤的机理

冻伤时,组织细胞内或组织细胞间形成冰晶,从根本上冻结了组织并导致细胞死亡。邻近的未冻结区域仍有危险,因为局部血管收缩和血栓形成可能引起内皮及缺血性的损伤。随着复温过程中的再灌注,炎性细胞因子(如血栓烷类和前列腺素类)释放,加剧了组织损伤。组织缺失的深度与冻结的持续时间长短和深度有关。

二、冻伤的分级

根据临床损害程度,冻伤分为四度。

1. **一度冻伤** 皮肤浅层冻伤。初起皮肤苍白,继为蓝紫色,以后有红肿、发痒、刺痛和感觉异常。

2. **二度冻伤** 为皮肤全层冻伤。受损部位红肿较一度更明显,并伴有水疱形成,水疱内可有血性液体,局部疼痛较剧,水疱内液体可自行吸收,形成黑紫色痂皮。

3. **三度冻伤** 冻伤累及皮肤全层和皮下组织,损伤周围区可形成血性水疱,整个伤部可发生水肿,皮肤发白坏死,可有跳痛、烧灼感。一般需4~6周分界线明显出现,伤处变黑,坏死脱落,形成不易愈合的溃疡。

4. **四度冻伤** 累及肌肉骨骼。局部完全失去感觉、运动功能,水肿范围更为广泛,分界线出现更迟,坏死组织脱落后形成顽固性溃疡,肉芽组织多不健康,愈合需要更长时间。常后遗有伤残和功能障碍。

三、冻伤了怎么办

1. 脱离寒冷的环境,脱去冰冷潮湿、紧缩性的衣物。

2. 去除冻伤部位的首饰。

3. 复温,冻伤肢体应完全浸没在温水中(37~39℃),持续时间20~30min,直到受冻部位恢复知觉,变得柔软,关节可弯曲。

4. 疼痛明显可以服用止痛药,比如布洛芬。

5. 局部芦荟外敷,每隔 6h 一次。

6. 风干,不要摩擦受冻部位。

7. 解冻后的部位注意保暖,可用干净的衣物包裹冻伤部位,避免再次冻结。

8. 避免冻伤后的创伤,比如脚趾冻伤后不可继续行走。

9. 冻伤区域是麻木的,应避免用不能控制温度的干热源(例如明火和电热毯)进行复温,有烫伤的危险。

10. 以冰雪擦拭冻伤部位不仅延误复温,还会加重组织损伤,应避免。

11. 冻伤肢体抬高,有利于减轻水肿。

12. 大的、清亮的水疱需保持原状,医生判断后如有需要,会进行无菌消毒后针筒抽吸疱内液体。

误区解读

误区一:冻伤后烤火或泡热水

当身体长时间处于寒冷环境中时,末梢血管都在收缩,突然接触过热的热水或者烤火会使毛细血管突然放松扩张,局部血液循环立刻瘀滞,加重损伤,还可能会烫伤。

误区二:喝白酒预防冻伤

我们在电视节目中经常会看到这样的场景,天气寒冷,喝口白酒暖暖身子,实际喝酒当时会有短暂的暖意,但很快因皮肤血管扩张散热增加,更易导致冻伤的发生。

小贴士

如何预防冻伤

"预防胜于治疗"这句话尤其适用于冻伤,因为冻伤通常是可以预防的,而且严重冻伤往往不能通过治疗加以改善。因此要注意保暖,尽量保持室温不低于 10℃,外出时,应注意薄弱部位的保暖。对于手足多汗的朋友,一旦发现手套、鞋袜已经被汗浸湿,应立即更换。减少极寒天气室外逗留的时间,受冻后及时予以保暖。

(张　禹)

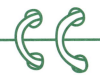

第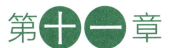章

常见急症

当家人生病、受伤的时候，你是手足无措，还是心中有谱？你是乱用各种偏方，人云亦云，还是掌握了正确的施救方法，从容不迫？你是否因为医院离家不远，身边没有发生过特别紧急的情况而忽视了急救知识的学习？当面对心搏骤停、急性过敏反应等急迫的情况时，抢救期往往只有短短几分钟，不能光指望送到医院再行急救，只有有效果断的现场抢救才有希望挽回宝贵的生命。因此为了自己、家人和朋友的安全，学习一些正确的急救知识十分有益。掌握了本章知识，你也可以成为亲人生命的守护人。

第一节

心搏骤停怎么办

 小案例

　　李某,男,46 岁,既往有高血压病史 4 年,平时服用降压药,血压控制平稳。某天跑步时,他突然倒地,伴四肢抽搐,呼之不应,检查时发现呼吸脉搏消失,朋友予掐人中、心脏按压,神智无转清。后拨 120 呼救,经医生现场抢救无效死亡。

　　全科医生:该患者可能发生了心搏骤停。心搏骤停是一种临床急症,抢救需要争分夺秒,"时间就是生命"在这里得到了充分体现。下面我们就来介绍一下什么是心搏骤停。

 小课堂

一、什么是心搏骤停

　　心搏骤停是指心脏突然停止跳动,停止向全身泵血,导致大脑和全身重要器官突然缺血。心搏骤停几分钟内就可致命,"骤"形容发作非常急骤,往往毫无征兆。

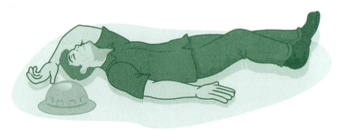

二、哪些人容易发生心搏骤停

器质性心脏病患者容易发生心搏骤停,比如心律失常,特别是其中的心室颤动,是诱发心搏骤停的主要因素。但没有器质性心脏病的人也有可能发生心搏骤停。心搏骤停最常发生于 35~45 岁的成年人,男性多于女性。

三、心搏骤停的症状有哪些

大部分心搏骤停发作突然,可能出现以下症状:①突然倒地;②对大声呼叫、拍肩膀等行为无反应;③无呼吸或者如同叹息样呼吸;④颈动脉脉搏消失;⑤瞳孔放大,对光线没有反应;⑥意识丧失;⑦四肢抽搐;⑧大小便失禁。

四、心搏骤停会引发哪些并发症

1. 发生心搏骤停时,大脑供血中断,会引起昏迷。
2. 如果心律失常不能快速恢复正常,会导致大脑损伤甚至死亡。
3. 存活下来的人,可能会出现大脑受损。

五、心搏骤停的病因

心搏骤停通常由心律失常导致。最常见的原因是一种称为室颤(心室颤动)的致死性心律失常,室颤是指心室的心肌发生快速而不协调的收缩和颤动,导致心室原本正常的舒张 - 收缩功能丧失,心脏失去了泵血功能。

六、哪些因素会增加心搏骤停的风险

1. 冠心病　血液中的脂质沉积在冠状动脉,阻碍血流,引起心肌缺血。一旦斑块破裂,容易形成血栓,还可能引起急性心肌梗死,触发室颤和心搏骤停。
2. 高血压左心室肥厚　左心室体积增加,心脏猝死风险也随之增加。
3. 急性心肌梗死发作史　心肌梗死会留下瘢痕组织,干扰正常心电信号转导,也会增加致死性心律失常的风险。
4. 先天性心脏病　是儿童和青少年发生心搏骤停的主要原因。
5. 心脏手术　可能会留下瘢痕组织,引起心电信号转导异常。
6. 家族史　如长 Q-T 间期综合征、肥厚型心肌病、Brugada 综合征,致心律失常性右心室发育不全等。
7. 剧烈运动　对于心脏病患者,剧烈运动可诱导心脏性猝死。
8. 心力衰竭　心脏泵血功能下降,增加致死性心律失常风险。

9. **心肌病** 肥厚型和扩张型心肌病,可降低心脏泵血功能,增加致死性心律失常风险。

10. **药物因素** 服用某些药物(如奎尼丁、利尿药等)可能引起心律失常。

11. **常见心血管疾病危险因素** 吸烟、肥胖、高血脂、糖尿病、精神紧张、情绪压抑、焦虑、作息不规律、过度疲劳等。

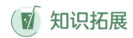 **知识拓展**

一、心搏骤停的处理

心搏骤停的生存率很低,根据不同的情况,院外猝死生存率<5%。心搏骤停抢救成功的关键是尽早进行心肺复苏和复律治疗,如果在心搏骤停后的第1分钟内开始急救,生存率可高达90%,每拖延1分钟,生存率就会下降10%,能够存活的患者通常预后良好。心肺复苏又分为初级心肺复苏和高级心肺复苏。初级心肺复苏即基础生命活动的支持,一旦确立心搏骤停的诊断,应立即进行。主要复苏措施包括人工胸外按压、开通气道和人工呼吸。高级心肺复苏即高级生命支持,是在基础生命支持的基础上,应用辅助设备、特殊技术等建立更为有效的通气和血运循环。主要措施包括气管插管建立通气、除颤转复心律成为血流动力学稳定的心律、建立静脉通路并应用必要的药物维持已恢复的循环。可以按照以下顺序进行。

1. **确认环境安全** 当发现伤病员时首先要左右观察,确保伤病员与自身都处于安全环境,以免自己也受到伤害。

2. **判断意识** 轻拍伤病员双肩大声呼叫:"喂,你怎么啦?"无意识,则立即呼救,然后进入下一步。有意识,则进一步询问、检查,做相应处理,无需心肺复苏。

3. **紧急求助** 大声呼叫求助。表明自己是救护员,明确指定一人拨打"120",避免无人或重复拨打。

4. **摆正体位** 救护员双腿跪于伤病员一侧,摆正伤病员体位,使其仰卧并处于坚固平面上。

5. **检查呼吸和脉搏** 耳朵贴近鼻孔感觉气流,眼睛观看胸部检查是否起伏,用时5~10秒。同时判断有无颈动脉搏动,用时5~10秒。有呼吸和脉搏则将患者身体置于侧卧,注意保暖,等待"120"到达。没有呼吸和脉搏则情况紧急,立即开始心肺复苏。对于非学医者则不一定要检查脉搏情况。

6. **胸外按压** ①双手按压位置:两乳头连线中点胸骨中下1/3交界处;

②姿势：上半身前倾，双臂伸直，掌根按住胸骨，正中垂直向下用力；③速度：以 100~120 次/分的速度有节奏地进行按压，将近一秒两次；④力度：以成年人为例，往下按压 5~6cm（胸部前后径的 1/3），并让胸廓充分回弹，掌心贴紧，不要离开或移动。

7. 清理口腔　将患者头部轻缓地偏向一侧，清除伤病员口中异物（呕吐物、假牙等）。

8. 人工呼吸　保持呼吸道通畅，一手手掌缘压住额头，另一只手两指轻托下颌，仰头举颏，防止舌根下垂，阻塞气道。吸一口气，用双唇包严伤病员口唇周围，将气体吹入（约 1 秒钟）。给予人工呼吸 2 次后立刻进行心脏按压。注意人工呼吸过程中，要用手的拇指和示指捏紧伤病员的鼻翼，防止气从鼻子流露出来，建议使用人工呼吸膜隔离，防止交叉感染。按压、吸气比例为 30∶2，反复进行 5 次。

9. 综合评估　心肺复苏 5 个循环后要对伤病员进行评估，若患者出现以下情况：如面色、口唇由苍白青紫变红润，恢复自主呼吸及脉搏跳动，出现手足抽动，眼球活动，或发出呻吟声，则停止心肺复苏术，并将伤者头部轻轻转向侧面，保持气道通畅、保暖并安抚伤病员情绪。若无，则继续胸外按压和人工呼吸，至少坚持 30min 或急救车到达现场。

10. 使用体外除颤仪（AED）除颤　这种装置可以通过电击心脏恢复心律，除颤开始越早越好。

11. 药物复苏　医生还会选用肾上腺素、胺碘酮、阿托品、多巴胺等药物，帮助患者恢复心律。

二、复苏成功后如何治疗

发生心搏骤停抢救成功后，患者需住院接受支持治疗，防止复发。治疗方法包括：

1. 治疗急性心肌梗死、心律失常、电解质紊乱等导致心搏骤停的原发病。

2. 维持呼吸功能，为呼吸困难的患者实行机械通气、吸氧等方法，维持呼吸，避免缺氧。

3. 及时发现和纠正水电解质紊乱和酸碱失衡，同时给予合理的抗生素预防和治疗，防止继发感染。

4. 维持循环稳定，保持肾脏的灌注压，尽量避免应用使肾血管严重收缩及损害肾脏功能的药物。同时监测肾功能，包括每小时尿量、血尿素氮、血肌酐等防止肾衰。

5. 脑复苏，主要措施包括降温、脱水，防治抽搐，高压氧治疗，促进早期脑血流灌注等。

三、发生过心搏骤停的患者应该注意什么

1. 积极治疗原发病，遵医嘱服药，不要擅自停药、换药或改变用药量。定期复查。

2. 戒烟。

3. 注意休息，不要熬夜。

4. 健康均衡饮食，保持"一高三低"（高纤维素、低胆固醇、低脂肪、低盐）的饮食结构。日常饮食中应将脂肪限制在每天热量的 30%，饱和脂肪不要超过 7%，尽量少吃含饱和脂肪、反式脂肪的食物，如动物内脏、油炸食品、西式甜点等。

5. 规律锻炼，可以制定一份定期锻炼的计划，并长期坚持。走路、太极是很好的锻炼方式，避免剧烈运动。

6. 保持健康体重，肥胖人群应减重。

7. 尽量控制好血压、血糖和胆固醇尤其是"坏胆固醇"的水平。

8. 做一些放松练习。如瑜伽和深呼吸，帮助自己缓解压力。

9. 学习急救和自救常识，自备家庭用体外除颤仪。

四、如何预防心搏骤停和再发

除了健康的生活方式，高危人群或发生过心搏骤停的患者，还应做到以下几点防止复发。

1. 心脏病患者应定期复查心脏功能，关于多久复查一次可咨询医生。

2. 无论是否患有冠心病，都应积极控制血脂、血糖、血压和体重，高血脂和冠心病患者，医生可能使用他汀类和其他药物。

3. 留意自己的症状和健康状况变化情况，出现异常或新发症状应及时就医。

4. 患者和家属都应了解冠心病、急性心肌梗死、心力衰竭等重症的体征特点，并了解如何第一时间寻求急救。

📋 小贴士

如果经常出现胸痛、心悸、心跳加快或不规律、呼吸困难、头晕、反复晕厥等，应尽快去医院就诊，如果突然发生症状，应立即拨打"120"急救电话。

（姜浩翔）

小案例

妈妈：我家宝宝1周岁，时不时就发热，有时候体温高达40℃，有时候体温只有38℃，而且经常夜里出现发热。我们家长想没必要夜间急诊，兴师动众、折腾全家，但又担心疾病严重耽误病情，非常纠结。最近刚刚入秋，天气一冷，我家宝宝又发热了，同时还有咳嗽，带去医院看了，医生说是感冒了，给我们配了药并继续观察。我们要是遇到发热，该怎么处理好呢？

全科医生：相信这是很多家长都共有的烦恼，当然婴幼儿、儿童发热最常见，成人也同样会出现发热，下面我们就来介绍一下，遇到这种情况该怎么办。

 小课堂

一、什么是发热

发热是指病理性体温升高，是人体在致热原的作用下使体温调节中枢的调定点上移而引起，是临床上最常见的症状，是疾病进展过程中的重要临床表现。可见于多种感染性疾病和非感染性疾病。

临床上按口腔测量的温度高低将发热分为低热（37.3~38℃）、中等热度（38.1~39℃）、高热（39.1~41℃）及超高

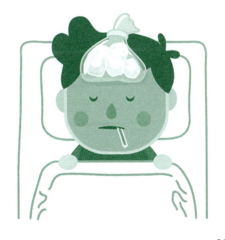

257

热（41℃以上）。

二、哪些人容易出现发热

发热最常出现于婴幼儿，其中以 6 月龄至 3 周岁最为高发。成人发热以老年人、抵抗力低下者容易出现。

三、发热原因有哪些

1. 感染　各种病原体的感染，如细菌、病毒、支原体、真菌等均可引起发热，以细菌引起的感染最常见，其次为病毒。常见疾病有感冒、肺炎、支气管炎等。

2. 恶性肿瘤　如白血病、恶性组织细胞病、恶性淋巴瘤、结肠癌、原发性肝细胞癌等。

3. 变态反应疾病　如药物热、风湿热等。

4. 结缔组织病　如系统性红斑狼疮、皮肌炎、结节性多动脉炎、混合性结缔组织病等。

5. 其他疾病　如甲状腺功能亢进症、中暑、热射病等。

四、发热的家庭处理方法

如果患者出现高热或超高热，伴有精神萎靡、晕厥、呼吸困难等，需要立即拨打"120"急救或送医。如果患者出现低热、中等热度，且自觉无明显痛苦症状或精神状态良好，可先予物理降温，并多饮水；如果患者出现高热，但自觉无明显痛苦症状或精神症状良好，可予退热药退热，密切观察体温变化；如果患者出现低热、中等热度，且有较明显的不适症状，包括头晕、头疼、咳嗽等，可考虑予感冒药对症处理；如果患者出现高热，且有较明显的不适症状，包括头晕、头疼、咳嗽等，建议立即就医。

1. 物理降温　物理降温是发热患者除药物治疗外，最简易、有效、安全的降温方法。其中主要包括温水擦浴、冰敷等。

（1）温水擦浴：用温水擦拭身体，这样随着水的蒸发可带走大量的热量，从而起到降温的作用。具体方法是：将纱布或柔软的小毛巾用温水蘸湿，拧至半干轻轻擦拭患者的颈部、胸部、腋下、四肢、手脚心等部位，可反复进行，冬天温水擦浴时需做好保温工作。

（2）冰敷：可以是冰袋、冰块、冰贴等，对于婴幼儿，用冰贴比较适合，一般贴额头，这样配合度会较高；对于成人，可用干毛巾包裹冰袋、冰块等放置在额部、颈部、腋下、四肢等部位，不可一次放置时间太久，以免造成皮肤损伤。

2. 多饮水　发热时多饮水不仅可以补充散失的水分，还可以加快全身血液循环,促进代谢废物、代谢产物的排出。若体温高,全身散失的水分多,还可以适当补充淡盐水,以防电解质紊乱。

3. **退热药** 对婴幼儿及儿童,退热药最常见的是布洛芬和对乙酰氨基酚,这两种退热药是世界卫生组织推荐的两种退热药。婴幼儿用药剂量一般根据公斤体重计算,具体可查看说明书。

4. **抗感染药** 抗感染药相对比较复杂,最好在医生的指导下服用。抗感染药一般分为青霉素类(青霉素 G、阿莫西林等),头孢菌素类(头孢呋辛、头孢曲松等),大环内酯类(红霉素、阿奇霉素等),氨基糖苷类(庆大霉素、阿米卡星等),四环素类(四环素、多西环素等),氯霉素类(氯霉素)、喹诺酮类(左氧氟沙星、莫西沙星等),磺胺类(磺胺甲恶唑)等,要根据感染的病原体、严重程度等选择不同种类的抗感染药。

 知识拓展

一、发热的临床检查

无法在家庭处理的发热要及时到医院进行检查,以明确患者所处的状态。

(一)实验室检查

包括血常规、C 反应蛋白、降钙素原等感染性指标,若处于流感季节,还可以查流感病毒的抗体;若有尿频、尿急、尿痛等症状,应完善尿常规检查;若有腹泻等胃肠道不适,应完善大便常规检查;若无任何感染症状,可完善肿瘤标志物、结缔组织疾病、甲状腺功能等方面的检查。

(二)影像学检查

1. **X 线平片** 通过肺部 X 线平片,可以判断是否存在支气管炎、肺部感染等。

2. **CT 扫描** 肺部 CT 扫描可以发现部分 X 线平片未能显示的支气管炎、肺部感染等。

虽然影像学检查是诊断下呼吸道感染的重要辅助手段,但其存在一定的漏诊率,结果阴性者尚无法排除诊断。临床实践中,影像学检查并非必需,可根据具体病情酌情选择。

二、发热的临床处理方法

第一步:完善检查、明确诊断

发热原因复杂,到医院就诊首先询问病史、评估病情、完善检查,然后明确诊断,但部分发热就很难明确诊断,持续超过 2~3 周仍无法明确诊断的发热多需住院诊治。

第二步:药物治疗

根据患者诊断情况予以相应的药物治疗,若诊断为感冒,可予退热药、感冒药;若诊断为肺部感染,予退热药、抗感染药等;若诊断为肿瘤,根据具体情况选择手术、放化疗等治疗方案;若诊断为甲亢,予抗甲亢药物治疗;若诊断为结缔组织病,予激素等治疗。

第三步:加强护理

发热时需加强护理,包括环境卫生干净,注意休息,保持身体干净和干燥,若出汗较多需及时换衣物、多饮水。

第四步:营养指导

合理安排饮食,发热时新陈代谢加快,营养物质的消耗大大增加,体内水分的消耗也明显增多。同时,在发热的时候消化液的分泌减少,胃蠕动减慢,消化功能明显减弱。因此饮食方面应供给充足的水分,以容易消化吸收的食物为主。

 ## 误区解读

误区一:发热了要多盖被子吗

看情况,大多不可取。除了畏寒、寒战(发冷、全身发抖)时候可以盖被子,一般情况下正常保暖就可以,不需要额外多盖被子,以免体内热量难以散发出去。

误区二:发热了还可以吃鸡鸭鱼肉吗

可以吃,但要注意适量。因发热的时候消化液的分泌减少,胃蠕动减慢,消化功能明显减弱,饮食需清淡一些,可以进食鸡鸭鱼肉,但不可太油腻。

误区三:可以自行吃中药退热吗

不建议。部分中药是有退热功效,但因为自行服用无法掌握量,故难以保证安全,尤其对于婴幼儿更不建议。

📋 小贴士

　　日常生活中要注意休息,劳逸结合,洁身自爱,注意卫生及预防疾病传播,规律服用药物,注意药物副作用,如皮疹、贫血、肝功能异常、高乳酸血症等,规律随访、复查。

(吴伟东)

头痛怎么办

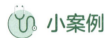 **小案例**

患者:医生,我头痛得厉害,感觉整个头被压迫住了,还有恶心感,已经有1天了,您赶快帮我看看吧!

全科医生:头痛有很多原因,我先简单问下您的发病过程,再去做个头颅CT检查,看看究竟是什么原因引起头痛,好吧?

头痛很常见,但头痛待查是一个令人"头痛"的疾病。临床上,多种疾病均可引起不同种类的头部疼痛,发生的速度、疼痛的部位、发生及持续的时间、疼痛的程度、疼痛的性质及伴随症状等可以帮助诊断。今天我们就一起来聊聊令人"头痛"的头痛。

 小课堂

一、什么是头痛

头痛指外眦、外耳道与枕外隆突连线以上部位的疼痛,而面痛指上述连线以下到下颌部的疼痛。头痛的主要临床表现为全头或局部的胀痛或钝痛、搏动性疼痛、头重感、戴帽感或勒紧感等,同时可伴有恶心、呕吐、眩晕和视力障碍等。

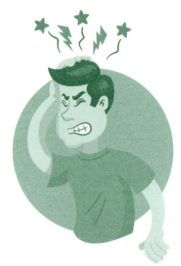

二、头痛的病因有哪些

头痛的病因很多,常见的头痛病因按有无基础病变分为原发性头痛和继发性头痛。原发性头痛指无器质性病因的功能性头痛;继发性头痛则由器质性疾病引起,是某种疾病的一种症状。

1. 常见病

(1) 原发性头痛:偏头痛、紧张型头痛、丛集性头痛。

(2) 继发性头痛:上呼吸道感染、高血压、脑血管病变、副鼻窦炎、精神疾病等。

2. 少见病因 脑肿瘤、颅内感染、颅脑外伤、三叉神经痛、急性青光眼、屈光不正、颈源性头痛、药源性头痛、全身性疾病(贫血、中暑、酒精中毒、尿毒症、低血糖、肺性脑病、系统性红斑狼疮、月经期或绝经期头痛等)。

三、头痛疾病有哪几种类型

1. 头痛疾病国际分类

(1) 原发性头痛:偏头痛、紧张型头痛、丛集性头痛和其他三叉自主神经性头痛、其他原发性头痛。

(2) 继发性头痛:因头颈部外伤的头痛,因头颈部血管病变的头痛,因非血管性颅内病变的头痛,因某些物质或其戒断的头痛,因感染的头痛,因内环境稳态失衡的头痛,因颅、颈、眼、耳、鼻、鼻窦、齿、口以及其他面、颅组织病变的头痛及面痛,因精神疾病的头痛。

(3) 颅神经痛、中枢性原发头痛以及其他头痛。

2. 按头痛发病形式分类

(1) 急性头痛:蛛网膜下腔出血、脑梗死、脑出血、脑炎、脑膜脑炎、癫痫、高血压脑病、腰穿导致的低颅压、青光眼、急性虹膜炎。

(2) 亚急性头痛:颅内占位病变、良性颅内压增高、高血压性头痛。

(3) 慢性头痛:偏头痛、丛集性头痛、紧张性头痛、药物依赖性头痛、鼻窦炎。

四、常见头痛的临床表现有哪些

1. 偏头痛 多发于 20~40 岁的女性,因劳累、进食巧克力或酒类或柑橘、睡眠不足或过多、情绪因素和月经等诱发,头痛多为单侧的搏动性跳痛、较剧烈,可持续 4~72h,可伴恶心、呕吐、畏光和畏声,可因步行、上下楼等日常活动加重。

2. 紧张型头痛 中年以上易发,因劳累、紧张、情绪障碍、头颈部肌肉紧张、口鄂部机能异常等诱发,多为双侧或全头痛,为轻中度的压迫感或紧缩感,持续 30min~7d 不定。

3. 丛集性头痛 30~50 岁的男性多见,因饮酒、摄入巧克力或牛奶、服用硝酸甘油等血管扩张剂、体温升高等诱发,多为重度的单侧刀割样或锥刺样搏动性头痛,每次 15~180min,每日发作 1 次或数次,可伴同侧结膜充血、流泪、流涕、眼睑水肿、额面部出汗、瞳孔缩小或眼睑下垂、烦躁不安。

4. 脑血管病变(脑出血、脑梗死) 起病急,多伴不同程度的意识障碍和脑局灶损害定位体征,如偏瘫、偏身感觉障碍、失语等。

5. 脑肿瘤 疼痛缓慢发生并呈进行性加重,可伴恶心呕吐、视盘水肿等颅内压增高症,也可表现为癫痫发作、肢体瘫痪等脑局灶损害征象。

6. 颅脑外伤 发生于颅脑创伤后,呈局部或弥漫性的胀痛、跳痛,可伴意识障碍及颅内高压征象。

7. 头面部神经痛(如三叉神经痛) 呈电击样或火烙样剧痛,每次持续数秒或数十秒,有原发性和继发性之分。

8. 急性青光眼 头痛剧烈,并有眼痛、结膜充血、视力障碍和眼压增高。

9. 副鼻窦炎 头痛位于近病窦处,可伴鼻塞、脓血涕或局部压痛,晨起重、午后渐轻。鼻腔检查可见鼻黏膜充血肿胀、鼻甲肥大或鼻道脓性分泌物。

10. 急性上呼吸道感染 病毒或细菌感染引起,有头痛、头晕、鼻塞、流涕、咳嗽,可伴发热、全身酸痛。

11. 高血压 常伴头晕、头痛、颈项板紧、心悸、疲乏,伴血压升高。

12. 精神疾病(如抑郁症、神经衰弱、焦虑) 头痛漫长迁延,程度轻至中度,可伴有头晕、心悸、气短、耳鸣、失眠、腰背痛等躯体不适,无神经系统阳性体征,精神检查可发现患者存在的精神问题。

🥤 知识拓展

一、头痛的辅助检查

1. 血常规 用于感染性或血液疾病的诊断。

2. 血生化检查 用于诊断或除外可能由器质性疾病导致的继发性头痛,如肝肾功能、电解质、血糖、血沉、C 反应蛋白等。

3. 脑脊液检查 疑颅内感染、蛛网膜下腔出血、低颅压性头痛时进行,包括脑脊液常规、生化、细菌培养及压力测定。

4. 脑电图 偏头痛痫性发作、癫痫时可有异常。

5. 头颅 CT 扫描 用于颅内病变的诊断,对出血和钙化敏感,考虑肿瘤时需行增强 CT。

6. 头颅 MRI 检查 用于颅内病变的诊断,包括炎症性病变、脑水肿、肿瘤性病变及后颅窝、眶周、鼻窦病变,MRA(磁共振血管造影)可用于脑血管检查。

7. 脑血管造影 用于诊断颅内血管病变、肿瘤性病变等,是颅内血管病变(如动脉瘤)的最敏感精确的检查手段,属创伤性检查。

8. 颈椎 X 线、CT 或 MRI 用于颈椎病变的诊断。

9. 眼科检查 用于诊断或除外眼部疾病,包括眼压测定、眼底及视野检查。

二、头痛的临床治疗

当出现突发的头痛、恶心呕吐、一侧肢体活动障碍、口齿含糊、视物模糊、肢体抽搐、昏迷等症状时,应立即呼叫 120 去医院就诊,查明头痛原因。当出现反复发作的头痛原因不明时应尽早去医院就诊、查明病因、早期治疗。

1. 应用镇痛剂终止或缓解疼痛 镇痛剂的选择应根据患者的头痛特点和病因,并须兼顾药物可能的不良反应及患者的耐受性。常用的头痛药物有非甾体抗炎药(阿司匹林、对乙酰氨基酚)、新型复方制剂(复方对乙酰氨基酚片)、选择性钙通道阻滞剂(氟桂利嗪)、中成药等。

2. 其他镇痛方法 规律的有氧运动有助于改善头痛。指导患者做深呼吸、气功等放松疗法也有一定效果。另外,还可以根据各个社区的自身条件选择相应适宜技术,如按摩、理疗或针灸等以改善局部血液循环、放松肌肉;生物反馈疗法对部分紧张性头痛和偏头痛等血管性头痛也有较好的疗效。氧疗(氧流量 7L/min,10min)对丛集性头痛有效。

3. 避免或消除诱发因素 如受寒,劳累,饮酒,进食咖啡、浓茶、巧克力或柑橘等;睡眠不足或过多,情绪因素,药物因素等。

4. 积极寻找并治疗原发疾病。

5. 特殊情况的处理 颅内压增高者,予甘露醇、呋塞米等脱水,降低颅内压治疗;如患者生命体征不稳定,应予基础生命支持。

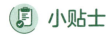 误区解读

误区一：头痛很危险吗

不一定。有的头痛有生命危险,如头痛伴恶心呕吐、意识障碍者,考虑为颅内出血,有生命危险,需紧急去医院救治;感染后引起头痛、呕吐、精神异常、意识障碍者,需考虑颅内感染,有生命危险,需紧急去医院救治。反复发作的一侧搏动性头痛、电击样头痛,虽无生命危险,但也需尽早去神经内科就诊。

误区二：头痛需要尽早去医院检查吗

是的,一定要尽早去医院就诊。头痛病因复杂,有的头痛有生命危险,需尽早就诊,查出头痛原因,才能尽早积极治疗,避免病情进行性加重。

小贴士

如何预防头痛

1. 生活要规律,注意劳逸结合,避免过度劳累,保证充足的睡眠。

2. 适度体力锻炼增强体质,紧张型头痛患者平时尤其要注意颈部姿势,勿长时间低头,可做颈肩部肌肉的放松运动。

3. 注意调整情绪,保持心境平和。

4. 注意个人卫生,注意保暖,避免呼吸道感染。

5. 避免可能诱发头痛的食物或药物因素,如酒类、巧克力、柑橘等;如因基础疾病需长期服用某些可能引起头痛的药物,可与医生协商调整用药。

6. 对患有慢性基础疾病者应做好疾病的随访和管理,积极控制病情,如控制好血压、血糖等。

（吴林飞）

第四节

胸痛可怕吗

 小案例

患者：医生，我这几天感冒了，主要是咳嗽、咳痰，今天早上起床后感觉左边胸痛，咳嗽时痛得更厉害，我现在不敢咳嗽，也不敢动。我是不是得了心肌梗死？是不是要死了？好可怕！

全科医生：不要着急，胸痛有很多原因，不一定是心肌梗死，咳嗽过于剧烈、胸膜炎、心脏问题等都可以引起胸痛，我先看下您的情况，分析究竟是什么原因好吧？

临床中胸痛较为常见，可涉及多个器官和系统，胸痛临床表现不一，病因各种各样，危险性差异悬殊。我们要重视胸痛，但也不用谈虎色变，现在我们就一起来聊聊胸痛。

 小课堂

一、什么是胸痛

胸痛是由于各种因素刺激胸部的感觉神经纤维产生痛觉冲动，传至大脑皮质的痛觉中枢而引起。

二、胸痛有哪些病因

胸痛是临床常见症状之一，病因多样，如心血管疾病、胸壁疾病、呼吸系统疾病、消化系统

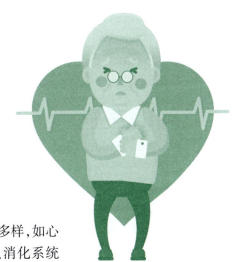

疾病、纵隔疾病、多发性骨髓瘤、白血病、带状疱疹、过度通气综合征、脾梗死、神经症等。

三、胸痛有哪几种类型

按胸痛对生命的威胁程度分为致命性胸痛与非致命性胸痛。其中前者极可能在短时间内危及生命,需给予及时、有效的处理。

1. 致命性胸痛常见疾病

(1) 急性心肌梗死:多数无明显诱因,表现为胸骨后压迫感、烧灼感、濒死感,可向肩颈部、左上肢放射,程度多较重,持续时间长(常 >20min),多数伴呼吸困难、烦躁不安、出汗、恐惧、胸闷、恶心呕吐或症状不典型。

(2) 主动脉夹层:常发生于高血压或结缔组织病患者,表现为突发前胸或胸背部持续性、撕裂样或刀割样剧痛,疼痛多向肩背部放射,尤其沿着肩胛区向胸、腹部以及下肢等处放射,大多难以忍受,疼痛范围广,持续数小时至数日,双侧脉搏／血压不对称。

(3) 肺栓塞:症状多样,缺乏特异性,急性起病,可表现为胸痛、不明原因的呼吸困难、气促、烦躁不安、惊恐甚至濒死感、咯血、晕厥、咳嗽、心悸等。

(4) 气胸:起病前可能有持重物、屏气、剧烈体力活动等诱因,多急性发作,表现为突发一侧胸痛,针刺样或刀割样,持续时间短暂,继之胸闷、呼吸困难,可伴有刺激性咳嗽。

2. 非致命性胸痛常见疾病

(1) 稳定型心绞痛:多于运动、受凉、情绪激动、饱餐后诱发,表现为胸骨后压迫感、沉重感、烧灼感,可向肩颈部、左上肢放射,持续时间短,休息可缓解。

(2) 支气管炎:表现为胸部中央隐痛、不适感,有发热、咳嗽、咳痰、轻度胸闷气促。

(3) 肺炎、胸膜炎:表现为发热、咳嗽咳痰,伴或不伴胸痛,胸痛表现为患侧胸膜炎性疼痛,或持续性疼痛,改变体位时胸痛明显。

(4) 食管反流:表现为上腹部及胸骨后不适感、烧灼感、针刺样或牵拉样痛,进食通过缓慢并有滞留的感觉或轻度哽噎感,质子泵抑制剂可缓解。

(5) 纵隔肿瘤:表现为缓慢性胸骨后疼痛,不剧烈,亦可无胸痛,可伴有胸闷气促、干咳,亦可有吞咽困难、声嘶、肋间神经痛等。

(6) 膈下脓肿、肝脓肿:表现为右下胸部持续性疼痛、疼痛不剧烈,有右肩部放射痛,伴持续发热、恶心呕吐。

(7) 脾梗死:表现为突发左上腹、左下胸疼痛,向左肩部放射痛,并可出现恶心呕吐伴发热。

（8）带状疱疹：可见成簇的水疱沿一侧肋间神经分布伴烧灼痛或针刺样疼痛，但疱疹不超过体表中线。

（9）软骨炎：表现为突发一过性疼痛，可有局部压痛，且位置明确。

（10）自主神经功能紊乱：表现为胸部隐痛或紧缩感，可伴胸闷气促、四肢发麻、精神紧张，与活动无关，可有其他精神症状。

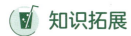 知识拓展

一、胸痛的临床筛查

1. 心电图　所有胸痛者都必须要做心电图，并和以前的心电图（如有）比较。

2. 实验室检查

（1）心肌损伤标志物：目前诊断胸痛常用的心肌损伤标志物包括心肌肌钙蛋白（cTn）、肌酸激酶同工酶（CK-MB）和肌红蛋白（MYO）。心肌损伤后 3h，cTn 开始升高，10~12h 达到峰值，5~15 天恢复正常水平。cTn 是诊断急性心肌梗死最常用的标志物。心肌损伤后 4~6h，CK-MB 开始升高，24h 达高峰，2~3 天后恢复至正常。MYO 在横纹肌损伤后 1~3h 开始升高，6~9h 达峰值，24~36h 恢复到正常水平。MYO 与 cTn 或 CK-MB 联合应用有助于急性心肌梗死的早期诊断。

（2）心脏功能标志物：脑钠肽（BNP）<100pg/ml 可排除心力衰竭。BNP 100~500pg/ml 可能存在心力衰竭，需考虑其他因素的影响；BNP>500pg/ml 存在心力衰竭。

（3）D-二聚体：可作为肺栓塞（PE）诊断的首选筛查指标，D-二聚体<500g/ml 基本可排除肺栓塞，D-二聚体检测还可用于主动脉夹层的筛查和排除。

（4）相关炎性标志物：在急性心肌梗死者中，C 反应蛋白高峰可持续 48h，且高峰值与梗死面积有关，也可预示远期心力衰竭的发生率及病死率。降钙素原（PCT）是降钙素的前体，主要用于鉴别患者是否并发感染。

（5）动脉血气分析：是快速评估患者酸碱平衡、电解质水平的监测方法，常用来鉴别肺栓塞，多数肺栓塞患者 PaO_2<80mmHg，并伴 $PaCO_2$ 下降。

（6）血生化：部分临床药物的应用需根据肝肾功能调整方案，钾、镁等电解质水平与恶性心律失常风险相关，胆固醇的基线水平指导调脂药物的

使用。

3. 床旁超声心动图　床旁超声心动图简便、快捷,能清晰显示心脏、大血管的结构和功能,为胸痛的鉴别诊断提供重要信息。超声心动图能评估急性心肌梗死发生缺血心肌的范围、程度,评估心脏的功能;可直观显示急性主动脉夹层内膜剥离的范围、程度、破口位置、主动脉内径等;可发现急性肺栓塞者肺动脉近端或右心腔血栓,下肢血管超声检查有助于筛查肺栓塞的栓子来源。

4. X线检查　是诊断气胸最常用的方法,可显示肺萎缩程度、胸膜粘连、纵隔移位及胸腔积液、液气胸等。

5. CT及CT血管造影(CTA)检查

(1) 气胸也可通过胸部 CT 检查明确诊断,气胸者 CT 表现为胸膜腔内出现极低密度的气体影,伴有肺组织不同程度的压缩。

(2) 急性主动脉夹层者通过 CTA 检查可显示主动脉真、假腔和血管直径,还包括内脏动脉位置和假腔内血栓情况,是临床最常用的检查方法。

(3) 肺栓塞可通过 CTA 明确诊断,但对于亚段及外周肺动脉的栓子敏感性有限。

二、胸痛的临床处置

当发生急性胸痛时,要及时拨打"120"呼叫紧急医疗援助,同时将患者安置在一个舒服的体位(通常是半坐位)。尽量放松,对患者进行鼓励、安慰,并询问患者是否随身带有常服药物。有条件的地方,在"120"来之前可给予患者吸氧。如果患者出现意识丧失、呼吸心跳停止等,要立即实施心肺复苏。

1. 急性冠脉综合征(ACS)

(1) 急性 ST 段抬高型心肌梗死(STEMI)

1)药物治疗:如抗血小板药、抗凝药、降脂药、镇静止痛药、硝酸甘油等。

2)再灌注治疗:①溶栓治疗在发病 12h 以内,常用尿激酶、链激酶、重组组织型纤维蛋白溶解酶原激活剂(rt-PA)等;②直接冠状动脉介入术(PCI);③冠状动脉搭桥术(CABG)。

(2) 非 ST 段抬高的急性冠脉综合征(NSTE-ACS)

初步评估或再次评估明确为极高危者,应在 2h 内实施紧急冠状动脉介入术(PCI),对高危者 24h 内行早期 PCI 介入治疗,对于症状或缺血反复发作的中危患者可在 72h 内选择 PCI 介入治疗。低危者保守治疗,首选药物治疗。

2. 急性主动脉夹层　一旦确诊急性主动脉夹层,尽快给予有效镇静止痛(肌内注射或静脉应用吗啡、哌替啶和镇静剂),控制心率和血压。在有效镇痛、心率血压控制稳定后,尽快完成主动脉 CTA 检查,明确急性主动脉夹层的分型及受累范围,尽早外科手术治疗。

3. **急性肺栓塞** 诊断为急性肺栓塞者,即给予吸氧,保持血压、呼吸、心率等稳定,尽快完成肺动脉 CTA,以明确诊断并危险分层。高危肺栓塞者尽快进行溶栓治疗(尿激酶、链激酶、重组组织型纤溶酶原激活剂),抗凝治疗(肝素、低分子肝素、华法林等)。有溶栓禁忌证者予外科取栓、经静脉导管碎栓或抽吸血栓、置入腔静脉滤器等。

4. **张力性气胸** 所有考虑张力性气胸者,立即进入抢救室,吸氧、卧床,行床旁 X 线或胸部 CT 检查确诊后立即施行胸腔穿刺术(穿刺点常为患侧锁骨中线第 2 肋间,可使用粗针头穿刺排气),予紧急排气、减压,或者行胸腔闭式引流术。

 ## 误区解读

误区一:胸痛一定都是致命的

不一定。就算是致命性胸痛,及时诊治也可得到控制。

误区二:胸痛不需要立即去医院检查

不是的,一定要尽早去医院就诊。导致胸痛的原因很多,患者自己往往难以分辨是否为致命性胸痛,应及早去医院寻求医生专业的诊疗,第一时间明确原因,以免贻误宝贵的抢救时机,导致病情恶化或死亡。

误区三:胸痛第一时间给亲属朋友打电话

不是的。急性胸痛特别是高危的胸痛抢救必须争分夺秒,亲属或朋友不能给予专业的救治帮助,很多患者就是在等待中贻误了宝贵的抢救时间。正确的做法是先拨打"120"急救电话,然后再通知亲属朋友。

误区四:我还年轻不至于得心脏病

错。急性胸痛的患者以中年以上人士居多,年轻人也有增多趋势,这些患者处于年富力强阶段,平时无不适,一旦胸痛,自认为休息一下就好了,所以更易疏忽,错过最佳就诊时间。正确的做法是出现急性胸痛马上就诊。

误区五:已无意识的患者等医生来再说

错。大脑对缺血的耐受时间仅 4~6min,如心跳停跳,每延迟抢救 1min,

抢救成功率下降 7%~10%,因此对已无意识、猝死的患者应立刻进行现场的初级心肺复苏,对救治至关重要。大家尽可能学习掌握初级心肺复苏的技能,关键时刻能救人一命。

 ## 小贴士

如何预防胸痛

1. 良好的生活起居　早睡早起,避免过度劳累及熬夜,尽量不观看紧张、恐怖的电影电视。

2. 保持身心愉悦　忌生气、焦躁、忧郁。

3. 戒烟限酒。

4. 控制饮食　以清淡、易消化、少油腻、低脂肪、低糖类为主;摄入足量的新鲜蔬菜和水果;少食多餐,晚餐量少,不宜喝浓茶、咖啡。

5. 劳逸结合　避免过重体力劳动,饱餐后不宜立即运动。

6. 体育锻炼　根据自身健康情况、兴趣爱好选择合适的运动,如行走、慢跑、骑自行车、打太极拳、乒乓球、健身操、游泳等有氧运动。多数情况下保持每周运动 3~5 天,每日 ≥30min 中等强度的有氧运动。

（吴林飞）

第五节

腹痛怎么办

 小案例

患者:医生,我肚子很痛,吃了东西更痛,还呕吐了2次,我自己吃了1粒胃药,还是肚子痛得厉害,已经有1天了,您快帮我看看。

全科医生:腹痛的原因很多,常见的急性胃肠炎、胃溃疡、急性胰腺炎等都可以引起腹痛,我先仔细问下您的有关发病过程,并做一下初步的检查,看看究竟是什么原因引起腹痛,好吧?

临床中腹痛极为常见,但对临床医生来说,腹痛待查是一个疑难杂症。引起腹痛的原因较多,引起腹痛的机制复杂,因此我们必须全面了解病史和体格检查,结合必要的辅助检查,进行综合分析后才能找出腹痛原因。

出现腹痛,怎么办? 今天我们就一起来进行了解。

 小课堂

一、什么是腹痛

腹痛多数由腹部脏器疾病引起,也可由腹腔外疾病及全身性疾病引起。腹痛的性质和程度,受病变性质和刺激程度的影响,也受神经和心理因素的影响。

二、腹痛的病因有哪些

根据疼痛部位,分为右上腹、中上腹、左上腹、脐周、右下腹、下腹部、左下腹、弥漫性或部位不固定疼痛。按起病缓急、病程长短分为急性和慢性腹痛(病程 >6 个月)。

1. 急性腹痛

(1) 腹腔器官急性炎症:如急性胃炎、急性肠炎、急性胰腺炎、急性出血坏死性肠炎、急性胆囊炎、急性阑尾炎等。

(2) 空腔脏器阻塞或扩张:如肠梗阻、肠套叠、胆道结石、胆道蛔虫病、泌尿系统结石梗阻等。

(3) 脏器扭转或破裂:如肠扭转、肠绞窄、胃肠穿孔、肠系膜或大网膜扭转、卵巢扭转、肝破裂、脾破裂、异位妊娠破裂等。

(4) 腹膜炎症:多由胃肠穿孔引起,少部分为自发性腹膜炎。

(5) 腹腔内血管阻塞:如缺血性肠病、夹层腹主动脉瘤和门静脉血栓形成。

(6) 腹壁疾病:如腹壁挫伤、脓肿及腹壁皮肤带状疱疹。

(7) 胸腔疾病引起的腹部牵涉性痛:如肺炎、肺梗死、心绞痛、心肌梗死、急性心包炎、胸膜炎、食管裂孔疝、胸椎结核。

(8) 全身性疾病引起的腹痛:如腹型过敏性紫癜、糖尿病酮症酸中毒、尿毒症、铅中毒、血卟啉病等。

2. 慢性腹痛

(1) 腹腔器官慢性炎症:如慢性胃炎、十二指肠炎、慢性胆囊炎及胆道感染、慢性胰腺炎、结核性腹膜炎、溃疡性结肠炎、克罗恩病等。

(2) 消化道运动障碍:如功能性消化不良、肠易激综合征及胆道运动功能障碍等。

(3) 胃、十二指肠溃疡。

(4) 腹腔脏器扭转或梗阻:如慢性胃、肠扭转,十二指肠壅滞,慢性肠梗阻。

(5) 脏器包膜的牵张:如肝淤血、肝炎、肝脓肿、肝癌等。

(6) 中毒与代谢障碍:如铅中毒、尿毒症等。

(7) 肿瘤压迫及浸润:以恶性肿瘤居多,与肿瘤不断生长、压迫和侵犯感觉神经有关。

(8) 胃肠神经功能紊乱:功能性胃肠病。

三、常见急性腹痛的临床表现有哪些

1. **急性阑尾炎** 先脐周疼痛,数小时后转移至右下腹,伴恶心呕吐等症状,右下腹麦氏点附近固定性压痛,可有腹肌紧张及反跳痛,白细胞、中性粒细胞绝对值、C反应蛋白等炎症指标升高。

2. **急性胆囊炎** 饱餐后或夜间发作,右上腹或剑突下疼痛,可放射至右肩,伴恶心呕吐,发热,右上腹压痛,无明显的肌紧张、反跳痛,墨菲征阳性。

3. **急性胰腺炎** 酗酒、饱食数小时突发持续性上腹剧痛,阵发性加剧,伴频繁呕吐,呕吐后疼痛不减轻,发热,严重者呼吸急促、烦躁不安、神志模糊、谵妄等,血尿淀粉酶升高,腹部CT示胰腺肿大、边缘不清、胰周积液。

4. **急性坏死性肠炎** 起病急,高热、腹痛、腹泻、血便伴频繁呕吐及腹胀,全腹有压痛、反跳痛。

5. **急性盆腔炎** 下腹部疼痛伴腰部坠胀感,伴阴道分泌物增多,妇科检查有不同程度触痛,子宫直肠窝炎性积液,彩超见盆腔积液、包块。

6. **胃十二指肠溃疡穿孔** 突发剧烈腹痛、刀割样,始于上腹部,迅速扩散到全腹,全腹压痛、反跳痛、腹肌紧张明显,板状腹,肠鸣音消失,立位腹部平片见膈下游离气体。

7. **肠梗阻** 阵发性腹痛到持续性腹痛,阵发性加重,伴腹胀、恶心呕吐、肛门无排气,腹部平片见胀气的肠袢和气液平。

8. **肠套叠** 多发于婴幼儿,突发无明显诱因的大哭,安静15~30min后又开始哭闹,症状反复发作,肛门不排气,果酱样稀烂便或指套上果酱样血迹,右中上腹实性的腊肠样包块,部分患儿腹部闻及高调的肠鸣音,腹部平片及空气灌肠检查有助于诊断。

9. **嵌顿性腹股沟疝** 男性,右侧腹股沟区有可复性肿物史,突发腹股沟区肿物不能还纳、体积增大,伴剧痛,发病后数小时出现完全肠梗阻的症状。

10. **胆道梗阻** 上腹部剑突下偏右方剧烈疼痛,向右肩部放射,合并频繁恶心呕吐,寒战高热,皮肤巩膜黄染,剑突下、右上腹压痛、反跳痛、肌紧张,有时可触及增大胆囊,彩超提示肝外胆管系统扩张,胆管腔内强回声团。

11. **胆道蛔虫** 骤然发作的剑突下偏右方剧烈绞痛,钻顶样,向右肩放射,疼痛时喜弯腰屈膝,辗转不安、大汗淋漓,甚至有四肢厥冷、面色苍白等休克表现,腹痛突然缓解,疼痛发作数天后,可出现皮肤巩膜黄染、寒战高热等急性胆道梗阻感染症状,腹痛症状重而体征轻,彩超发现胆总管蛔虫。

12. **肾、输尿管结石** 运动后突发患侧腹部绞痛,放射至会阴或患侧腹股沟区,合并频繁恶心呕吐,腹痛发作后可出现血尿,患侧输尿管走行处深压

痛,尿常规示血尿,彩超发现肾盂积水、结石征象。

13. **异位妊娠破裂**　育龄期妇女,有停经史,突发腹痛、虚脱,常有脉搏细速、血压下降,彩超发现子宫外妊娠囊。

14. **腹主动脉瘤破裂**　突发腹痛,腰背部撕裂样疼痛,伴濒死感,迅速发生休克、血压急剧下降,出现面色苍白、发绀、全身冷汗、心动过速等,腹部压痛明显,可触及明显的搏动性肿块。

15. **肝癌自发破裂**　腹腔压力增高或轻度腹部外伤为诱因,突发剧烈腹痛,伴腹胀、恶心呕吐,面色苍白、冷汗、心悸,甚至血压下降、昏迷,全腹压痛、反跳痛,腹部叩诊移动性浊音,诊断性腹穿抽出不凝血样的腹腔液,彩超发现肝脏不规则低密度占位病灶。

16. **急性肠系膜上动脉闭塞**　有冠心病、房颤病史,初始即发生剧烈腹部绞痛,难以用一般药物缓解,症状重体征轻。

17. **卵巢囊肿蒂扭转**　持续性腹部绞痛,四肢发凉、面色苍白、脉搏细速等症状,下腹部触及压痛性肿块,若破裂则出现全腹压痛、反跳痛、肌紧张等。

🥤 知识拓展

一、腹痛的辅助检查

1. **血、尿、粪常规**　血白细胞总数及中性粒细胞增高提示炎症性病变。尿常规中出现大量红细胞提示泌尿系结石、肿瘤或外伤。尿常规中有蛋白尿和白细胞提示泌尿系统感染。粪常规中有脓血便提示肠道感染,血便提示结直肠癌、绞窄性肠梗阻、肠系膜血栓栓塞、出血性肠炎等。

2. **血生化检查**　血清淀粉酶增高提示为胰腺炎。血糖和血酮的测定可排除糖尿病酮症酸中毒引起的腹痛。血清胆红素增高提示胆道疾病。肝肾功能、电解质有助于诊断。

3. **腹腔穿刺液的常规及生化检查**　腹痛诊断未明而发现有腹腔积液时,须行腹腔穿刺术,所得穿刺液送检腹水常规、生化和细菌培养、查找肿瘤脱落细胞等。

4. **X 线检查**　腹部 X 线平片检查,发现膈下游离气体需考虑胃肠道穿孔;肠腔积气扩张、肠内见多个液平面需考虑肠梗阻;输尿管部位的钙化影可提示输尿管结石;腰大肌影模糊或消失提示腹膜炎或出血。

5. **腹部 B 型超声检查**　常用于肝、胆、脾、胰、肾脏、卵巢等疾病的检查,必要时可 B 超定位下行肝穿刺术。

6. **腹部 CT 及 MRI 检查** CT 和 MRI 对肝、胆、脾、胰、肾脏、卵巢、腹腔内包块等鉴别诊断有重要作用。

7. **内镜检查** 内镜检查在胃肠道疾病的鉴别中起重要作用,内镜检查的同时可以取活组织检查,其病理结果对疾病诊断有决定性的意义。

二、腹痛的临床治疗

首先需要明确引起腹痛的病因,针对病因采取相应的治疗措施。

腹痛诊断明确者,需评估全身情况判断是否危重、是否有急诊手术指征,若暂无急诊手术指征,可保守观察治疗,但观察过程中仍需把握是否转手术治疗。一般治疗包括禁食水,必要时胃肠减压,半卧位(减轻腹肌紧张,利于腹腔液体引流至盆腔);吸氧、补液、维持水电解质和酸碱平衡;有明确感染病灶时使用抗生素;对症治疗:止痛、退热、抑制消化液分泌、通便、灌肠等。对诊断明确的晚期肿瘤,可酌情用麻醉药(吗啡、哌替啶等)缓解疼痛、提高生活质量。

诊断不明,无明显腹膜炎者,观察生命体征、重要脏器功能、腹部体征变化情况。对症治疗为主,纠正水电解质酸碱平衡紊乱,同时积极寻找病因。在诊断明确之前,慎用吗啡,适当选用解痉药,未排除肠穿孔/肠坏死者禁用泻药、灌肠。经密切观察和积极治疗后,腹痛不缓解,腹部有压痛,全身情况变差时,可考虑开腹探查、挽救生命。

 误区解读

误区一:腹痛很危险

不一定。表现为突然出现的腹部剧烈刀割样痛、烧灼样痛,阵发性加剧的持续性钝痛或刀割样疼痛,持续性、广泛性剧烈全腹痛,伴有晕倒、血压下降等,需考虑急性胃肠道穿孔、急性胰腺炎、急性弥漫性腹膜炎等疾病,这些是可能有生命危险的急性腹痛,需要立刻去医院就诊。反复发作的腹部隐痛、钝痛、胀痛等,常为短时间内无生命危险的腹痛,但仍需尽早去医院就诊,查明腹痛原因,以免延误病情。

误区二:腹痛需要尽早去医院检查

是的,一定要尽早去医院就诊。不管急性腹痛还是慢性腹痛,均需要尽早去医院就诊,医生结合病情发展经过、腹部有无压痛反跳痛、包块等,再做相关的辅助检查,查出腹痛原因,才能尽早积极治疗、缓解腹痛,避免病情进行性加重。

误区三：以不做检查为"荣"

错。目前有相当一部分人以不做检查、不去医院为荣，认为去医院检查麻烦，自以为不做检查，不吃药是"健康"的标志，部分人潜意识里认为万一查出问题岂不是不"健康"了？其实，这是典型的"鸵鸟"心理。无论出现何种腹痛，均应尽早去医院检查，找出病因，及时治疗。

 ## 小贴士

由于腹痛的病因复杂，引起腹痛的机制不同，所以预防腹痛的方法各不相同。早期发现，尽早就医，尽快诊断，采取有力措施，积极治疗原发病，才能预防或缓解腹痛。

如果出现剧烈、持续性的刀割样痛、烧灼样痛、胀痛时，应暂时禁食，立即去医院检查后再遵医嘱是否进食；考虑胆囊炎、胆石症、急性胃肠炎时，应进食少量清淡流质，忌进食油腻、刺激性食物；考虑肠梗阻时亦应禁食，待肛门排气或解大便后才能进食少量流质；考虑有慢性胃炎、胃十二指肠溃疡时，应按时进食易消化食物，戒烟酒，忌进食浓咖啡、腌制食物、酸辣生硬食物等。

（吴林飞）

第六节

突发抽搐怎么办

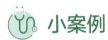 **小案例**

宝妈：我家宝宝刚满 3 周岁，今天早上感冒、发热，到了下午，突然全身抽搐，口吐白沫，两眼直愣愣的，喊他也没反应，足足抽了有 2 分钟才停下来，之后就开始迷迷糊糊地哭闹个不停。可把我给吓坏了，这是什么情况？不会是"羊癫疯"吧？我该怎么处理才好呢？

全科医生：抽搐是一种常见的症状，儿童、成年人和老年人，会因为各种疾病，发生抽搐。在本节，我们为大家介绍一下抽搐的相关知识，希望能帮助大家认识和理解这类紧急情况，并掌握一定的应对方法。

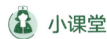 **小课堂**

一、什么是抽搐

我们的身体之所以能够自由运动，是因为大脑通过脊髓、神经网络，控制

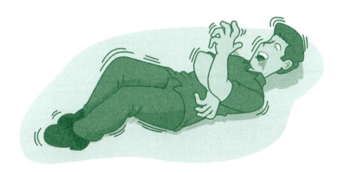

肌肉组织收缩和舒张,带动骨骼和关节而实现的。人体的运动协调之美,在我们举手投足的每一个动作之间,表现得淋漓尽致。

而抽搐是指患者部分或全身骨骼肌不由自主节律性地抽动或强烈收缩,是一种常见的临床表现。当严重到一定程度,如肌群收缩表现为强直性和阵挛性时,我们把它叫作惊厥。惊厥一般表现为全身性、对称性发作,同时可能会伴随意识丧失。

二、人体为何会发生抽搐

抽搐可分成两大类:一类是脑部疾病引起的抽搐,另一类是非脑部疾病引起的抽搐。

大脑是由不同类型的神经细胞组成的,我们把这些细胞称为"神经元"。成年人大脑中约包含850亿个神经元。大脑思考问题,下达指令,都是通过神经元释放和交换生物电信号来实现的,就像通过电子邮件系统发布通知一样。为了便于理解,可以把人体看作一家公司,大脑就是"董事局",而脊髓的各个节段就是公司的各个"部门经理",神经网络是"通讯员",肌肉是"车间员工"。在这家公司中,任何一个环节出现错误,都有可能直接导致"车间员工"做出错误的反应。

(一)脑部疾病引起的抽搐

由于某些原因,一部分大脑神经元(董事局的董事们)突然异常兴奋,同步释放异常电信号,我们的肌肉(车间员工)在同一时间,突然接到上级领导铺天盖地而来的大量命令通知,于是瞬间猛然开始收缩(开工工作),这就造成了身体的"抽搐"。

(二)非脑部疾病引起的抽搐

1. 中毒　中药马钱子超量误服,引起脊髓中的神经元(部门经理)兴奋异常,肌肉(车间员工)接收到错误电信号后,出现抽搐。

2. 感染　破伤风梭菌感染伤口后,会产生一种毒性极强的毒素,我们称之为"神经痉挛毒素",造成全身肌肉强烈抽搐、痉挛。

3. 代谢问题　甲状腺手术、儿童维生素 D 缺乏会引起体内钙离子缺乏,使肌细胞膜(车间员工)兴奋性增高,引起抽搐。

三、抽搐会有哪些具体表现

接下来说说抽搐会有哪些具体表现,也就是临床症状。

1. 全身强直 - 阵挛性抽搐(两者交替出现)　这是临床最常见的一种形式,主要特征是突然意识丧失、跌倒,四肢抽搐。全身骨骼肌先强烈、持续收缩约

10~20s,随后变为肢体阵发性痉挛,整个过程持续 2~5min。这类抽搐是癫痫大发作的典型表现,但也可出现在脑炎、脑膜炎、中毒、代谢引起的抽搐以及热性惊厥等疾病。

2. **全身强直性抽搐(以强直为主)**　这是一种全身肌肉强烈而又持续的收缩,常使肢体固定,形成某种特殊的体位。比如头和眼睛偏向一侧或后仰,身体后仰曲如弓状,临床上把这个现象称为"角弓反张"。这类抽搐常见于破伤风感染、急性脑缺氧、脑炎等。

3. **全身阵挛性抽搐(以阵挛为主)**　最先表现为意识丧失、全身肌肉阵挛,接着变为某一肢体抽搐,可伴有口吐白沫等症状。多见于低龄儿童热性惊厥。

4. **肌阵挛性抽搐**　为突发、短暂抽搐,可以遍及全身,也可以是某一部位,可以是单次发作,也可以是多次发作。可以是规则发作,也可以不规则。一般见于癫痫、脊髓疾病、尿毒症、代谢疾病、脑卒中、病毒性脑炎等。

5. **局限性抽搐(局部抽搐,意识清醒)**　局部抽搐为主,抽搐时意识清楚。可以见于癫痫的局限性发作,也可见于非癫痫的一些疾病,如维生素 D 缺乏引起的手足搐搦症等。

四、抽搐与哪些疾病有关

1. **原因不明确的癫痫引发的抽搐**　如各种类型的癫痫,以及与发热相关的癫痫综合征。

2. **脑部实质性病变引发的抽搐**　如颅脑肿瘤、脑血管病变、脑感染性疾病、颅脑外伤、遗传代谢性疾病累及脑部引起的继发性癫痫。

3. **全身感染性疾病引发的抽搐**　如中毒性菌痢疾、狂犬病、破伤风。

4. **全身代谢病障碍引发的抽搐**　如钙代谢障碍、血糖代谢异常、电解质紊乱、尿毒症、严重肝病等。

5. **全身中毒性疾病引发的抽搐**　如马钱子中毒、白果中毒、有机磷农药中毒。

6. **自身免疫性疾病引发的抽搐**　如系统性红斑狼疮病变累及中枢神经系统时。

7. **酒精戒断综合征引起的抽搐**　长期酗酒者,停止饮酒后 12~48h,可能会出现一系列症状,甚至引发抽搐。

8. **热性惊厥引起的抽搐**　是一类由发热诱发的抽搐,分为单纯性热性惊厥和复杂性热性惊厥两种类型。以 6 个月至 5 岁儿童多见,可能跟患儿脑发育未完全成熟有关,患病率为 3%~5%。通常会在发热开始的 24h 内发生,一般是发生在体温快速上升阶段,部分患儿出现惊厥时,可能体温并不高,以至于监护人未曾察觉发热,但发作时或发作后,随即出现发热,应避免误诊为癫痫首次发作。

9. 癔症性抽搐　亦称为假性抽搐发作,属于一种心因性疾病,常见于15~35 岁青年女性,发作前常有一定的诱因,如生气、情绪激动或各种不良刺激。发作样式不固定,时间较长,有时类似癫痫发作,容易与真性癫痫发作混淆。有研究表明,约有 30%~40% 癔症性抽搐者,同时会合并癫痫。

五、我们应该如何应对抽搐

(一) 现场照护

抽搐的原因不同,发作期间的紧急处理也各不相同,总的原则是:及时联系转送医院;避免意外伤害;避免过度按压患者;确保患者侧卧或头偏向一侧,保持呼吸通畅。

1. 癫痫发作的处理原则　注意保护,防止意外伤害,癫痫样发作过程中应保持头部向一侧偏斜,维持呼吸道通畅,避免窒息,避免不慎将呕吐物吸入气管;有条件的可以给予氧气吸入,同时注意不要过度用力按压患者,以免造成骨折;如果为复杂部分性发作的患者,要注意避免其在无意识行走和活动中,造成对自身或周围人员的伤害。

2. 热性惊厥的处理原则　70%~80% 的热性惊厥持续时间 <15min,一般持续 1~3min,不必急于止惊药物治疗。应保持呼吸道通畅,防止跌落或受伤;勿刺激患儿,切忌掐人中、撬开牙关、按压或摇晃患儿导致进一步伤害;抽搐期间分泌物较多,可让患儿平卧头偏向一侧或侧卧位,及时清理口鼻腔分泌物,避免窒息;同时观察患儿的意识和呼吸情况。有条件可以给予氧气吸入。如果热性惊厥超过 5min,需及时就医。

(二) 仔细观察发作情况

患者发作时,旁边的亲属一定要镇静,尽可能观察患者的发作情况,包括眼睛是否凝视、向哪个方向,头是否扭转、向哪个方向,脸色是否发青、发白,是否口周发紫,是否吐沫或者唾液增多,肢体有无僵硬、抽搐、是否对称,有无大小便失禁。发作后是否非常疲劳、困倦,肢体是否无力(对称还是不对称),有无呕吐,刚发作后是否说话口齿不清等。

如果患者是成年人或者青少年,发作时意识未完全丧失,发作后应尽可能记录下发作刚开始或者即将开始时的所有感受或者异常动作、行为等。如果有可能,最好用手机或者摄像机将患者的发作过程录下来,这样对于诊断非常有帮助。录像时要注意,尽量光线充足,晚上应该开灯,患者家属不要遮挡患者,摄像过程中要包括患者全身整体情况、面部以及发生抽搐的主要部位(比如抽搐的肢体)的清晰影像。

（三）准备好送医院后可能会涉及的问题

家属在准备送患者到医院的过程中,应该尽可能理清思路,并明确以下问题,以便准确、及时地与医生沟通。

1. **本次抽搐可能的诱发因素**　患者抽搐前有没有受到严重外伤,比如被撞击、被生锈的金属割伤、被狗或猫咬伤,有没有发热或其他感染的情况,有没有误服有毒物品、植物果实,包括最近的服药情况,发作前有没有受到精神情感刺激等。

2. **患者过去的健康状况**　是否长期酗酒,有没有其他严重的疾病例如心脏疾病、脑部疾病、严重肝病、尿毒症、糖尿病、肿瘤、甲状腺手术等。

3. **儿童患者**　还需要告知医生孩子的学习情况是否有异常,儿童患者的发育情况如何,是否有其他精神行为异常,是否有睡眠障碍等。以及家族中的成员是否有类似的情况发生。

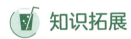 **知识拓展**

抽搐患者的临床检查和治疗

作为一种常见的临床急症,引发抽搐的原因有很多,包括脑部因素、全身感染、代谢或遗传原因以及心理因素等。医生需要根据患者家属或目击者提供的病史信息,结合检查、化验,对患者抽搐的原因进行鉴别诊断,寻找引起抽搐的根源所在。

入院后,医院诊断和治疗的大致流程如下:

1. **影像学检查及血液检查**　CT、磁共振、脑血管造影等项目能够发现颅内有没有实质性占位,包括肿瘤、动脉瘤、脑血管病变(出血、梗死、软化灶或蛛网膜下腔出血等),或是脑脓肿、真菌、寄生虫等占位,血液学检查能排查是否存在非脑部疾病情况,例如感染、发热、中毒、代谢紊乱、自身免疫异常等问题。

2. **预约脑电图检查**　脑电图检查可以为证实是否存在脑部异常放电提供依据。

3. 明确病因,制定治疗方案。

4. **评估疗效,定期复诊**　抽搐是一个涉及多因素,非常复杂的临床表现。检查、诊断和治疗往往需要循序渐进,部分疾病可能需要患者和家属做好打持久战的心理准备。患者和家属也可以将自己心中的疑问和顾虑告诉医生,充分听取医生的建议,共同对抗疾病。

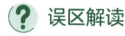

❓ 误区解读

误区一:抽搐或癫痫发作与癫痫是一回事吗

很多时候,人们会把"抽搐""癫痫发作"和"癫痫"三者混为一谈。简单地说,抽搐是一种临床症状,引起的原因可能是脑部神经元异常,也可能是非脑部因素;癫痫发作是指脑部神经元异常、过度、同步化放电造成的一过性的感觉障碍,伴运动、自主神经、意识、情感、记忆、认知、行为等方面的障碍。因此,抽搐只是癫痫发作众多表现中的一个。

癫痫发作是一过性的表现,它可以分为两大类情况:一类是由某些明确的因素引发,比如感染、发热、脑卒中、血糖紊乱、电解质紊乱、中毒等,我们把这类发作称为"诱发性癫痫发作"。另一类没有明确的急性诱发因素,我们称为"非诱发性癫痫发作"。只有出现 2 次(间隔至少 24h)非诱发性癫痫发作,才能确诊为癫痫。

比如,某人患病毒性脑炎,急性期出现抽搐等症状,我们会说,发生了癫痫发作,但不诊断为癫痫。脑炎若干年后,没有急性诱发因素的情况下,该患者数日反复出现癫痫发作,这时,我们才诊断他为癫痫。

误区二:抽搐的时候需要强行按住手脚

抽搐的时候,强行按住手脚没有任何意义,只会平添患者的痛苦,因为在骨骼肌强烈收缩的情况下,在患者身上施加较大的力量,反而会增加骨折的风险。因为抽搐可能会突然发生在任何时间、任何地点,我们所要做的,就是为患者提供一个相对安全的环境,如移开周围物品,避免抽搐过程中摔伤、碰伤。同时,关注患者呼吸情况,尽量让患者侧身或侧头,避免口中的呕吐物或分泌物倒流入气管中,引起窒息。

误区三:热性惊厥跟癫痫是一个意思

热性惊厥是儿童惊厥中最常见的原因,一般来说,预后良好,属于诱发性癫痫发作,不能直接诊断为癫痫。但是,部分癫痫患者也会出现热性惊厥。另外,小部分复杂性热性惊厥患儿,有继发成为癫痫的可能。

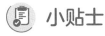 小贴士

一、儿童出现抽搐的处理注意事项

患儿出现抽搐时,家长一定要保持镇静。抽搐大多数是自限性的短暂发作。建议家长将患儿侧卧,避免刺激,及时清除口腔中的分泌物,防止吸入气管造成窒息,若患儿抽搐后意识不清、反应差或抽搐时间 >5min,需要尽早到医院就诊。

发热与热性惊厥密切相关。但研究表明,退烧药并不能防止热性惊厥的发生。所以对于过去有抽搐经历的患儿,建议可常规使用退烧药,而不要过度、超剂量使用退烧药,避免出现药物副作用。

二、老年人出现抽搐的注意事项

对于过去没有发生过癫痫的老年人,如突然发生抽搐,需要充分考虑脑血管意外、心脏疾病、血糖异常、血液电解质紊乱、肝肾功能异常等全身疾病。家属在与医生沟通的时候需要尽可能详细提供患者的疾病信息。

(邢　冲)

第七节

突发休克怎么办

 小案例

邻居甲：听说昨天，小区门口有人被车撞了，流了好多的血，救护车到的时候，听医生说，被撞的人已经休克啦，好可怕！如果下次遇到有人突然休克，我们该怎么办才好啊？

全科医生：休克是一种可能危及生命的临床症状，很多疾病都会引起休克，在下面的章节中，我们为大家介绍一下休克的相关知识，希望能帮助大家认识和理解这类紧急情况，并掌握一定的应对方法。

 小课堂

一、什么是休克

"休克"一词，来自英语单词"shock"的音译，原意为震荡或打击。1731年，有一位法国医师 Le Dran 首次使用法语"secousseuc"一词描述了创伤引起的危重临床状态，并译成英语"shock"。时至今日，"休克"一词已被用来指代多种因素造成的一种临床急危重症。

那么什么是休克呢？医学上对于休克的标准描述为：

休克是指机体在严重失血失液、感染、创伤等强烈致病因子的作用下，有效循环血量急剧减少，组织血液灌流量严重不足，引起细胞缺血、缺氧，以致各重要生命器官的功能、代谢障碍或结构损害的全身性危重病理过程。

我们体内的每一个细胞，都需要通过24h不间断的氧气和营养物质补充，来维持生存。一旦中止养分供应，只需数分钟，人体细胞就会出现功能异常，

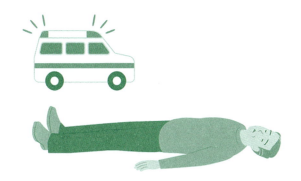

甚至坏死。

通俗地说,如果把我们的身体比作一座城市,细胞就是我们这座城市中,成千上万个足不出户、在家工作的"宅男""宅女"们;而我们的体内的大血管、小血管、微血管、毛细血管,就像是城市的道路网,有主干道,有支路,最后是通往各家各户的小巷子。

在这个重要环节中,血液细胞承担起了"快递员"的职责。它们把肺吸入的氧气和消化道吸收的营养物质,通过血管和毛细血管网,夜以继日、连续不断地传递到每一个细胞周围,同时带走细胞代谢产生的废物。

当城市发生严重问题时,道路上正常工作的"快递员"急剧减少,大批工作者因收不到订餐,饿晕过去。整个城市因无法正常工作,逐渐陷入瘫痪(病危乃至死亡),这一过程就是休克。

我们顺着这个比喻继续展开,讲一讲休克的三个阶段。

第一阶段:假如某人发生创伤、大量出血(城市中"快递员"大量流失),为了保证心脏和大脑等重要器官的血液供应,身体会将非重点器官内大量小血管、微血管和毛细血管收缩甚至关闭(引导"快递员"跑重点区域),通过自我调节来改善困境。医学上将这一时期称为"休克代偿期"。

第二阶段:如果引起休克的根本原因一直得不到改善,一段时间后,原本收缩的小血管、微血管、毛细血管中的血液会慢慢变稠,医学上称为"血液泥化"。我们可以将此现象理解为:普通区域的小巷子变窄后,原本在这些小巷子里穿梭的快递员们,车子都被挤碰坏了,于是变成了缓慢移动,甚至滞留在这些小巷子里。这样一来,原本变窄的巷子就更加拥挤,甚至完全堵死了(当然还有很多异常机制在共同加重瘀血)。

这听起来很不妙,住在普通区域的工作者们,这个时候要雪上加霜了。面对这种境况,小血管、微血管、毛细血管开始停止收缩,转为扩张。大量的血液又涌回到这些普通部位细小的血管中。这时,大脑和心脏的有效血液供应不能得到维持。同时,由于血液瘀滞机制被激活,虽然上述血管开始扩张,血液也大量回流,但是血液泥化仍在持续加重。瘀血直接导致血液仍无法为细胞有效提供氧气和能量物质。这个时期,全身各个器官缺血缺氧进一步加重,因此被称为"休克失代偿期"。而最终,患者将会进入到"休克难治期"。

也有部分休克并不按照上述典型的进程进行。例如过敏性休克,在接触到过敏物质时,会迅速引发全身毛细血管大量扩张。虽然人体血液总量没有减少,但扩张的毛细血管一方面降低了血液压力(血液循环的驱动力),另一方面让大量的血液沉积淤滞,不能有效地参与氧气和营养物质输送供应。我们将这个现象称为"有效循环血量减少"。

二、休克与哪些疾病有关

许多严重的疾病,都可以引起休克,常见的有:

(一)失血性休克

如果人体短时间内大量失血,超过总血量的 20%(约 1 000ml),就会出现休克症状。如果失血量超过总血量的 45%~50%,会很快导致死亡。包括消化道大出血、宫外孕大出血、产后大出血等各种情况。本文开头,邻居甲所说车祸引起的创伤失血,也属于这一类型。此外,大量丢失体液是引起失血性休克的另一种原因,如剧烈呕吐或腹泻会导致丢失大量体液。血液中的水分等物质会被重新分配到血管外,变成体液,人体血量急剧减少,进而引起休克,过去也被称为"虚脱";另外严重的大面积烧伤,常伴有血浆的大量渗出而丢失,可造成人体血量减少,产生休克。

(二)感染性休克

各种严重的感染都可能引起休克,这是内科最常见的休克类型,也是非常凶险的一种休克类型,病死率高达 60% 左右。仅美国每年就有 10 万人死于该种类型的休克。它发生的主要原因,是由于病原微生物产生的毒素引发全身炎症反应,导致了大量血浆渗出血管外、有效循环血量下降、心肌细胞受损等一系列严重问题,进而引发休克。

(三)过敏性休克

过敏性休克医学上称为"速发型变态反应",常常在接触过敏物质后发生,发病非常急骤,如果不进行及时抢救,很可能会导致死亡。

它的发生往往分为两个阶段:

第一阶段为致敏阶段:例如某位具有芒果过敏体质的人,在第一次进食芒果(甚至仅仅是无意中接触了芒果)时,机体会产生一种针对芒果的特殊抗体,使机体处于致敏状态。第一次的接触,可能没有任何症状,往往会被人忽略。

第二阶段为过敏发生阶段：当此人再次接触芒果时，这些特殊抗体就会立即被激活，引起大量毛细血管扩张，有效循环血量急剧减少，进而引发休克和死亡。

（四）心源性休克

由于急性心肌梗死、急性心肌炎、严重的心律失常、肺栓塞等各种严重心脏疾病，造成心脏无法正常为血液流动提供足够的动力，有效循环血量严重不足而引起休克，称为心源性休克。这类休克的特点是，血压在休克早期就明显下降，病死率高达80%。

（五）神经源性休克

神经源性休克是指在创伤、剧痛等剧烈神经刺激下，大量毛细血管扩张、微循环淤血，全身有效循环血量突然减少而产生的休克。需要说明的是，剧烈的精神刺激（如恐惧、悲伤、过度兴奋等）所导致的面色苍白、四肢发冷、血压下降、意识发生变化，这是一时性的血管舒缩功能障碍引起的，与休克在本质上是不同的，应该加以区别。

三、休克会有哪些具体表现

不同原因的休克，引起的表现各不相同，常分为三个阶段。

第一阶段为微循环缺血期（休克代偿期）：这一阶段，全身除心脏、大脑外，其他部位的小血管（小动、静脉，微动、静脉，毛细血管）都发生明显收缩，血液被挤回大血管中，重点供应心脏和大脑使用。因此这一时期，患者皮肤、脸色因血管收缩，变得苍白而缺乏血色，手脚冰冷。心脏为了加快大脑和心肌的血液供应，跳动加快。此时患者神志一般是清楚的，但会变得烦躁不安。

第二阶段为微循环淤血期（休克失代偿期）：虽然只是一字之差，但淤血期的情况要比缺血期严重得多。由于缺少氧和能量供应，患者开始出现神志淡漠，逐渐进入昏迷，皮肤逐渐呈现出青紫色。这个阶段，患者如果还没能得到救治，病情马上会转入难治期。

第三阶段为微循环衰竭期（休克难治期）：这一阶段，即使经抗休克治疗，微循环往往仍无法恢复血液流通。同时，全身大量微小的血栓形成，进一步恶化血液流动。全身大量组织和器官开始衰竭，最终将导致死亡。

四、我们应该如何应对休克

患者如出现休克表现，往往预示着病情非常严重。对于公众来说，如果在医院之外发现有人出现休克情况，需要积极做好以下几件事情。

1. 正确判断患者的症状，及时识别出是否存在休克的可能，特别不要遗漏前文提到的意识清醒状态下的休克代偿期,避免延误病情。

2. 根据情况,及时拨打"120"电话呼救。

3. 如果有可能,在医护团队到来之前,请积极处理造成休克的原发病因。例如给创伤出血患者现场压迫止血,给怀疑中暑的患者物理降温等。这是为争取抢救成功做出的非常重要的一步。

4. 如果出现意识丧失,呼吸骤停,则需要尽快开展现场心肺复苏术。

5. 尽可能快地联系到患者的家人,一同前往医院,配合抢救。

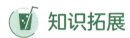 **知识拓展**

休克患者的临床检查和治疗

作为一种严重的临床急症,引发休克的原因有很多。医生需要根据患者家属或目击者提供的病史信息,结合检查、化验,对患者休克的原因进行鉴别诊断,寻找引起休克的根源所在。入院后,医生会根据病情轻重,决定具体的救治方案。

1. 积极处理引起休克的原发疾病,例如:止血、输液、修复创伤、控制过敏,处理心脏疾病等。

2. 改善微循环,抑制过度炎症反应,保护细胞。

3. 治疗、保护、监控各个器官,尽可能减轻器官功能损害。

4. 进行营养支持治疗,提高患者机体的抵抗力。如果条件允许,家属也可以根据医生的建议,为患者准备富含蛋白质、容易消化的食物,帮助补充能量。

休克是一个涉及多因素,非常复杂的临床急重症,临床上救治难度较大,存在众多的风险。患者和家属需要有足够的心理准备,也可以将自己心中的疑问和顾虑告诉医生,充分听取医生的建议,共同对抗疾病。

 误区解读

误区一:休克与昏迷的是一回事吗

不能混为一谈。休克是一种动态变化的临床过程,包含了人体各个组织、器官因为缺血缺氧而产生的众多病理变化。休克在失代偿阶段,会因大脑缺血缺氧出现意识改变,甚至发生昏迷。因此,昏迷只是休克进展过程中,某一阶段的其中一个具体表现。但是，出现昏迷，往往预示着疾病较为严重。

误区二：休克就会死亡

休克并非一定会伴随死亡。休克能否避免死亡，往往与两方面因素有关：一是能否及早控制住引发休克的病因。例如及早对外伤大出血患者进行止血处理，终止出血。二是能否避免休克进入到失代偿阶段和难治阶段。临床上可以根据 APACHE Ⅱ 评分、SOFA 评分、血乳酸水平监测等多种手段，综合评估患者的预后。

严重的休克确实会引发死亡。多久会发生死亡，则需要根据病因，结合具体案例来看，例如大出血引起的休克，如果失血量达到全身血液的45%~50%，则会很快出现死亡。

 小贴士

休克的发生和发展，往往较为迅速。如患者在医院之外发生休克，并出现意识丧失和呼吸骤停，家属或目击者应尽快为其开展心肺复苏术，同时拨打120急救电话，为抢救争取时间。

（邢　冲）

突发意识障碍怎么办

小案例

同事乙:家里有老人,平时都不爱睡觉,一大早天没亮就起床出门锻炼。前几天突然变得很嗜睡,大白天的一直睡着,任凭怎么叫,一转眼又睡着了。我怕出问题,就叫了车把老爷子送医院里去,结果一检查,发现是脑梗死。医生说,老爷子那不是瞌睡,是出现了意识障碍,俗称神志异常,幸亏送医院及时。我就想问问,啥叫意识障碍?我们平时遇到这种情况,该怎么去应对啊?

全科医生:意识障碍是一种严重的脑功能异常表现,很多疾病都会引起,在下面的章节中,我们为大家介绍一下意识障碍的相关知识,希望能帮助大家认识和理解这类紧急情况,并掌握一定的应对方法。

小课堂

一、什么是意识障碍

为了弄清楚什么是意识障碍呢,我们先来了解一下"意识"一词的概念:医学上的"意识"是指人体对自身状态和环境的感知以及对外界刺激做出恰当反应的能力,包含了觉醒(意识水平)和意识内容两方面。

觉醒是指大脑保持一定的兴奋状态,对自身状态和外界环境的感知能力。

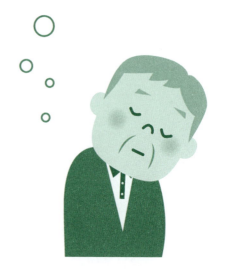

通俗地讲,就是能感受到外界的信号。意识内容包括思想、记忆、情感等,通过视觉、语言、运动和机体反应与外界保持正常的互动。觉醒是产生意识内容的基础。

接下来,我们来了解一下意识障碍的含义。意识障碍是指人对周围环境及自身状态的识别和觉察能力出现障碍。根据程度不同,可分为:嗜睡、意识模糊、昏睡、谵妄、昏迷。

二、意识障碍与哪些疾病有关

意识障碍往往与各种感染、中毒和脑内受到压迫等造成的神经细胞伤害有关。

（一）脑内疾病

1. 脑内局部有病变,对脑组织产生了压迫,如:外伤颅内血肿、脑挫裂伤、脑出血、脑梗死、脑肿瘤和脑脓肿等。

2. 脑内大范围的病变,如:各种脑炎和脑膜炎、脑震荡、蛛网膜下腔出血、脑水肿、脑退行性变性等。

3. 癫痫发作。

（二）体内代谢紊乱或中毒

1. 营养物质缺乏,比如缺氧多见于一氧化碳中毒、严重贫血、肺部疾病等;缺血多见于各种心律失常、心力衰竭和休克等;低血糖多见于胰岛素瘤、胰岛素注射过量等。

2. 体内产生的毒素积聚,常见于严重的肝、肾、肺疾病引起代谢障碍等,体内毒素积聚,引发脑功能异常。

3. 外部毒素接触,常见于接触了工业毒物、药物、农药等,引起的脑功能异常。

4. 体液和电解质平衡紊乱引起脑功能异常。

5. 体温过高或过低,例如中暑或冻伤引起脑功能异常。

三、意识障碍会有哪些具体表现

1. 嗜睡 属于最轻的意识障碍,是一种病理性倦睡。患者表现为陷入持续的睡眠状态,可以被唤醒,并能正确回答和反应,但停止刺激后,很快又再入睡。

2. 意识模糊 程度比嗜睡要深。患者能保持简单的精神活动,但对时间、地点、人物的判断会发生偏差和错误。

3. 昏睡 接近于人事不省的状态。患者处于熟睡中,不易被唤醒。只有在强烈刺激下(如摇动患者身体)可被唤醒,但很快又再次入睡。醒时对答含糊,答非所问。

4. 谵妄　是一种大脑皮层的急性功能障碍。表现为意识模糊的同时,伴有判断力异常、感觉错乱(幻觉、错觉)、躁动不安、言语杂乱。

5. 昏迷　属于严重的意识障碍,昏迷时,意识持续中断或完全丧失。按程度可分为三个阶段。

(1) 轻度昏迷:意识大部分丧失,无自主运动,对声音和光的刺激无反应,对疼痛刺激尚可出现痛苦的表情或肢体退缩等反应。

(2) 中度昏迷:对周围事物及各种刺激均无反应,对于剧烈刺激可出现防御反射。

(3) 深度昏迷:全身肌肉松弛,对各种刺激全无反应。深、浅反射均消失。

四、面对意识障碍,我们应该如何应对

患者如出现意识障碍,往往预示着病情比较严重。对于公众来说,如果在医院之外发现有人出现意识障碍,需要积极做好以下几件事情。

1. 正确判断患者的症状,及时识别出是否存在意识障碍的可能,避免延误病情。

2. 根据情况,及时拨打"120"电话呼救。

3. 如果有可能,在医护团队到来之前,请积极处理造成意识障碍的原发病因,例如给创伤出血患者现场压迫止血,给怀疑中暑的患者物理降温等。这是为争取抢救成功做出的非常重要的一步。

4. 如果出现意识丧失,呼吸骤停,则需要尽快开展现场心肺复苏术。

5. 尽可能快地联系到患者的家人,一同前往医院,配合抢救。

🥤 知识拓展

意识障碍患者临床检查和治疗

意识障碍特别是重度意识障碍,是临床上的危重病症。入院后,医生会针对原发病因进行治疗,尽可能防止生命衰竭,并保护脑功能、防止中枢神经系统进一步受损害。

1. 开展紧急抢救,针对患者出现的呼吸系统、心血管系统等各类问题,进行对症处理。

2. 通过检查,明确原发疾病,进行对因治疗,例如:颅内出血、脑梗死

患者,给予内、外科治疗;毒物和药物中毒患者,给予洗胃、注射解毒药物处理等。

3. 监测生命指征和意识状态,对病情的变化进行观察和评估,制定针对性的后续治疗方案。

4. 保护脑功能,减轻脑损伤发生和发展。

 误区解读

误区:意识障碍与认知障碍是一回事吗

如前所述,意识障碍可以是意识水平(觉醒)异常,也可以是内容(认知功能)异常,所以认知障碍属于意识障碍中的一种。认知是建立在意识水平正常基础之上,人们认识和获取知识的智能加工过程。涉及学习、记忆、语言、思维、精神、情感、时间空间判断等一系列心理和社会行为。认知障碍指上述智能加工过程出现异常,引起学习记忆障碍、失语、失用、失认,甚至痴呆等病变。

 小贴士

引起意识障碍的原因有很多。有一部分原因引起的意识障碍,发生比较急骤,常常见于颅脑损伤、脑血管疾病、中毒、热射病,以及一些脑部急性感染,如流行性脑膜炎等。另一部分原因引起的意识障碍,进展较为缓慢,常常见于人体代谢异常的疾病,如脑肿瘤、尿毒症昏迷、严重肝病、严重肺病等。我们在初步判断病情严重程度时,需要结合诱发意识障碍的病因,进行综合考虑。

(邢　冲)

第九节

血压特别高怎么办

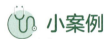 **小案例**

　　赵某,男,45岁,既往有高血压病史。一天在运动场运动时突然感到头痛、恶心、胸闷、心悸不适。在朋友的帮助下到医院就诊,考虑高血压急症。经一系列处理后安全出院。

　　全科医生:高血压急症是常见急重症,可迅速加重危及生命,需要高度重视。下面我们就一起来聊聊高血压急症吧。

小课堂

一、什么是高血压急症

　　高血压急症是指原发性或继发性高血压患者,在某些诱因作用下,血压突然和显著升高(一般超过 180/120mmHg),同时伴有进行性心、脑、肾等重要靶器官功能急性损害的一种危及生命的临床综合征。高血压急症包括高血压脑病、颅内出血(脑出血和蛛网膜下腔出血)、脑梗死、急性心力衰竭、肺水肿、急性冠脉综合征、主动脉夹层、子痫等。以往所谓的恶性高血压、高血压危象均属于此范畴。发生率1%左右。

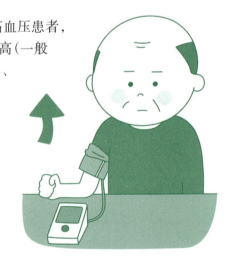

二、高血压急症临床表现

突然起病,通常表现为剧烈头痛,伴有恶心呕吐、视力障碍和精神及神经方面改变。

(一)血压异常增高

收缩压升高达 180mmHg 以上和 / 或舒张压显著增高,可达 120mmHg 以上。

(二)自主神经功能失调征象

面色苍白,烦躁不安,多汗,心悸,心率增快(>100 次 / 分),手足震颤,尿频等。

(三)靶器官急性损害的表现

1. 眼底改变　视力模糊,视力丧失,眼底检查可见视网膜出血,渗出,视乳头水肿。

2. 充血性心力衰竭　胸闷,心绞痛,心悸,气急,咳嗽,甚至咳泡沫痰。

3. 进行性肾功能不全　少尿、无尿、蛋白尿,血浆肌酐和尿素氮增高。

4. 脑血管意外　一过性感觉障碍,偏瘫,失语,严重者烦躁不安或嗜睡。

5. 高血压脑病　剧烈头痛、恶心和呕吐,有些患者可出现神经精神症状。

三、高血压急症的病因

(一)交感神经张力亢进

在各种应激因素(如精神严重创伤、剧烈情绪变化、过度疲劳、寒冷刺激、气候变化等)作用下,交感神经张力亢进、血液中缩血管活性物质大量增加,诱发短期内血压急剧增高。

(二)肾脏急性损伤

肾性高血压是继发性高血压中最为多见的类型:包括急慢性肾小球肾炎,晚期慢性肾盂肾炎,肾动脉狭窄,肾结石,肾肿瘤等。

1. 血管急性病变　主动脉狭窄、多发性大动脉炎等。颅内病变使颅内压增高。

2. 内分泌疾病　嗜铬细胞瘤分泌儿茶酚胺急剧增加,或甲状腺疾病引起甲状腺素异常释放。

3. 心血管受体功能异常　常见于突然停用抗高血压药物。

四、高血压急症的检查

1. 接诊高血压急症患者后,病史询问和体格检查应简单而有重点。目的是尽快鉴别高血压急症和亚急症。

2. 应询问高血压病史用药情况,有无其他心脑血管疾病和肾脏疾病史。

3. 除测量血压外应仔细检查心血管系统和神经系统,了解靶器官损害程度。评估有无继发性高血压可能。

4. 辅助检查包括血常规检查、血清学检查(肝、肾功能,血糖、血脂、心衰生物学标志物 BNP/NT-ProBNP、VMA 等)、尿常规检查、心电图、二维超声心动图和多普勒超声、X 线胸片、CT,MRI 等。

五、高血压急症的诊断

1. 当怀疑高血压急症时,应进行详尽的病史搜集、体检和实验室检查,评价靶器官功能受累情况,以尽快明确是否为高血压急症。

2. 诊断高血压急症的血压标准是短时间内(数小时至数日),血压急剧升高,一般收缩压(SBP)>180mmHg 和 / 或舒张压(DBP)>120mmHg。

3. 在血压急剧升高的基础上伴有以下任何一种疾病,即可诊断为高血压急症:①高血压脑病;②急性冠脉综合征:不稳定心绞痛,心肌梗死;③急性左心功能不全;④急性主动脉夹层;⑤急性肾功能衰竭;⑥急性颅内血管意外:出血性脑血管意外、血栓性脑血管意外、蛛网膜下腔出血;⑦高儿茶酚胺状态:嗜铬细胞瘤危象,骤停抗高血压药物。

4. 应注意血压水平的高低与急性靶器官损害的程度并非成正比。一部分高血压急症并不伴有特别高的血压值,并发急性肺水肿、主动脉夹层动脉瘤、心肌梗死者,即使血压仅为中度升高,也应视为高血压急症。

六、高血压急症的治疗

高血压急症的治疗原则如下:①迅速降低血压;②控制性降压;③合理选择抗高血压药;④避免使用不适宜的药物(表 11-9-1)。

降压第一目标:30~60min 血压控制的目标为平均动脉压的降低幅度不超过治疗前水平的 25%。但多数学者认为,应在最初 1h 内将血压降低约 10%,随后 2~4h 进一步将血压降低 10%~15%。

降压第二目标:达到第一目标后,应放慢降压速度,减慢静脉给药的速度,加用口服降压药物,逐渐将血压降低到第二目标。2~6h 内将血压降至约 160/100mmHg 左右。

降压第三目标:如果可耐受这样的血压水平,临床情况稳定,在以后的 24~48h 逐步降低血压达到正常水平,即达到高血压急症血压控制的第三目标。

表 11-9-1　高血压急症患者降压药物推荐

高血压急症类型	伴发症状	推荐药物
高血压脑病和颅内出血	颅内压升高或肾脏疾病	拉贝洛尔、尼卡地平、非诺多泮
	颅内压和肾脏功能正常	拉贝洛尔、尼卡地平或硝普钠、非诺多泮
缺血性卒中	SBP≤220mmHg 且 DBP≤120mmHg	密切观察,根据需要选择降压或不降压
	SBP>220mmHg 或 DBP 121~140mmHg	拉贝洛尔、尼卡地平
	DBP>140mmHg	硝普钠
心肌缺血 / 梗死		艾司洛尔联合硝酸酯类
		拉贝洛尔联合硝酸酯类
		硝普钠
左室衰竭和 / 或肺水肿		硝酸酯类 + 呋塞米
		硝普钠 + 呋塞米
主动脉夹层		拉贝洛尔或艾司洛尔
		硝普钠
		尼卡地平
急性肾衰竭		非诺多泮、尼卡地平
肾上腺危象	应用拟交感药	酚妥拉明、拉贝洛尔和硝普钠
	未使用交感药物	酚妥拉明、拉贝洛尔和硝普钠
子痫和子痫前期		肼苯达嗪、拉贝洛尔或尼卡地平硫酸镁

七、家庭急救原则和方法

(一)家庭急救原则

家庭急救主要原则是迅速降低过高的血压,积极防治并发症。

1. 去除诱因,立即休息,注意保持安静,避免刺激。

2. 可抬高患者的床头约 30° 角,以达到体位性降压的目的。

3. 保持呼吸道通畅,把头部偏向一侧,以免呕吐物吸入呼吸道而引起窒息。

4. 必要时吸氧。

5. 药物应用

（1）硝苯吡啶 10~20mg 口服。本药可扩张周围的血管和冠状动脉,从而使血压下降。适用于各种病因引起的高血压急症,且降压作用迅速。

（2）硝酸甘油 0.6~1.2mg 舌下含服,3min 起效,维持时间短,可重复使用。本药可扩张周围血管及冠状动脉,尤适用于伴有心绞痛或胸闷者。

（3）安定 2.5~5mg 口服,用于烦躁不安者。

（二）家庭急救方法

家庭成员若突发高血压急症,可在"120"到达之前根据以下几种症状,进行相应的急救。

1. 患者突然心悸气短,呈端坐呼吸状态,口唇发绀,肢体活动失灵,伴咯粉红泡沫样痰时,要考虑有急性左心衰竭,应吩咐患者双腿下垂,采取坐位,如备有氧气袋,及时吸入氧气。

2. 血压突然升高,伴有恶心、呕吐、剧烈头痛、心慌、尿频、甚至视线模糊,即已出现高血压脑病。家人要安慰患者别紧张,卧床休息,并及时服用降压药,还可另服利尿剂、镇静剂等。

3. 患者在劳累或兴奋后,发生心绞痛,甚至心肌梗死或急性心力衰竭,心前区疼痛、胸闷,并延伸至颈部、左肩背或上肢,面色苍白、出冷汗,此时应叫患者安静休息,并吸入氧气。

4. 高血压患者发病时,会伴有脑血管意外,除头痛、呕吐外,甚至意识障碍或肢体瘫痪,此时要让患者平卧,头偏向一侧,以免发生意识障碍或剧烈呕吐时将呕吐物吸入气道。

知识拓展

一、高血压危象

在高血压病的进程中,如全身小动脉发生暂时性强烈痉挛,周围血管阻力明显上升,致使血压急骤上升而出现一系列临床症状,称为高血压危象。可见于缓进型高血压各期和急进型高血压。以收缩压突然明显升高为主,舒张压也可升高。

1. 常存在明显诱因　强烈的情绪变化、精神创伤、心身过劳、寒冷的刺激和内分泌失调等。

2. 临床表现　患者出现剧烈头痛、头晕、眩晕,亦可有恶心、呕吐、胸闷、心悸,气急、视力模糊、腹痛、尿频、尿少、排尿困难等,有的伴有自主神经功能紊乱症状,如发热、口干、出汗、兴奋、皮肤潮红或面色苍白、手足发抖等。

二、高血压脑病

急进型或严重的缓进型高血压病患者,尤其是伴有明显脑动脉硬化时,可出现脑部小动脉先持久而明显的痉挛,继之被动性或强制性扩张,急性的脑循环障碍导致脑水肿和颅内压增高,从而出现了一系列临床表现,临床上称为高血压脑病。收缩压、舒张压均高,以舒张压升高为主。

患者出现剧烈头痛、头晕、恶心、呕吐、烦躁不安、脉搏多慢而有力,可有呼吸困难或减慢、视力障碍、黑矇、抽搐、意识模糊甚至昏迷,可出现暂时性偏瘫、失语、偏身感觉障碍等。检查可见视神经乳头水肿,脑脊液压力增高,蛋白含量升高。发作短暂者历时数分钟,长者可数小时甚至数天。妊娠高血压综合征、肾小球肾炎、肾血管性高血压和嗜铬细胞瘤的患者,也可能发生高血压脑病。

三、高血压并主动脉夹层

指循环血液进入主动脉壁中层所形成的血肿。起病急,可引起管壁剥离而产生一系列的临床症状。

1. 病因　中层胶原及弹性蛋白变性,Marfan 综合征,动脉粥样硬化,主动脉炎,无脉病,白塞氏病,结节性多动脉炎,妊娠,妊娠末 3 个月或产后 1 个月多见,创伤,肿瘤等。

2. 症状　多见于中老年男性,胸背部、腹部突发剧烈疼痛,可沿脊柱下移,亦可延及上下肢及颈部;累积主要分支时,引起分支口狭窄或闭塞如肾梗死、脑梗死、截瘫;急性心肌梗死(血肿压迫冠脉口多累及右冠脉);左侧喉返神经受压时可出现声带麻痹,在夹层穿透气管和食管时可出现咯血和呕血,夹层压迫上腔静脉出现上腔静脉综合征;压迫气管表现为呼吸困难等。

3. 体征　周围动脉搏动消失可见于 20% 的患者;压迫颈胸神经节出现 Horner 综合征;压迫肺动脉出现肺栓塞体征;夹层累及肠系膜和肾动脉可引起肠麻痹乃至坏死和肾梗死等体征;胸腔积液多出现于左侧;伴有难控性高血压的急性期患者常出现意识改变等高血压脑病的体征;主动脉内膜撕裂时,管壁常从主动脉瓣瓣环开始剥离,出现主动脉瓣关闭不全的体征;休克等。

四、嗜铬细胞瘤危象

嗜铬细胞瘤是起源于肾上腺髓质和交感神经组织的肿瘤。由于肿瘤细胞分泌过量的儿茶酚胺类物质(主要是去甲肾上腺素和肾上腺素),引起以血压持续或阵发性升高为主要表现的综合征。

1. **临床表现** 常因精神刺激,剧烈运动,体位改变或触摸肿瘤而诱发,多见于年轻人,间断或持续血压升高伴交感神经兴奋(头痛、出汗、瞳孔扩大等),代谢亢进,糖代谢紊乱(高血糖或低血糖)。

2. **检查** 24h 尿 VMA 测定,CT,MRI,彩超,核素。

五、急性冠脉综合征

急性冠脉综合征,是以冠状动脉粥样硬化斑块破裂或侵袭,继发完全或不完全闭塞性血栓形成为病理基础的一组临床综合征,包括急性 ST 段抬高性心肌梗死、急性非 ST 段抬高性心肌梗死和不稳定型心绞痛。

1. **主要危险因素** 年龄、性别、血脂异常、高血压、吸烟、糖尿病和糖耐量异常。其他危险因素:肥胖,从事体力活动少,脑力活动紧张,经常有工作紧迫感者,遗传因素,性情急躁,竞争性强,不善于劳逸结合的性格者,血中同型半胱氨酸增高,胰岛素抵抗增强等。

2. **临床表现**

(1) **典型表现:**发作性胸骨后闷痛,紧缩压榨感或压迫感,烧灼感,可向左上臂、下颌、颈、背、肩部或左前臂尺侧放射,呈间断性或持续性。伴有出汗、恶心、呼吸困难、窒息感,甚至晕厥,持续大于 10~20min,含硝酸甘油不能完全缓解时常提示急性心肌梗死。

(2) **不典型表现:**牙痛、咽痛、上腹隐痛、消化不良,胸部针刺样痛或仅有呼吸困难。常见于老年、女性、糖尿病、慢性肾功能不全或痴呆患者。特别当心电图正常或临界改变时,容易被忽略或延误治疗。

(3) **重症患者表现:**可出现皮肤湿冷、面色苍白、烦躁不安、颈静脉怒张等,听诊可能闻及肺部啰音、心律不齐、心脏杂音、心包摩擦音或奔马律。

(4) **检查:**心肌损伤标志物肌酐蛋白 I(cTnI)或 T(cTnT),肌酸激酶同工酶(CK-MB),心电图,超声心动图,其他影像学检查,放射性核素检查,核磁共振(MRI)等。

 # 高血压治疗的常见误区

误区一:没症状不用吃药

大多数早期高血压患者没有明显症状,随着病情进展,才有可能会出现头痛、头晕、耳鸣、颈背部肌肉酸痛等症状。即使没有症状,持续的高血压也会对心、脑、肾等靶器官造成严重损害,因此,一旦诊断为高血压,就应积极干预治疗。

误区二:血压正常就停药

高血压是慢性病,大多数患者通常需要长期甚至终身服药来控制血压,难以根治。研究表明,停药后极易造成血压反弹,血压波动幅度过大会增加心肌梗死、脑梗死等并发症发生概率。所以,降压药的作用不仅是降血压,还可维持血压平稳,避免更多脏器损伤。

误区三:降压药有依赖性

很多人认为降压药有依赖性,这是不正确的。降压药属于非成瘾性药物,临床上,针对一些因工作紧张、身体劳累或情绪激动而导致的血压升高,也会采用服药治疗,并可依据情况随时停药。但已经诊断为高血压的患者,由于疾病的原因,血压需要长期用药物控制,就不能随意停药了。停药后血压会重新升高,所以高血压患者需要按时吃药来控制血压。虽然药物都有副作用,但和高血压的危害相比,降压药的副作用微乎其微,不能因噎废食。

误区四:开始不能用好药

降压药非抗菌药,不会出现耐药情况。目前,临床公认高血压患者治疗的"好药"是指长效降压药,即口服一次,降压作用持续24h,可平稳降压的药物。短效降压药物通常只用于突发性血压增高,作用时间短,长期用药易引起血压波动。因此,应根据患者的具体情况,选择合适的降压药物,哪个适合自己,就选哪个。

误区五:血压高要快速降到正常

一般情况下,血压是缓慢升高的,所以降压过程也要平稳,除了高血压急症外,不可快速大幅度降压,以免引起脑灌注不足等意外情况发生。一般来说,降压的原则是缓慢、平稳、持久和适度。

误区六:用单次血压判断高血压

很多人去医院体检,测量血压高,就以为自己患上了高血压症,回家自己量反而正常了,这就是"白大衣式高血压",因见到医生紧张而引起。其实,判断是否患上高血压,不能以在门诊或家里偶尔测得一两次血压偏高为准,正确做法是连续测量非同日的 3 次血压值,若均高于 140/90mmHg,才判断为高血压。提倡家庭自测血压,但自测血压也不要过于频繁,这样会加重焦虑情绪,反而容易使血压不稳定。

误区七:频繁更换药物

选择一组适当、理想的降压药物并不容易,需要长时间观察和验证。只要能保持血压稳定不波动,且没有明显副作用,就应坚持服用。

误区八:跟着别人经验擅自用药

高血压病因复杂,临床有很多分型,每个人身体素质以及基础疾病都不相同,照搬他人经验,跟风吃药很容易产生用药安全风险。因此,高血压患者应在医生指导下正规治疗,根据处方用药。

误区九:保健品也能降血压

很多老年人迷信广告宣传,认为保健品也能降压,吃药跟着广告走。而实际上保健品的降压功效没有经过科学的临床认证,盲目使用只会延误高血压的治疗。

误区十:靠输液治疗高血压

除了高血压危象、高血压脑病等高血压急症需要静脉输液用药外,一般的高血压应选择长期口服药物治疗,不需要输液。

误区十一:血压越低越好

血压是保持身体器官灌注的动力来源,血压短时间内降得很低,超过自我调控能力限值后,将会降低重要脏器的血液灌注,导致脑血栓。

误区十二:不用定期到医院检查

服用药物治疗一段时间后,即使血压稳定,也应定期到医院复诊,观察药物是否产生副作用,对心、脑、肾等靶器官是否产生不良影响或药量是否相对不足。

📋 小贴士

高血压急症要尽早治疗、个体化治疗、整体治疗、长期治疗,以便恢复功能、重返社会。

1. 要认真改变生活方式。有资料统计,节制饮酒、戒烟、坚持适量体力活动(特别是规律的有氧活动,如快步走,每周 4 天,每次 30min 以上),可使收缩压下降 4~9mmHg。

2. 膳食适当限制盐的摄入,每天 6g 即可,可使收缩压下降 2~8mmHg。

3. 多吃低脂和饱和脂肪酸少的食物,增加蔬菜、水果摄入。

4. 超重者要减轻体重,保持正常体重也有益于降压。

5. 注意心理卫生,这不仅是高血压治疗的重要手段,也是其他心血管病乃至糖尿病治疗不容缺少的基础。

6. 已经服降压药物的患者,应定期到医院随诊,听从医生的嘱咐,不要自己随便减药、停药。

(姜浩翔)

第十节

糖尿病急症怎么办

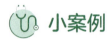 **小案例**

患者家属:我妈妈今年68岁,有2型糖尿病病史十余年.最初通过饮食控制和有氧运动,加用二甲双胍和胰岛素促泌剂控制血糖较满意。但近两年血糖逐渐升高,且波动大,改用预混胰岛素针40~50U/日,分早晚2次皮下注射,血糖控制尚可。一个月前有外出旅游,因进食和使用胰岛素不规律,出现乏力、精神萎靡,症状逐渐加重,之后出现嗜睡、呼吸深快、呼出气有烂苹果味道,急忙送医院急诊,诊断为糖尿病酮症酸中毒。经抢救治疗半个月,好转出院。我想了解糖尿病酮症酸中毒相关知识,如何预防再次发生。

全科医生:这是一起典型的糖尿病急性并发症——糖尿病酮症酸中毒病例,幸亏家人警惕性高,及时送医院救治,否则如果没有及时发现和处理,后果比较严重,甚至可能有生命危险。下面介绍一下糖尿病的两个急性并发症,重点是如何预防,什么情况下必须送医院。

 小课堂

一、糖尿病急性并发症有哪些

糖尿病急性并发症有糖尿病酮症酸中毒和高渗高血糖综合征两种。

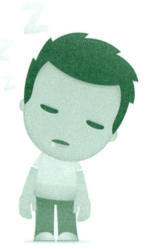

二、什么是糖尿病酮症酸中毒

糖尿病酮症酸中毒是糖尿病最常见的一种急性并发症。是由于体内胰岛素的分泌严重不足和升糖激素过多引起糖、脂肪和蛋白质代谢严重紊乱综合征。以高血糖、高血清酮症和代谢性酸中毒为主要表现。

三、糖尿病酮症酸中毒是怎么发生的

当糖尿病患者体内胰岛素严重缺乏时,糖代谢紊乱急剧加重,促使脂肪分解加速,分解的中间产物——酮体(如丙酮、乙酰乙酸、β-羟丁酸等)生成增多,超过了组织所能利用的程度时,酮体在体内积聚使血酮超标,即出现酮血症,糖尿病时发生的酮血症和酮尿症总称为糖尿病酮症。这些酮体大量产生、蓄积,便会使机体发生酸中毒,从而出现酮症酸中毒。

四、哪些情况容易发生糖尿病酮症酸中毒

凡是能引起体内胰岛素严重的绝对或相对缺乏的因素,都可以诱发糖尿病酮症酸中毒的发生。对于 1 型糖尿病患者来说,不需要诱因就可能会发生糖尿病酮症酸中毒,而对于 2 型糖尿病患者,则常常需要在一定的诱因作用下才会发生糖尿病酮症酸中毒,常见诱因如下。

1. 急性感染 是糖尿病酮症酸中毒的重要诱因,糖尿病患者易受病毒、细菌感染,以呼吸系统、泌尿系统、消化系统及皮肤感染常见,尤其急性化脓性感染伴有高烧者最易致糖尿病酮症酸中毒的发生。感染可以加重糖尿病,使血糖骤然增高诱发糖尿病酮症酸中毒,高血糖又促进感染恶化,难以控制以致发生败血症。

2. 降糖药治疗中断或不适当减量 糖尿病酮症酸中毒多发生于突然停用降糖药(尤其是胰岛素)治疗,或用量不足及抗药性产生等,使高血糖得不到控制,尤其是老年患者,使血糖升高,继之高血糖引起高渗利尿,渗透压升高,脱水,电解质紊乱而诱发糖尿病酮症酸中毒。

3. 饮食失控和/或胃肠道疾病 糖尿病患者由于饮食控制不严格,如饮食过量碳水化合物和脂肪、过甜(含糖过多),酗酒,或呕吐、腹泻等,均可加重代谢紊乱而诱发糖尿病酮症酸中毒。

4. 应激情况 患者遭受严重外伤、接受麻醉、手术、烧伤,或急性心肌梗死、急性脑血管病等应激状态,使机体过多分泌与胰岛素相拮抗的升糖激素,而引起血糖升高,诱发酮体生成。

5. 妊娠与分娩 孕妇在妊娠期间由于胎儿的生长发育,胰岛素需要量增

加,同时体内与胰岛素相拮抗的性激素、生长激素以及绒毛促性腺激素等相应分泌增加,则引起血糖升高,尤其后期分娩时,因过度精神情绪紧张和疼痛等均可诱发血糖升高和酮体生成导致酮症酸中毒。

6. 精神因素　患者受到强烈的精神刺激,或精神高度紧张,或过度兴奋,或过于恼怒激动等。

7. 其他　另有 2%~10% 患者诱发原因不明。

五、糖尿病酮症酸中毒有哪些表现

呈急性发病,早期"三多一少"(多饮、多尿、多食、体重减轻)症状加重;乏力,胃纳减退,恶心、呕吐,腹痛,口干,头痛,嗜睡,烦躁;进一步呼吸深快,呼气中有烂苹果味(丙酮),后期不同程度意识障碍,表情淡漠,嗜睡,烦躁,尿量减少,皮肤、黏膜干燥,眼球下陷,血压下降,四肢厥冷,各种反射迟钝甚至消失,终至昏迷。

六、糖尿病酮症酸中毒出现哪些情况必须送医院就诊

当出现意识障碍,血压不稳定,尿量减少,呼吸不规则、呼吸深快等情况,需要尽快就医。由于酮症酸中毒是一种可致命的凶险并发症,其抢救成功与否取决于能否得到及时的诊断与治疗。因此,一旦患者出现上述症状,应立即送到医院急诊室进行检查及治疗。

七、糖尿病酮症酸中毒如何预防

1. 做好对糖尿病的控制工作,无论是病情还是血糖,都控制在一个相对稳定的状态,这是预防的主要措施。

2. 控制饮食,避免暴饮暴食,尽量减少应酬性宴会。

3. 不能随意减少或中止胰岛素的治疗,应在医生的指导下调整胰岛素用量。最好能购置一台血糖测量仪,经常自测血糖,根据血糖调整药物,进而可使降糖药应用得更准确、合理。

4. 重视感染,即便是感冒、小疖肿、小外伤(特别是足部)也不容忽视,一定要认真治疗直到痊愈。因为糖尿病患者的感染比一般人不易治愈,还可能加重感染病情,甚至诱发酮症酸中毒。每天按时清理口腔皮肤,可以有效预防部分感染。另外,对于一些长期卧床的患者来说,一定要注意预防压疮。保持皮肤清结,适当的按摩不仅可以促进血液的循环,还有利于预防一些感染。这不仅仅有利于预防糖尿病酮症酸中毒,还有利于预防败血症等并发症。

5. 注意休息,避免过度劳累或长期精神紧张,保障足够的睡眠。

6. 适当运动,运动可增加机体对葡萄糖的利用,是治疗糖尿病的方法之一。糖尿病患者再忙也要坚持每天锻炼 30min,中等运动强度,心率控制在120~150 次 / 分,以散步、慢跑、打拳、羽毛球和乒乓球等项目为宜。

八、什么是高渗高血糖综合征

高渗高血糖综合征是糖尿病急性并发症的另一种临床类型。临床上以严重高血糖、高血浆渗透压、脱水、意识障碍为特征,而无明显酮症酸中毒。

九、哪些情况下容易发生高渗高血糖综合征

任何引起血糖升高和脱水的因素,如急性感染、外伤、手术、脑血管意外等应激状态,使用糖皮质激素、利尿剂、甘露醇等药物,水摄入不足或失水,透析治疗,静脉高营养疗法等,都是发生诱因。

十、高渗高血糖综合征有哪些表现

高渗高血糖综合征起病隐匿,有超过 2/3 的患者原来可无糖尿病症状。早期有口渴、多尿、乏力,进一步出现不同程度的意识障碍或昏迷,定向力障碍、幻觉、上肢拍击样粗震颤,癫痫样发作,偏盲,失语,视觉障碍。

十一、高渗高血糖综合征出现哪些情况必须送医院就诊

当患者出现脱水和神经系统症状和体征。如尿少、意识障碍、昏迷等情况时,必须立即送医院急诊,早期就诊是决定治疗成败的关键。

十二、高渗高血糖综合征如何预防

首先及时发现并治疗糖尿病,使血糖波动在正常范围内;注意体育锻炼,不要过度劳累;合理安排生活起居、饮食,注意平时多饮水,以免造成脱水;预防感染,如出现感染及时治疗。

十三、糖尿病酮症酸中毒和高渗高血糖综合征鉴别

二者都属于糖尿病急性并发症,酮症酸中毒以酸中毒表现为主,血糖16.7~33.3mmol/L 左右,尿酮体阳性,血 pH 下降。而高血糖高渗综合征以严重失水、神经系统症状为主,血糖多超过 33.3mmol/L,尿酮体阴性,血渗透压增高。

🧃 知识拓展

一、糖尿病酮症酸中毒的辅助检查与诊断

1. **辅助检查** 血糖、血常规、血清酮体、尿常规 + 尿酮体、血气分析、肝肾功能、血脂、血培养、尿培养等。

2. **明确诊断** 血糖 >13.9mmol/L，伴尿酮体阳性和血酮体升高（≥3mmol/L），血 pH<7.3，血碳酸氢根 <18mmol/L 可诊断糖尿病酮症酸中毒。

3. **判断酸中毒严重程度** pH<7.3 或碳酸氢根 <18mmol/L，为轻度；pH<7.2 或碳酸氢根 <15mmol/L，为中度；pH<7.1 或碳酸氢根 <10mmol/L，为重度。

二、糖尿病酮症酸中毒的临床治疗

1. **补液** 是治疗关键，只有在有效组织灌注改善恢复后，胰岛素生物效应才能充分发挥，基本原则为"先快后慢，先盐后糖"。轻度脱水不伴酸中毒可以口服补液，中度以上的患者需静脉补液，鼓励患者多喝水，减少静脉补液量，对心肾功能不全者，应避免补液过度。

2. **胰岛素治疗** 采用小剂量（短效）胰岛素治疗方案，0.1U/（kg·h），首次负荷量，静脉注射 10~20U，血糖下降速度以每小时约降低 3.9~6.1mmol/L 为宜，每 1~2h 复查血糖，当血糖降至 13.9mmol/L 时，开始输入 5% 葡萄糖或 5% 葡萄糖盐水并按比例加入胰岛素，仍需每 4~6h 复查血糖，病情稳定后过渡到胰岛素常规皮下注射。

3. **纠正电解质和酸碱平衡失调** 在血钾 <5.2mmol/L，并且尿量 >40ml/h 时即开始补钾；严重酸中毒（pH<7.0），需适当补充碳酸氢钠液。

4. 处理诱发因素（如感染等）和防治并发症。

三、高渗高血糖综合征的辅助检查和诊断

1. **辅助检查** 血糖，血常规，电解质，血清酮体，尿常规 + 尿酮体，血气分析，肝肾功能，头部 CT，血脂，血培养，尿培养等。

2. **诊断** 血糖 ≥33.3mmol/L；有效血浆渗透压 ≥320mmol/L；血清碳酸氢根 ≥18mmol/L，或动脉血 pH≥7.30；尿酮体阴性或弱阳性。注意有时糖尿病酮症酸中毒与高渗高血糖综合征两者可同时存在。

四、高渗高血糖综合征的治疗

1. 积极补液 是治疗高渗高血糖的首要措施,原则上先快后慢,首选液体为 0.9% 氯化钠液,24h 总补液量为 100~200ml/kg,第 1 小时给予 1.0~1.5L,随后补液速度根据脱水程度,电解质水平,血渗透压、尿量等调整。当血糖下降至 16.7mmol/L 时,需补充 5% 含糖液。

2. 胰岛素治疗 当单纯补液后血糖仍大于 16.7mmol/L,开始启用胰岛素治疗。使用原则与治疗糖尿病酮症酸中毒大致相同。

3. 补钾 原则与糖尿病酮症酸中毒大致相同。

4. 抗凝 无禁忌症,建议患者住院期间接受低分子肝素的预防性抗凝治疗。

5. 治疗原发病 去除诱因,纠正休克,防治低血糖和脑水肿等。

 误区解读

误区一:发生糖尿病急性并发症时可以在家治疗

不可以,当出现疑似糖尿病急性并发症,应及时送医院就诊。

误区二:两种急性并发症的呼气都有烂苹果味

不对,糖尿病患者由于胰岛素严重不足,血糖代谢障碍,促使脂肪分解代谢增强时往往伴随氧化不全,容易产生过多中间产物,如丙酮、乙酰乙酸、B-羟丁酸等,统称为酮体。其中丙酮气味为类似烂苹果味。糖尿病酮症酸中毒因代谢过程中产生酮体,故呼气有烂苹果味,而高渗高血糖在代谢过程中不产生酮体,故呼气没有烂苹果味。

误区三:糖尿病患者出现昏迷时可以注射胰岛素治疗

不可以,因为与糖尿病相关的昏迷原因,除了以上两种急症外,还要考虑有低血糖昏迷可能,在没有测血糖情况下,不能盲目注射胰岛素。

误区四:高渗高血糖会出现深快呼吸

不会,糖尿病酮症酸中毒患者当血中 pH<7.2 时可出现,呼吸深而快,呈 Kussmonl 呼吸(代谢酸中毒时出现的深大呼吸),由酸中毒所致,以利排酸。而高渗高血糖酸中毒不明显,故不会出现深快呼吸。

小贴士

对糖尿病患者,应在医生的指导下,进行降糖药物或胰岛素剂量的调整,尤其是不可擅自减量和停药,注意控制和消除发生急性并发症的诱因,如各种严重感染,饮食不当,警慎使用糖皮质激素等,出现呼吸深快,呼出烂苹果味,或意识障碍,昏迷等情况,及时送医院就诊。

总之,作为患者采取最有效的方法就是预防,在糖尿病急性并发症早期及时的发现,然后尽早去医院,查看病情,一旦确诊及时治疗,纠正各项不合理的指标。

(吴伟东)

第十一节
急性过敏反应你了解多少

 小案例

患者家属:我爸爸今年 80 岁。三个月前因痛风服用别嘌醇片后,出现发热、全身皮疹,皮肤整片剥脱,送进医院抢救,治疗一个月后,皮疹、体温消退,痊愈出院。到现在还心有余悸,想了解全身过敏反应的相关知识,以及在平时生活过程中如何预防。

全科医生:这是一例典型药物所致的严重皮肤过敏反应,表现为全身皮疹,伴有呼吸、循环系统等严重症状,可危及生命,该例患者由于及时就诊,诊断治疗正确,才转危为安。下面对急性过敏反应相关知识进行介绍。

 小课堂

一、什么是急性过敏反应

急性过敏反应也称为即发型过敏反应,Ⅰ型(速发型)变态反应,属于 IgE 介导的变态反应,指严重的、速发的、全身性过敏反应,药物、食物、动植物等多种原因可诱发,但也可没有任何征兆而突然发生,并可在几分钟到数天内出现各种表现。急性过敏反应最常表现为多系统症状,包括皮肤、呼吸道、心血管系统以及消化道的症状和体征,部分可危及生命,需紧急治疗。

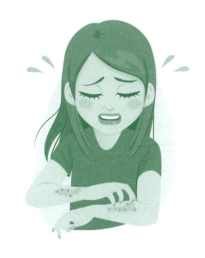

二、导致急性过敏反应的过敏原有哪些

1. 药物　抗生素（特别是注射用青霉素和其他 β- 内酰胺类药物）、别嘌醇、磺胺类药物、镇静安眠药、非甾体类抗炎药物，静脉注射造影剂、麻醉药、血清制剂、疫苗、某些中药等。

2. 食物　动物性蛋白如鱼、虾、蟹、肉、蛋类最常见，其次为某些植物性食物如草莓、苹果、桃子、葡萄及菠萝等。

3. 动物及植物因素　昆虫叮咬，如蚂蚁、蜜蜂、大黄蜂等。毒毛刺入，如毛虫、甲虫，及飞蛾的毛鳞刺入皮肤。密切接触荨麻、羊毛等。

4. 各种感染　最常见的是引起上呼吸道感染的流感病毒和金黄色葡萄球菌，其次是病毒性肝炎，传染性单核细胞增多症和柯萨奇病毒等，寄生虫感染如蛔虫、钩虫、血吸虫、丝虫、阿米巴和疟原虫等，细菌感染。

5. 吸入物　花粉、灰尘、动物皮屑、烟雾、羽毛、真菌孢子，挥发性化学品（如甲醛、丙烯醛、除虫菊等）和其他空气传播的过敏原等。

6. 物理因素　如冷、热、日光、摩擦及压力等物理和机械性刺激。

三、药物按致敏机制可分哪几类

可分为两类，一类为可形成抗原的药物，如青霉素、血清、疫苗、磺胺、呋喃唑酮等。另一类为组胺释放剂，如阿司匹林、吗啡、可待因、哌替啶、多黏菌素、维生素 B、奎宁、肼苯达嗪等。

四、急性过敏反应常见过敏原在年龄上有什么差异

成人病因前三位：药物、昆虫毒素、食物，主要临床表现：心血管与呼吸系统症状。儿童病因前三位：食物、药物、昆虫，主要临床表现：呼吸系统症状为主。

五、致敏的途径有哪些

1. 吸入性致敏　如吸入药物粉末、真菌孢子、尘土、螨虫、皮肤脱屑、羽毛、昆虫等。

2. 食入性致敏　如特定的食物添加剂（防腐剂、色素等）、药物等。

3. 接触性致敏　如接触动物的分泌物，植物的汁，化妆品，日常用品，油漆等化工原料。

4. 注射性致敏　如药水、膜翅类毒液等。

六、急性过敏反应有哪些临床表现

1. 皮肤黏膜　常常最早出现，可表现为皮肤潮红、瘙痒；广泛的荨麻疹，

血管神经性水肿,发绀等,约 20% 患者可无皮肤黏膜表现,食物导致的急性过敏反应 80% 无皮肤表现。

2. **呼吸系统** 可表现为鼻塞、喷嚏或刺激性咳嗽,喉头堵塞感,胸闷、气促,喉部呼吸音增强或减弱,肺部哮鸣音等。其中最凶险的是喉头水肿。

3. **循环系统** 可表现为心悸,出汗,面色苍白、脉搏细弱,血压下降,心率增快,严重时血压下降,休克,心搏骤停等。

4. **消化系统** 可表现为口腔黏膜肿大和瘙痒,腹痛腹泻、恶心呕吐;肠鸣音活跃或消失,少见腹泻,应激性溃疡等。

5. **神经系统** 可表现为恐惧、烦躁不安、头晕、意识不清或完全丧失,抽搐或惊厥等。

6. **泌尿系统** 可表现为尿频、肾绞痛等。

7. **眼睛** 可表现为瘙痒、流泪、红眼、眼睑水肿等。

七、我们应该如何预防急性过敏反应

1. **阻断过敏原** 尽可能地找出过敏诱因,并祛除。如对于花粉过敏者可出门戴口罩,慎防吸入花粉、动物皮屑、羽毛、灰尘。避免接触致敏物,禁用或禁食某些对机体过敏的药物或食品。有些过敏病因不明的,应在医生指导下积极排查过敏原。

2. **脱敏治疗** 针对冷热刺激而复发者,不应过分回避,相反应逐步接触,逐渐延长冷热刺激时间,以求适应。针对感染导致的急性过敏,给予抗病毒、抗生素治疗,控制感染,以杜绝病源。

3. **改善生活习惯** 平时注意心理卫生,避免不良刺激,注意保持室内外清洁卫生,有动物毛发过敏者不宜养猫、狗之类宠物。加强体育锻炼,注意气温变化,随气温变化增减衣着。

 知识拓展

一、病情评估

1. **评估呼吸道** 注意有无呼吸困难、刺激性咳嗽、咳痰,发音困难或失声,喉头水肿、声门肿胀,严重的面颈部肿胀和进行性喘鸣,缺氧体征等情况。

2. **评估循环** 监测脉搏、心率、血压等,注意有无休克、心搏骤停等情况。

3. **评估神经系统** 注意有无恐惧、烦躁不安、意识不清或完全丧失、抽搐或惊厥等情况。

二、诊断

急性全身过敏反应诊断的确立需符合以下特征。

1. 数分钟至数小时内急性发作的皮肤/黏膜症状。并伴以下至少1种症状:呼吸道症状、血压下降或伴终末器官功能不全。

2. 接触可能的过敏原后数分钟至数小时内出现以下症状2项以上:皮肤/黏膜症状、呼吸道症状、血压下降或伴随症状、持续消化道症状。

3. 接触已知变应原后数分钟至数小时出现血压降低,收缩压低于90mmHg或自基础值下降>30%。

三、重要脏器和系统功能的监测指标

1. 循环系统　心率、心律、血压、血流动力学监测等。
2. 呼吸系统　呼吸频率、血气分析、血氧饱和度、呼吸力学指标、胸片。
3. 神经系统　意识状态评估、意识内容评估、脑脊液检查和颅内压监测。
4. 泌尿系统　尿量、尿比重、血清尿素氮和肌酐、肌酐清除率等。
5. 消化系统　肝功能,凝血功能,大便常规、排便频率。

四、治疗原则

脱离过敏原,吸氧,保证呼吸道开放,皮下注射肾上腺素,静脉注射糖皮质激素,充分补充液体,维持循环稳定,抗组胺药。

五、全身过敏反应抢救流程

1. 首选脱离过敏原,并心电监护。
2. 迅速给予抗过敏及对症治疗,地塞米松静脉滴注,肾上腺素皮下注射。
3. 过敏反应严重时,需要及时气管插管/切开,来建立人工气道,使用呼吸机维持呼吸,充分补充液体等抗休克治疗。

 误区解读

误区一:无药物食物过敏史的人在使用青霉素前不需要要做皮试吗

错误。需要做皮试。青霉素发生过敏反应概率较高,常见的过敏反应包括皮疹、荨麻疹、发热,血管神经性水肿,哮喘、过敏性休克等。以过敏性休克最为严重,甚至可导致死亡,为防止过敏反应发生,规定青霉素在使用前需要做皮肤敏感试验,皮试阴性的患者可在监测下使用青霉素,皮试阳性的则禁止使用。

误区二:阿司匹林耐受不良都是阿司匹林引起

不都是。阿司匹林耐受不良又称阿司匹林哮喘,大多见于应用阿司匹林后诱发哮喘。近年来心脑血管疾病逐年增多,常用阿司匹林抗血小板聚集,有些患者使用阿司匹林后数分钟至数小时可发生剧烈哮喘,还可能伴变应性鼻炎、鼻窦炎、鼻息肉等。但许多解热镇痛药也都可引起阿司匹林耐受不良类似反应,如非那西丁类、氨基比林类、非甾体类抗炎药物等,所以有阿司匹林耐受不良患者,也应避免使用上述药物。

误区三:痛风患者服用别嘌醇片前有没有检测方法预测严重皮肤不良反应的发生

有条件时可检测 $HLA-B*5801$ 等位基因。别嘌醇片抑制尿酸形成,对痛风有较好疗效,但使用别嘌醇时少数患者会出现严重皮肤不良反应,其发生与 $HLA-B*5801$ 等位基因相关。如果检测为阳性,应避免使用别嘌醇。别嘌醇致剥脱性皮炎多见于中老年人,且多为男性,潜伏期可长达 3 个月,多数 1 个月,常有预报性症状,如发热,皮肤发红,全身皮肤瘙痒、散在小丘疹,进一步可发展为剥脱性皮炎。如无条件检测 $HLA-B*5801$ 等位基因,临床上可先从小剂量开始服用,期间密切观察是否有皮疹等过敏反应,根据情况逐步增加剂量。

小贴士

急性过敏反应重在预防,尤其是过敏体质的人,严格避免接触各种可能的致敏原,如出现全身皮疹,特别是出现呼吸困难,心悸、血压下降,意识改变,立即送医院急诊。只要及时治疗,症状可迅速缓解,大多数预后较好。

(吴伟东)

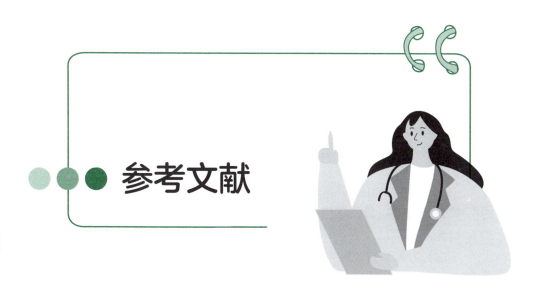

参考文献

［1］　林果为,王吉耀,葛均波.实用内科学［M］.15版.北京:人民卫生出版社,2017.

［2］　万学红,卢雪峰.诊断学［M］.9版.北京:人民卫生出版社,2018.

［3］　葛均波,徐勇健.内科学［M］.8版.北京:人民卫生出版社,2015.

［4］　莫塔.全科医学［M］.梁万年,译.4版.北京:人民军医出版社,2012.

［5］　任菁菁.全科常见慢性病诊疗手册［M］.2版.北京:人民卫生出版社,2017.

［6］　祝墡珠,江孙芳,李海潮,等.全科医生临床实践［M］.北京:人民卫生出版社,2017:40-49.

［7］　胡品津,谢灿茂.内科疾病鉴别诊断学［M］.6版.北京:人民卫生出版社,2014.

［8］　王振杰,石建华,方先业.实用急诊医学［M］.3版.北京:人民军医出版社,2012:202-206.

［9］　陈孝平,汪建平,赵继宗.外科学［M］.9版.北京:人民卫生出版社,2018.

［10］　张延龄,吴肇汉,秦新裕,等.实用外科学［M］.4版.北京:人民卫生出版社,2017.

［11］　Campbell-Walsh泌尿外科学［M］.9版.郭应禄,周利群,译.北京:北京大学医学出版社,2009.

［12］　张志愿,俞光岩.口腔科学［M］.8版.北京:人民卫生出版社,2013.

［13］ 田永泉.耳鼻咽喉头颈外科学［M］.8 版.北京:人民卫生出版社,2016.

［14］ 贾建平,陈生弟.神经病学［M］.8 版.北京:人民卫生出版,2018.

［15］ 张学军.皮肤性病学［M］.8 版.北京:人民卫生出版社,2013.

［16］ 中华医学会.临床诊疗指南:口腔医学分册［M］.北京:人民卫生出版社,2004.

［17］ 王建枝,钱睿哲.病理生理学［M］.9 版.北京:人民卫生出版社,2018.

［18］ 李世绰,洪震.临床诊疗指南癫痫分册(2015 修订版)［M］.北京:人民卫生出版社,2015.

［19］ 梁繁荣,王华.针灸学［M］.4 版.中国中医药出版社,2016.

［20］ 闫桂霞,马力.全科临床诊疗思维系列:胸闷、心悸［J］.临床药物治疗杂志,2019,17(3):38-42.

［21］ 王明轩,刘凤奎.心悸临床诊断思路［J］.中国临床医生杂志,2016,44(11):4-6.

［22］ GALE CP,CAMM AJ.Assessment of palpitations［J］.BMJ,2016,352:h5649.

［23］ 郑黎晖,姚焰,张澍.欧洲心律协会 2011 年心悸诊疗专家共识解读［J］.心血管病学进展,2012,33(2):161-163.

［24］ 中华医学会呼吸病学分会哮喘学组.咳嗽的诊断与治疗指南(2015)［J］.中华结核和呼吸杂志,2016,39(5):323-354.

［25］ IRWIN RS,FRENCH CL,CHANG AB,et al.Classification of cough as a symptom in adults and management algorithms:Chest guideline and expert panel report［J］.Chest,2018,153(1):196-209.

［26］ 中华医学会,中华医学会杂志社,中华医学会全科医学分会,等.咳嗽基层诊疗指南(2018 年)［J］.中华全科医师杂志,2019,18(3):207-219.

［27］ 中华口腔医学会口腔黏膜病专业委员会,中华口腔医学会中西医结合专业委员会.复发性阿弗他溃疡诊疗指南(试行)［J］.中华口腔医学杂志,2012,47(7):402-404.

［28］ 刘雪楠,郑树国.口臭产生的机制和相关影响因素［J］.中华口腔医学杂志,2013,48(9):566-569.

［29］ 刘雪楠,徐韬.口臭的检测和治疗［J］.中华口腔医学杂志,2013,48(10):627-631.

［30］ 张靖,李磊涛,江汉,等.口臭的诊断方法及其应用［J］.临床口腔医学杂志,2017,33(3):188-190.

［31］ 苏丹.耳鸣习服疗法［J］.中华耳科学杂志,2017,15（4）:498-501.

［32］ 李恒.耳鸣的诊断和治疗进展［J］.河北医科大学学报,2011,32（11）:
1354-1357.

［33］ 徐雪媚.耳鸣的治疗与展望［J］.中国听力语言康复科学杂志,2017,
15（5）:373-375.

［34］ 石勇兵.耳鸣患者的检查与评估［J］.中华耳科学杂志,2016,14（2）:
145-148.

［35］ 贺璐.耳鸣临床应用指南［J］.听力学及言语疾病杂志,2015,23（2）:
116-139.

［36］ VUURBERG G,HOORNTJE A,WINK LM,et al.Diagnosis,treatment and
prevention of ankle sprains:Update of an evidence-based clinical guideline
［J］.British Journal of Sports Medicine,2018,52（15）:956.

［37］ 芦照青.皮肤黏膜出血的诊疗思路［J］.中国临床医生杂志,2017,45
（12）:1307-1311.

［38］ 那彦群,叶章群,孙颖浩,等.2014中国泌尿外科疾病诊断治疗指南
［M］.北京:人民卫生出版社,2014.

［39］ 代欣,魏冰,席家宁.饮食指导对脑卒中后吞咽障碍疗效观察［J］.心
血管康复杂志,2018,27（3）:262-264.

［40］ 陈尔冬,李建平.功能性与器质性心悸、胸闷的鉴别［J］.中华全科医
师杂志,2018,17（1）:3-6.

［41］ 闫桂霞,马力.全科临床诊疗思维系列:胸闷、心悸［J］.临床药物治疗
杂志,2019,17（3）:38-42.

［42］ 孔玉侠,郑嘉堂,齐建光,等.儿童心因性疾病四例并文献复习［J］.中
华全科医师杂志,2019,18（1）:74-75.

［43］ 中华医学会消化内镜学分会.中国上消化道异物内镜处理专家共识意
见（2015年,上海）［J］.中华消化内镜杂志,2016,33（1）:19-28.

［44］ 中国抗癌协会乳腺癌专业委员会.中国抗癌协会乳腺癌诊治指南与规
范［J］.中国癌症杂志,2019,29（8）:609-680.

［45］ 中华预防医学会妇女保健分会乳腺保健与乳腺疾病防治学组.乳腺增
生症诊治专家共识［J］.中国实用外科杂志,2016,36（7）:759-762.

［46］ AERTGEERTS B,AGORITSAS T,SIEMIENIUK RAC,et al.Corticosteroids
for sore throat:a clinical practice guideline［J］.BMJ,2017（358）:j4090.

［47］ 李红,祝塔珠.肥胖症基层诊疗指南(2019年)［J］.中华全科医师杂志,
2020（2）:95-101.

［48］ YUMUK V,TSIGOS C,FRIED M,et al.European Guidelines for Obesity Management in Adults［J］.Obesity Facts,2015,8(6):402-424.

［49］ GRAHAM B,PELJOVICH AE,AFRA R,et al.The American Academy of Orthopaedic surgeons evidence-based clinical practice guideline on: management of carpal tunnel syndrome［J］.The Journal of Bone and Joint Surgery,2016,98(20):1750-1754.

［50］ MC Trillos-Chacón,Castillo-MJA,Tolosa-Guzman I,et al.Strategies for the prevention of carpal tunnel syndrome in the workplace:A systematic review ［J］.Applied Ergonomics,2021,93(1):103353.

［51］ 中华医学会骨科学分会.骨关节炎诊疗指南(2018年版)［J］.中华骨科杂志,2018,38(12):705-715.

［52］ 中国康复医学会脊柱脊髓专业委员会专家组.中国急/慢性非特异性腰背痛诊疗专家共识［J］.中国脊柱脊髓杂志,2016,26(12):1134-1138.

［53］ DEYO RA,MIRAZA SK.Herniated lumbar intervertebral disk［J］.N Engl J Med,2016,374(18):1763-1772.

［54］ 袁帅,蒋毅.腰椎间盘突出症的临床诊治［J］.中国临床医生杂志,2018,46(12):1387-1389.

［55］ 中华医学会神经外科学分会功能神经外科学组,中国医师协会神经外科医师分会功能神经外科专家委员会,上海交通大学颅神经疾病诊治中心.三叉神经痛诊疗中国专家共识［J］.中华外科杂志,2015,53(9):657-664.

［56］ 刘清军.三叉神经痛诊疗中国专家共识解读［J］.中国现代神经疾病杂志,2018,18(9):643-646.

［57］ 王晨晖,赵睿,倪家骧.三叉神经痛诊疗新进展［J］.临床神经病学杂,2019,32(5):390-393.

［58］ 陈晓春,张杰文,贾建平,等.2018中国痴呆与认知障碍诊治指南(一):痴呆及其分类诊断标准［J］.中华医学杂志,2018,98(13):965-970.

［59］ 贾建军,彭丹涛,王延江,等.2018中国痴呆与认知障碍诊治指南(四):认知障碍疾病的辅助检查［J］.中华医学杂志,2018,98(15):1130-1142.

［60］ 唐毅,吕佩源.2018中国痴呆与认知障碍诊治指南(七):阿尔茨海默病的危险因素及其干预［J］.中华医学杂志,2018,98(19):1461-1466.

［61］ 中华医学会神经病学分会,中华神经科杂志编辑委员会.眩晕诊治多

学科专家共识［J］.中华神经科杂志,2017,50(11):805-812.

［62］ 龚涛.头晕的诊断流程［J］.中华全科医师杂志,2014,13(12):961-964.

［63］ 皮肤瘙痒症中医诊治专家组(北京地区).北京中医药学会皮肤性病专业委员会［J］.北京中医药,2017,36(9):777-779.

［64］ 中华医学会皮肤性病学分会免疫学组,特应性皮炎协作研究中心.中国特应性皮炎诊疗指南(2020版)［J］.中华皮肤科杂志,2020,53(2):81-88.

［65］ 中华医学会糖尿病学分会.中国2型糖尿病防治指南(2017年版)［J］.中华糖尿病杂志,2018,10(1):4-67.

［66］ 刘力生.中国高血压防治指南2010［J］.中国医学前沿杂志(电子版),2011,3(5):42-93.

［67］ 陈伟,姬秋和.急性循环衰竭中国急诊临床实践专家共识［J］.中华糖尿病杂志,2015,7(2):65-67.

［68］ 秦炯.热性惊厥诊断治疗与管理专家共识(2017实用版)［J］.中华实用儿科临床杂志,2017,32(18):1379-1382.

［69］ 马倩.65例抽搐患儿临床病因分析［J］.医药前沿,2017,7(14):61-62.

［70］《中华传染病杂志》编辑委员会.发热待查诊治专家共识［J］.中华传染病杂志,2017,35(11):641-655.

［71］ MCINTOSH SE,FREERL,GRISSOM CK,et al.Wilderness medical society practice guidelines for the prevention and treatment of frostbite:2019 update［J］.Wilderness & Environmental Medicine,2019,30(4S):S19-S32.

［72］ 中国疾病预防控制中心.狂犬病预防控制技术指南(2016版)［J］.中华流行病学杂志,2016,37(2):139-163.

［73］ 中国创伤救治联盟,北京大学创伤医学中心.中国破伤风免疫预防专家共识［J］.中华外科杂志,2018,56(3):161-167.